再见，睡不好！

找到你的身心开关

清单编辑部 编著

中信出版集团 | 北京

图书在版编目（CIP）数据

再见，睡不好！找到你的身心开关 / 清单编辑部编著. -- 北京 : 中信出版社, 2020.3
（清单）
ISBN 978-7-5217-1389-3

Ⅰ. ①再… Ⅱ. ①清… Ⅲ. ①睡眠－基本知识 Ⅳ. ①R338.63

中国版本图书馆CIP数据核字(2020)第021555号

再见，睡不好！找到你的身心开关

编　　著：清单编辑部
出版发行：中信出版集团股份有限公司
（北京市朝阳区惠新东街甲 4 号富盛大厦 2 座　邮编　100029）
承 印 者：北京利丰雅高长城印刷有限公司

开　　本：787mm×1092mm　1/16　　印　　张：10
插　　页：3　　字　　数：120 千字
版　　次：2020 年 3 月第 1 版　　印　　次：2020 年 3 月第 1 次印刷
广告经营许可证：京朝工商广字第 8087 号
书　　号：ISBN 978-7-5217-1389-3
定　　价：69.00 元

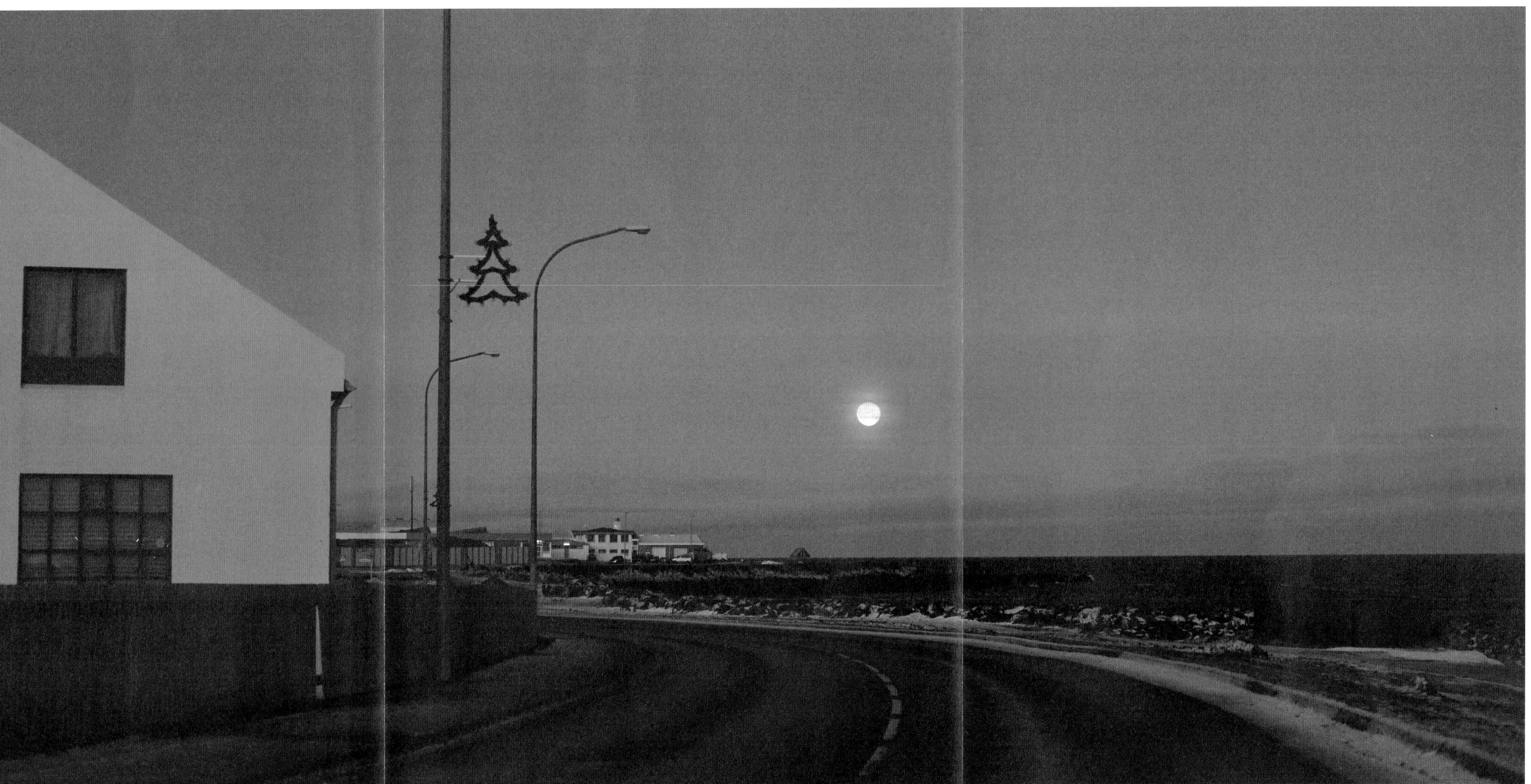

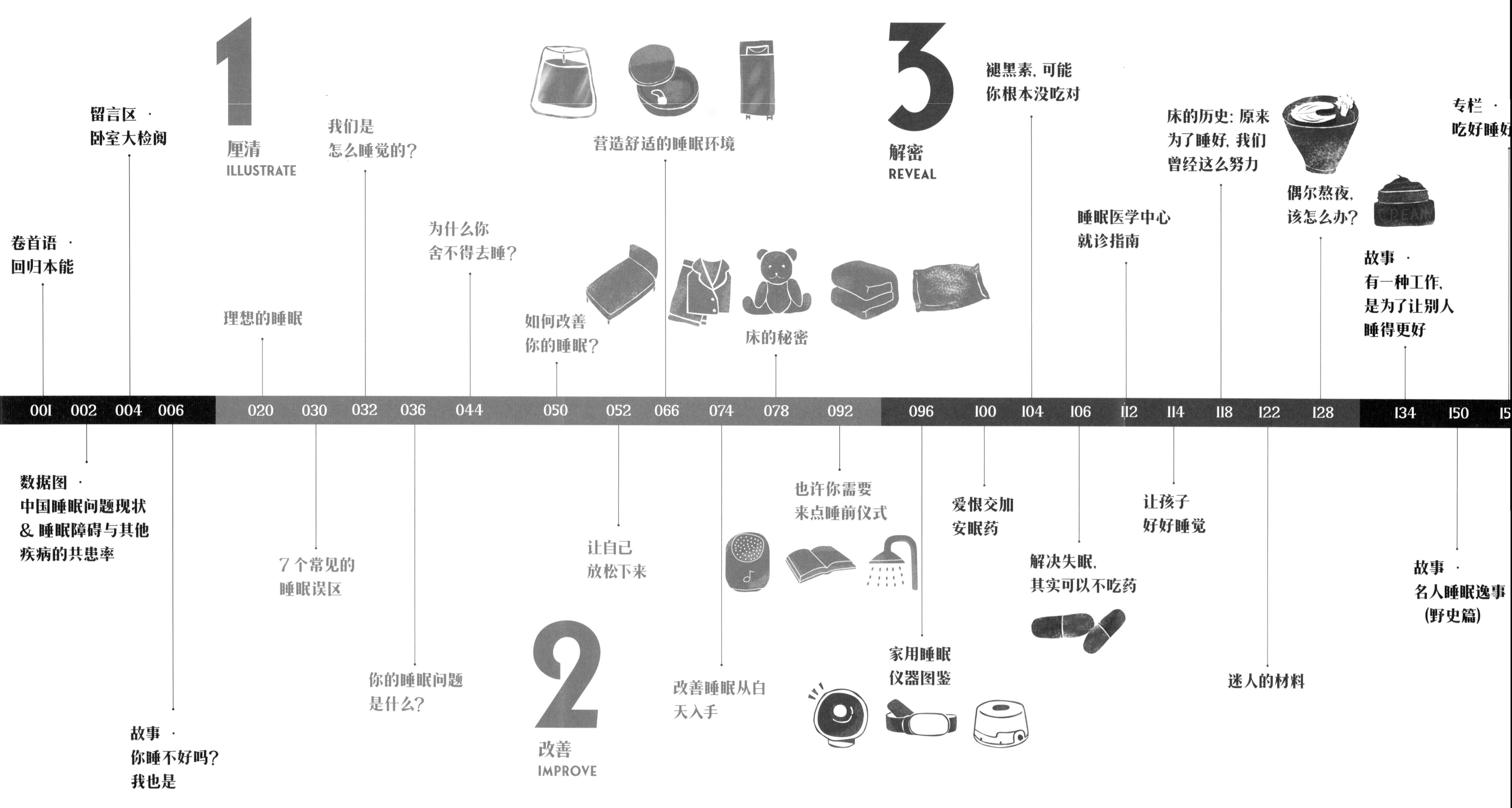

1
厘清
ILLUSTRATE
2
改善
IMPROVE
3
解密
REVEAL
001 卷首语 · 回归本能
002 数据图 · 中国睡眠问题现状 & 睡眠障碍与其他疾病的共患率
004 留言区 · 卧室大检阅
006 故事 · 你睡不好吗？我也是
020 理想的睡眠
030 7 个常见的睡眠误区
032 我们是怎么睡觉的？
036 你的睡眠问题是什么？
044 为什么你舍不得去睡？
050 如何改善你的睡眠？
052 让自己放松下来
066 营造舒适的睡眠环境
074 改善睡眠从白天入手
078 床的秘密
092 也许你需要来点睡前仪式
096 家用睡眠仪器图鉴
100 爱恨交加安眠药
104 褪黑素，可能你根本没吃对
106 解决失眠，其实可以不吃药
112 睡眠医学中心就诊指南
114 让孩子好好睡觉
118 床的历史：原来为了睡好，我们曾经这么努力
122 迷人的材料
128 偶尔熬夜，该怎么办？
CREAM
134 故事 · 有一种工作，是为了让别人睡得更好
150 故事 · 名人睡眠逸事（野史篇）
15 专栏 · 吃好睡

卷首语

回归本能

我们的生活过得越来越好了，但睡觉的时间变得越来越少。和 20 世纪 50 年代相比，现在的人们睡眠时间平均减少了 1 ~ 2 个小时。

一方面，大家花钱买好觉，动辄十几万元的乳胶床垫、能模拟日出的唤醒灯，还有睡眠喷雾、褪黑素保健品，甚至是喝了就能产生困意的"睡眠水"……只要和助眠挂钩，产品就格外受人追捧。另一方面，大家还花钱买清醒，含咖啡因、尼古丁的饮料食品层出不穷，没睡够也没关系，反正总有让大脑兴奋起来的方法。

睡觉这种人类最原始的本能和需求，似乎被某种无形的力量裹挟了。而《清单》编写这本书的目的特别单纯，就是希望能帮你睡个好觉。无论你是睡不着、睡不醒，还是有拖延症、打鼾症，看完《再见，睡不好！》以后，你或许能找到导致自己睡眠障碍的真正原因，并发现值得体验的物品和方法。

我先生以前是个入睡"困难户"，每天必须听着郭德纲的相声才能睡着，只有轻松、好玩的段子才能让他的大脑从紧张的工作思维中暂时解脱出来。后来我和他一起学习正念，去练习呼吸、练习觉知"当下"，去感受到底是什么样的压力让他不愿意去接受和面对。从腹式呼吸、身体扫描到冥想练习，他逐渐能自主地把注意力从思维转移到身体上来了，有时候身体扫描还没结束就已经困得睡着了。现在他白天的精神比以前更好了，工作效率更高了，甚至连起床都变得没那么困难了，身体状态和作息规律都进入了良性循环。

他的亲身经历让我更加意识到，绝大部分的失眠症结是心理问题。因为睡不着而产生的焦虑感所带来的负效应，实质上远超过你少睡的那点时间所带来的生理影响。放松下来，回归本能，对很多人而言反倒成了一个需要学习的技能。希望书中介绍到的一些方法，可以帮你打开一扇窗，学会专注当下。请相信我，一旦掌握了这个能力，不仅睡眠问题会得到改善，很多其他方面的改变也会让你终身受益。

失眠的后果，往往是比较显性的；而由于呼吸障碍所导致的睡眠问题，却往往被人忽视。如果你打鼾，睡觉过程中常常憋气惊醒，白天又总是昏昏沉沉，很有可能就是有了阻塞性睡眠呼吸暂停综合征。极端情况下，是有可能危及生命的。书中也详尽介绍了这类情况的表现症状、就诊指南，如果你的伴侣或孩子有类似的情况，最好尽快就医。

睡不好并不是命中注定的，它完全可以被觉知、被治愈、被改变。没有人可以剥夺我们睡个好觉的权利，我们要做的，或许只是让身体回归本能而已。

主编

截至 2016 年，中国人口失眠比例达到了 15%[①]，

这意味着全国至少有两亿人饱受睡眠问题的困扰。

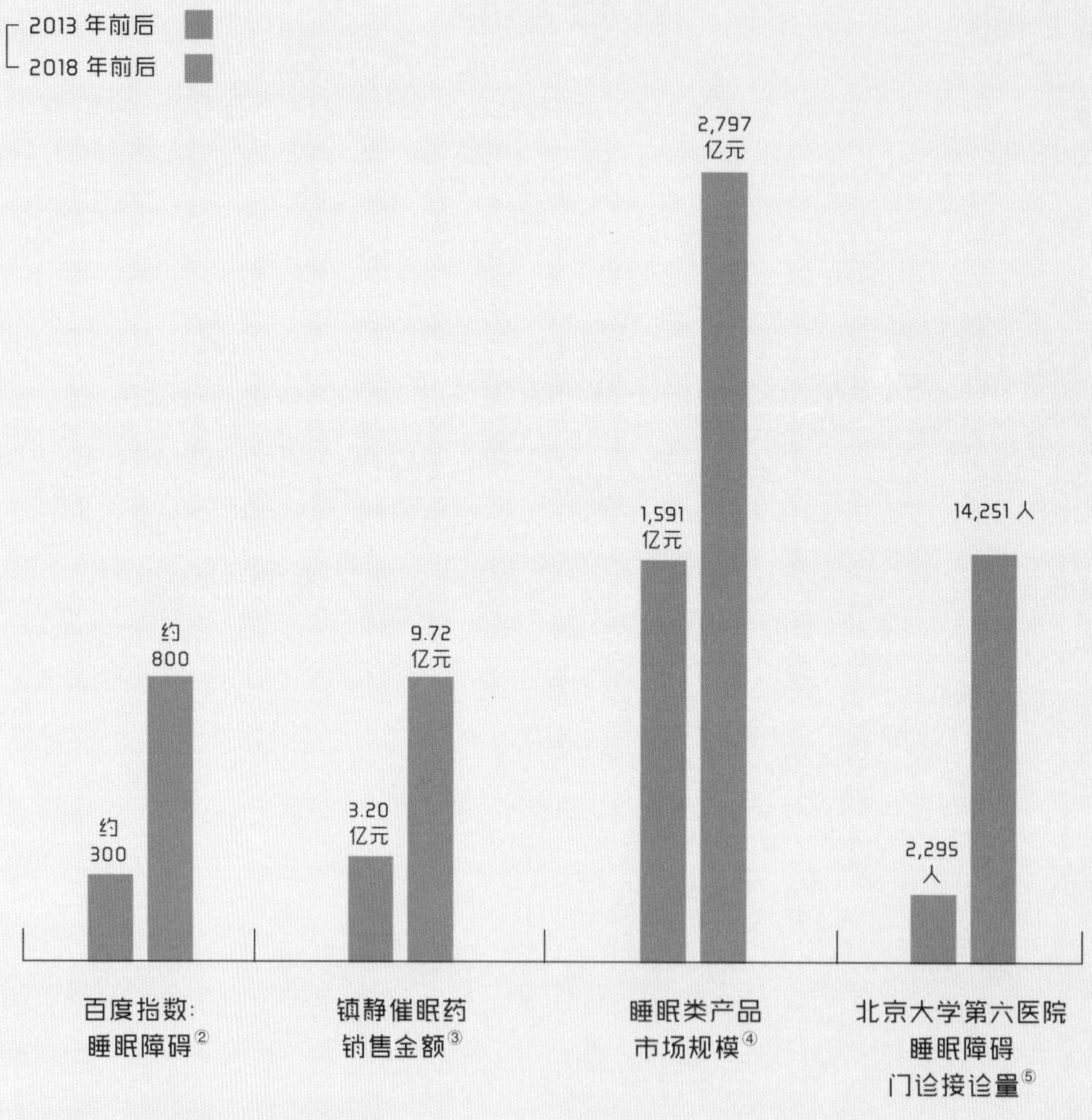

从一些侧面数据的增长可以看出这些数字仍处于不断上升的过程中。

①《健康中国行动（2019—2030）》

②百度指数 index.baidu.com

③《2018 年中国镇静催眠药行业分析报告》

④《2018—2023 年中国睡眠医疗市场分析与投资前景研究报告》

⑤北京大学第六医院内部数据调查

睡眠障碍还与多种慢性疾病有较高的共患可能。

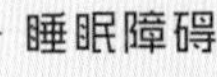

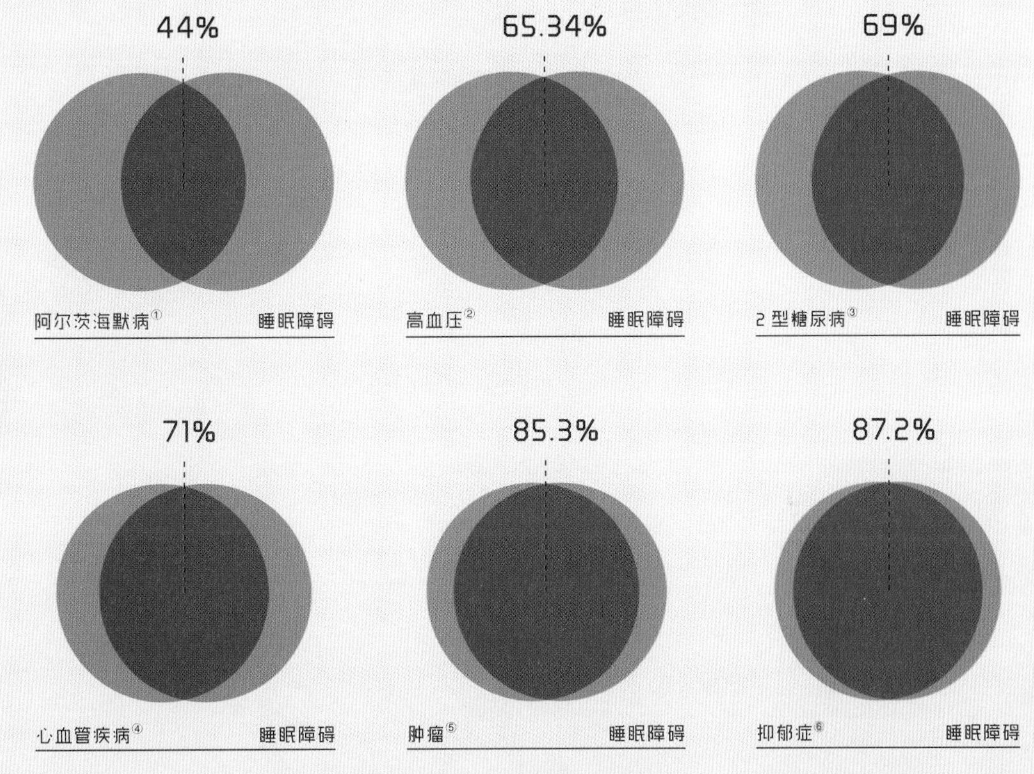

不同疾病患者
发生睡眠障碍的概率

其中共患比例较高的有抑郁症、肿瘤、心血管疾病等。

①李智慧，相玮，韩嘉琪，等．感觉刺激疗法干预老年痴呆患者睡眠障碍的研究进展 [A]. 解放军护理杂志，2018，35（1）：49-52.
②朱伟芳，孙嘉曦．高血压病与睡眠障碍的相关性研究 [J]. 实用医学杂志，2014，30（1）：139-142.
③李明珍．2 型糖尿病睡眠障碍的研究进展 [A]. 中国慢性病预防与控制，2018，26（5）：382-384.
④孔晓艺．心血管疾病伴睡眠障碍的原因分析 [J]. 健康周刊，2018，（8）：51.
⑤陈露露，郑晓莉．肿瘤患者睡眠障碍的原因分析及护理现状 [A]. 临床医药文献杂志，2018，5（86）：132-133.
⑥秦碧勇，戴立磊，汪键，等．抑郁症患者自杀风险与共病数量、抑郁程度的相关性研究 [A]. 重庆医学，2016，45（13）：1810-1812.

卧室大检阅

撰文 高龙　图片来源 清单调研用户

当代人的秘密，一半都藏在卧室里。我们期待通过检阅卧室，发现藏在卧室里的睡眠秘密，进而找到导致失眠的原因以及治愈失眠的可能。

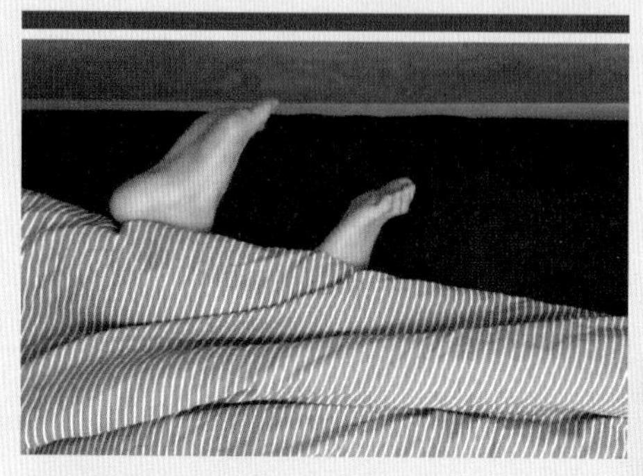

呼噜

“在和他同居之前，我一直都是一个睡觉很轻的人，有时客厅里猫咪落地的声音都会把我吵醒。然后老天可能为了考验我，给了我一个打呼噜的男朋友。不过生活总是充满意外，现在我们已经结婚两年了，我也变成了一个少了呼噜声反而睡不踏实的人。”

01

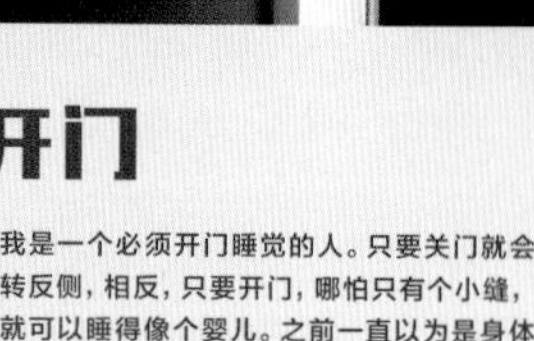

开门

“我是一个必须开门睡觉的人。只要关门就会辗转反侧，相反，只要开门，哪怕只有个小缝，我就可以睡得像个婴儿。之前一直以为是身体对于空气流通的本能需求，直到后来机缘巧合认识了一位做心理咨询的朋友，才慢慢意识到自己可能有轻微的幽闭空间恐惧症。”

02

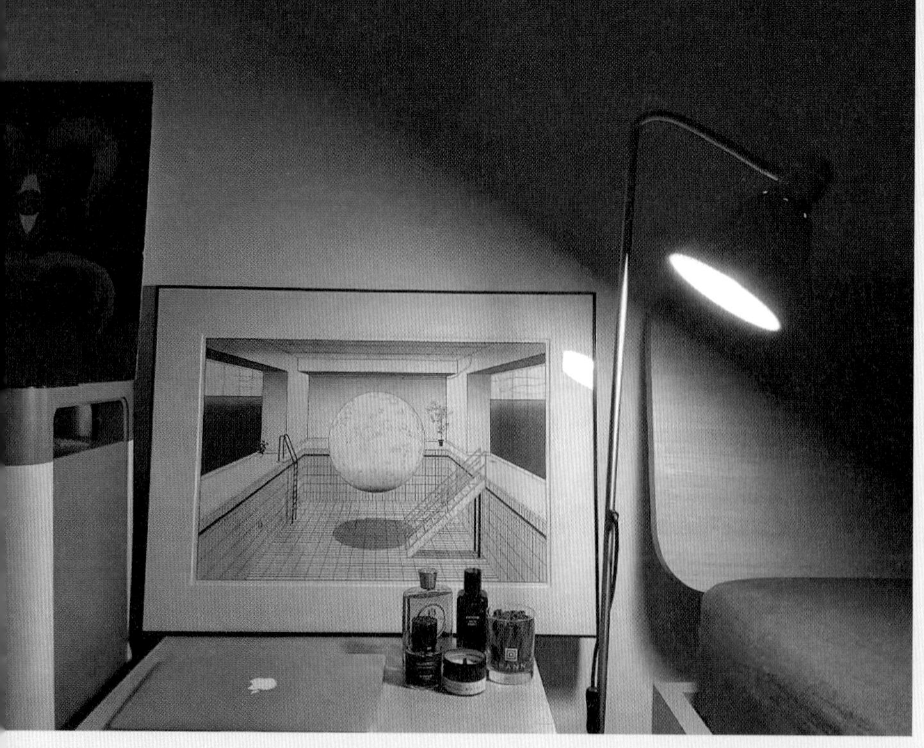

香薰

“一年中的不同时候，你会在我的床头发现不同类型的香水。它们之所以在床头柜上，而不是梳妆镜前，是因为它们被我充当助眠喷雾，拿来喷床单和枕头了。其实我很少失眠，但记忆中那些被熟悉香气环绕的夜晚，总能睡得更快，也睡得更香。”

03

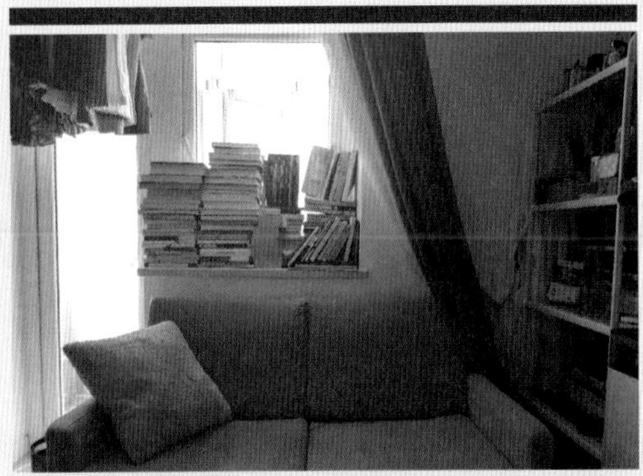

沙发

“过去三年，我一直都睡在沙发上。不是沙发更舒服，也不是老婆闹离婚，而是因为在沙发上睡觉给我的心理压力更小。对我来说，沙发就像是一个无比包容的甲方，做好了大家都好，做不好也没有修改意见，对方还安慰你说：‘慢慢做总会做好的。’”

04

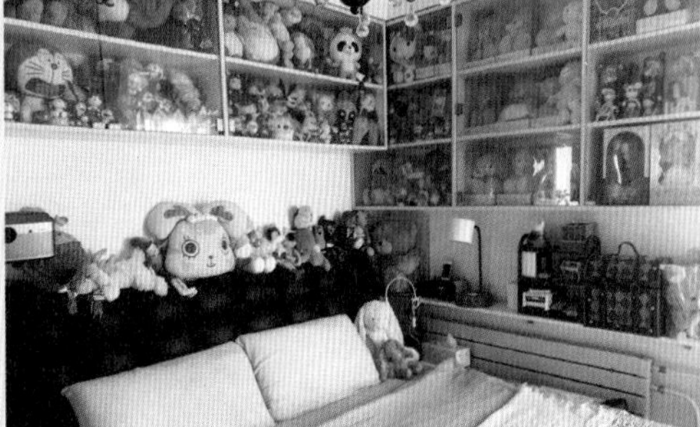

娃娃

“每晚伴我入睡的除了身边那个男人，就是卧室壁柜中那两百多个玩偶了。它们既是陪我走南闯北的伙伴，也是让我过敏性鼻炎和慢性咽炎反复发作的罪魁祸首。有人可能会问那为什么不丢掉，答案很简单，因为能随意丢弃的就不是伙伴了呀。”

05

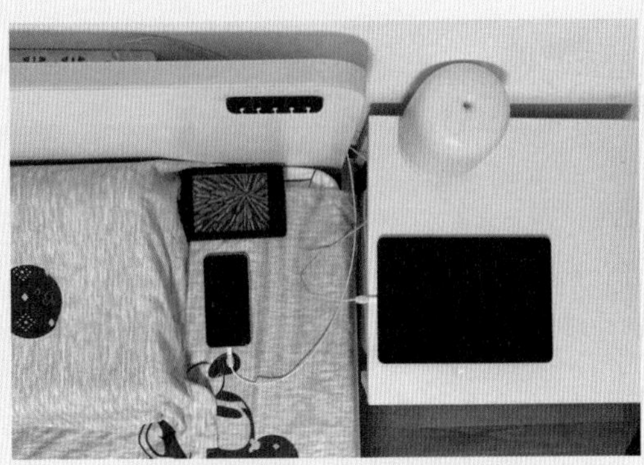

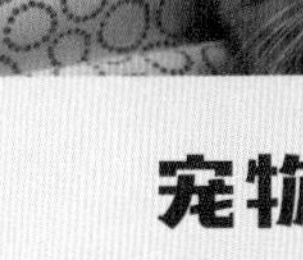

宠物

“都说合租的人不适合养猫，事实证明，他们说的是对的。因为客厅属于公共空间，所以我的卧室就变成了猫的饭厅和厕所，我的床也自动变成了猫的床。痛苦吗？当然。不过，所有的痛苦都在看到这张可爱的小脸时烟消云散了。”

07

电子设备

“有人会在睡前敷面膜、喝牛奶或吃褪黑素，我则是为我的手机、Kindle 和笔记本电脑充电。对我来说，这件事不仅仪式感十足，甚至只是单纯地知道它们就在我枕边就会缓解我的焦虑。毕竟，对于现代人来说，美好的一天始于满格的电子设备，而不是一顿丰盛的早餐。”

06

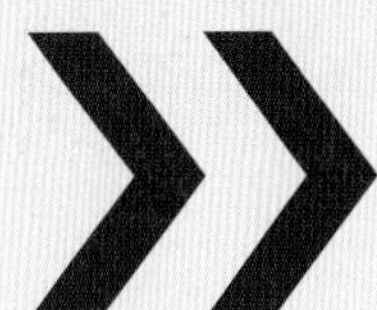

你睡不好吗？我也是

撰文 Tinco 舒卓 秦经纬 高龙 张婧蕊　编辑 Tinco　摄影 LEILEIMA/ 舒卓

虽然在通宵加班的日子里，清晨的微光和路边热气腾腾的早餐摊都曾给我带来温暖，但如果你要我选，我宁愿选择用晨跑的方式欣赏北京清晨的美，像一个早睡早起的人那样。

01 眼科医生

02 咖啡店老板

03 杂志编辑

04 广告人

05 双胞胎妈妈

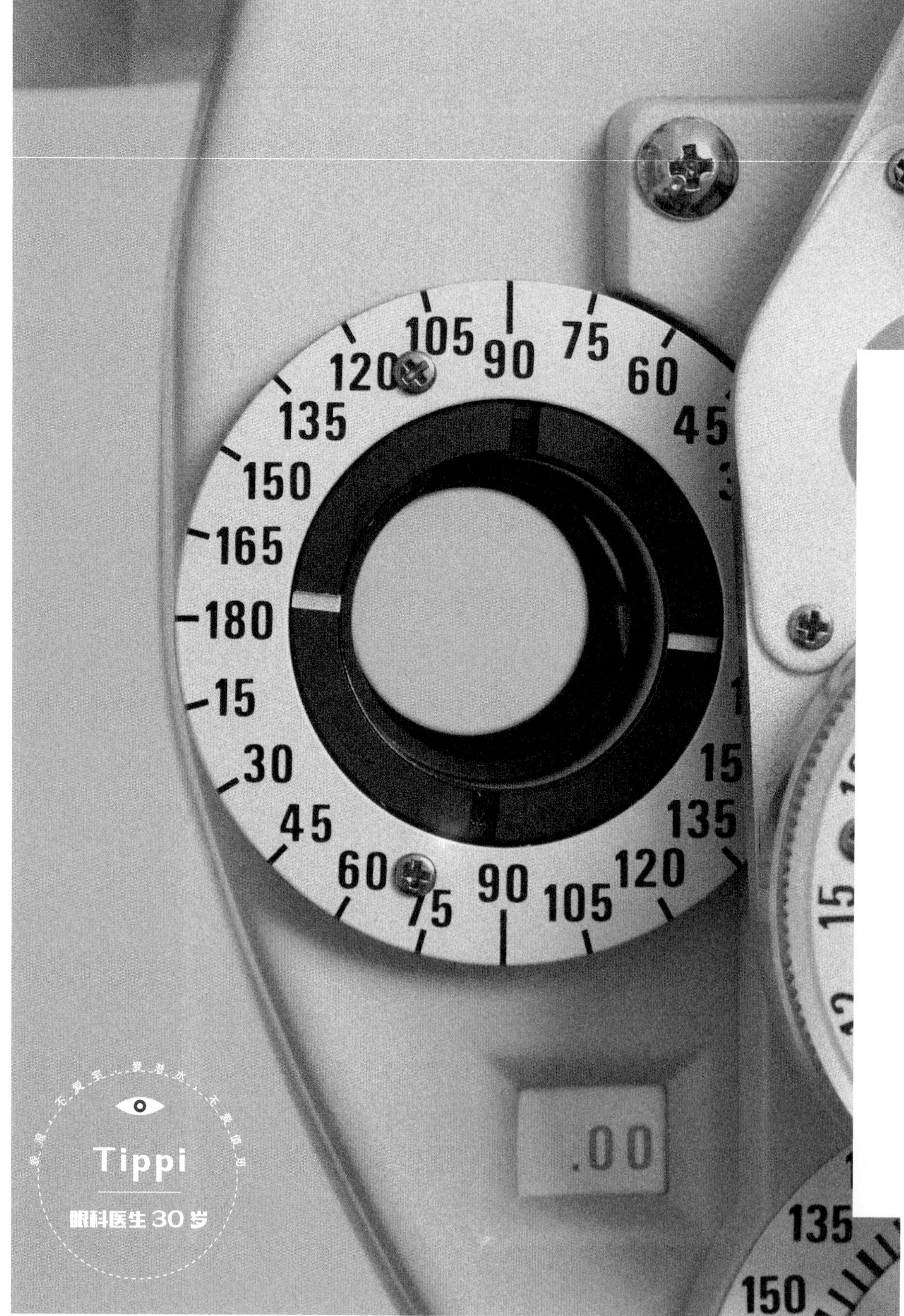
爱浪 不爱宅 爱潜水 不爱值班
Tippi
眼科医生 30 岁

值夜班的时候，我特别不愿意照镜子，

因为眼睛一定充满了血丝，又红又肿，

而且头发油腻、面如屎色，

有时候一个晚上就能爆出一两颗痘痘来。

每天喝六杯咖啡，我也醒不过来

我是一个眼科医生，毕业以后在医院摸爬滚打也有十年了，但在大家眼里，我依旧是一个“年轻医生”。不仅患者总会投来不信任的眼光，当面质疑：“小妹妹哪能这么年轻？”而且就算我能独当一面处理突发情况也不行，这让人很心寒。还有一个更直接的表现，就是我会被排到很多夜班。这似乎早就是医院的潜规则了，想要不值夜班？只能熬到老。因为年纪大了，真的值不动啊！

我们医院的夜班制度是“随时待命 33 小时”，也就是说早上 8 点看完一天门诊以后，先值夜班，再接着看一天门诊，到第二天的下午 5 点才算下班。或者相反的时间。当然晚上也不是完全不能睡，一般 0 点以后，急诊室就没有什么人了，这时候可以去值班室的小床上休息一下。在家里我是一个沾到枕头立马就能睡着的人，但在这里就算我摆出了舒适的睡姿，大脑也要随时在线。如果捕捉到“医生，我耳朵疼”之类的话，内心会一阵窃喜，因为这是隔壁耳鼻喉科的事情。但如果是“我眼睛被打了”之类的话，就只好叹一口气，一个仰卧起坐起身，穿上白大褂出门看诊。

一个夜班，就在无数次的窃听、起身、看诊中循环往复，有时候也不确定间隔的时间里，自己到底有没有睡着。最害怕遇到喝酒喝大了的患者，可能陪同前来的人也是醉醺醺的，整个晚上都会提心吊胆的，生怕他们发酒疯惹事，毕竟在医院，都得医生担责任。当听到外面保洁阿姨消毒和打扫的声音、马路边小贩叫卖早饭的吆喝时，虽然天还没完全亮，但迷迷糊糊的我就已经知道，这一夜总算是过去了。值夜班的时候，我特别不愿意照镜子，因为眼睛一定充满了血丝，又红又肿，而且头发油腻、面如屎色，有时候一个晚上就能爆出一两颗痘痘来。唉，夜班真的催人老。

每年春节，是我值夜班最频繁的时候，因为我是本地人，还单身，谁都想回家过年和家人团聚，那夜班就只好我来了。在上海出台禁止燃放烟花爆竹的规定以前，过年期间每天晚上要接诊好几个被烟花爆竹炸伤的患者。在眼科，这几乎是最严重的外伤了，能复明的概率很小，我们能做的就是清理下伤口，把破的地方缝起来。谁都不能一下子接受“再也看不见了”的现实，而且还是因为这种乐极生悲的意外，患者家属的痛苦哀号会整夜整夜地回响在诊室。我也很痛苦，不仅身体不能休息，心理上也是备受折磨。

有一次下夜班回家，我头昏脑涨地骑着小蓝车，竟然在熟悉的路段突然被警察给拦了下来，说我闯红灯。我一脸蒙，根本就不知道发生了什么。要是平常，我肯定还能说出几句好话，或者赶紧承认错误，大概警察也会放我一马吧。但这次，我根本没力气去深究了，掏了 50 元钱乖乖挨罚。骑走的时候，我真的很想哭，看 7 个门诊也才 50 元的收入，感觉全世界都在欺负我……又开始怀疑，刚刚是不是遇上了钓鱼执法？为什么警察没有阻止我闯红灯，而是等着罚款呢？但一回到家就直接昏睡过去了，是真的昏睡，怎么都叫不醒的那种，我实在是太累了……

也不知道是从什么时候开始,我就觉得自己怎么也睡不够。以前周末在家闲不住，不出去浪也要去个健身房啥的，现在周末休息在家，我就是一具“尸体”，只有尿憋不住了、肚子饿了才能让我起床。有时候还会突然从梦中惊醒，赶紧拿起手机看一下时间。我是谁？我在哪儿？今天周几？现在几点了？我是不是迟到了……等到反应过来是周末，才继续安心入睡。而平时下班回来，吃了晚饭我就开始犯困。我也知道要看文献、要写论文、要做科研，但……“臣妾做不到啊！”想到明天早上 6 点又要起来看诊，还是早点睡吧。

我每天要喝三杯星巴克双倍浓缩意式咖啡，其实咖啡因含量相当于六杯了，如果不喝整个人就像吸毒戒断一样，两眼无神、哈欠连天、浑身无力。我早饭、午饭都可以不吃，但咖啡一定要喝，恨不得直接静脉滴注输（咖啡）液，或者有个泵可以往我身体里灌注，这样才能感到自己活着。同事看我喝咖啡也不吃早饭，就提醒我空腹喝对肠胃不好。我是医生，道理我也懂，但没办法，我真的睡不醒啊。我还跟她开玩笑：“那我喝第二口的时候就不是空腹了呀。”也是脸皮很厚了。

就这样日复一日，时间浑浑噩噩地过去。我从大学的时候可以跑全程马拉松，到现在变成了个彻头彻尾的宅女——能睡就睡，不能睡也要创造机会睡。而且根本离不开咖啡，实在不行来杯可乐也是极好的，毕竟咖啡因聊胜于无。现在才 30 岁出头，年纪轻轻的好像就已经没有了活力，不知道要睡到什么程度，才能回到以前的状态？

现在不够睡，都是在还以前的债

我的一天是从中午开始的，结束一般是凌晨两点。从星巴克进入中国第二年起，我就穿上了他们的绿色围裙，后来自己创业，也是做餐饮。一直在这个行业里，好像早就适应了这样的“时差”。

我从小生活在北新桥小街的胡同里，是典型的“胡同串子”。刚工作时虽然工作本身并不忙，但我的业余时间可是满满当当的，带朋友们串完胡同去蹦乐队现场是我的日常。去吃北新桥卤煮跟回家似的，门口大爷和片儿警都认识我，朋友们都觉得跟对人了，让我觉得倍儿有面子。带朋友们看演出必须蹦在最前面，high 完了压着北京深夜的马路，跟人讲当年和脑浊乐队睡上下铺、经常从门店带面包甜点分给他们吃的经历，看着听众听得入神，我总感慨日子太有滋味、生活太有趣儿了。

那时我总能拿出满格电力，去强化满身爱玩会玩的标签。通宵后上午补会儿觉，下午上完班还能接着出来玩，不知道哪儿来的使不完的精力，停两天不折腾就浑身不对劲。看着朝九晚五坐在格子间里的人，我特别不能理解，这么过也太没劲了。什么叫昼夜节律？什么叫规律作息？在我的世界里这些根本不存在。

后来谈了恋爱，女朋友是一个对生活有严格要求的处女座，大概是上帝派来治我这个无法无天的大射手的。原本我也对星座无感，但对着我俩的性格看星座指南，不得不感慨，那就是照着我俩写的。也许是因为她妈妈是医生，从小对健康生活就有比较明确的认识，她看不惯我这么“作”自己，大吵小吵甚至闹掰了也是常有。

除了她，我还有另外一个“女朋友”——我的自行车。也许是我太爱北京了，靠两条腿儿嫌慢不能放开拥抱它，靠四个轮子嫌快不能仔细感受它，所以自行车刚刚好。蹬自行车让我停不下来，很上瘾，我觉得浪漫这个词恰能形容这种感觉。有时候跟女朋友吵架了，我能蹬着自行车在北京城里溜达一整夜。

终于，“报应”来了。有一次夜里我骑着车带着人，在一个建筑工地外的坡道上，追尾了一辆巨型卡车，导致面部骨折（有些白天不能通行的大卡车进了城，我光顾着聊天儿没刹住车）。当晚急诊大夫帮我做了简单的清创和止血处理，告诉我等着手术吧，可能需要在脸部钉些钢钉（实际是一种钛合金材料）。后来，我不得不接受这个手术方案，于是我的脸感觉比原来肿

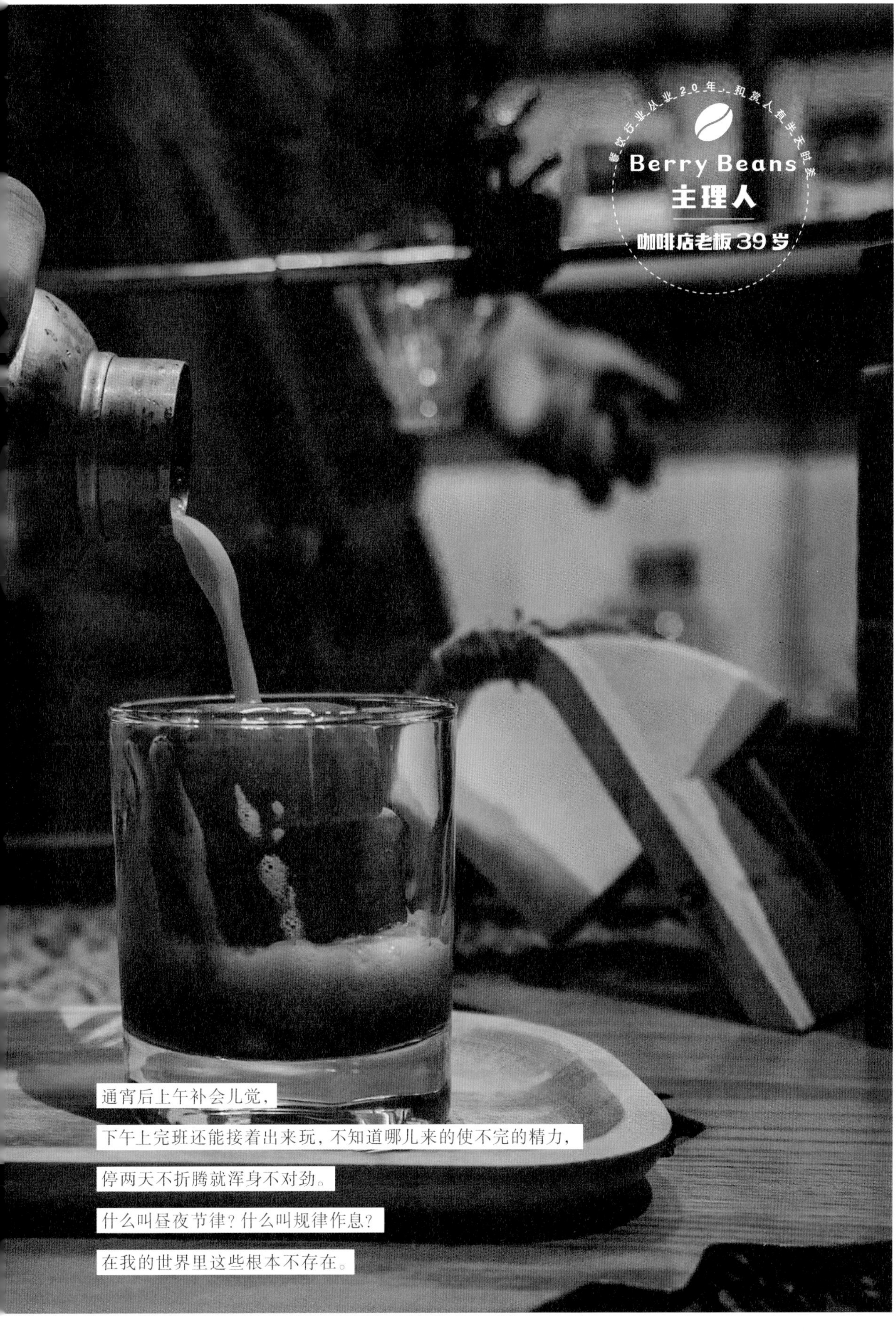

餐饮行业从业20年，和常人有半天时差

Berry Beans

主理人

咖啡店老板 39岁

通宵后上午补会儿觉，

下午上完班还能接着出来玩，不知道哪儿来的使不完的精力，

停两天不折腾就浑身不对劲。

什么叫昼夜节律？什么叫规律作息？

在我的世界里这些根本不存在。

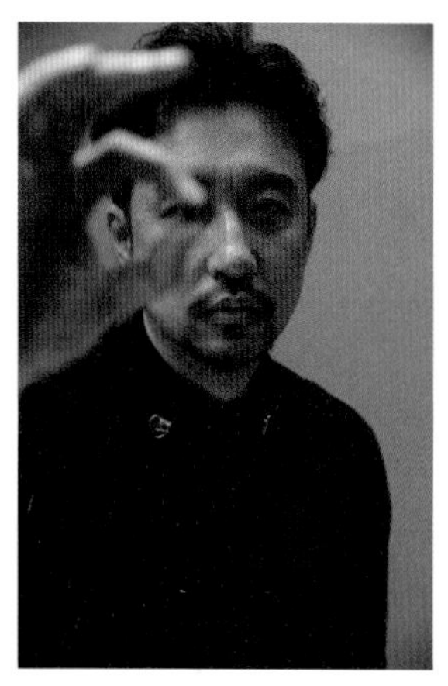

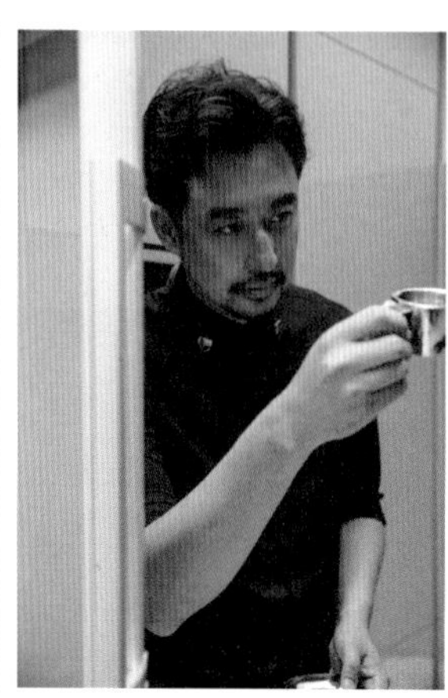

我身上玩出的伤常常以疼痛的形式剥夺我的睡眠。
五个店面加上年幼的女儿，
让我和太太不堪重负，
我长期不够睡，而太太则是时常睡不着。

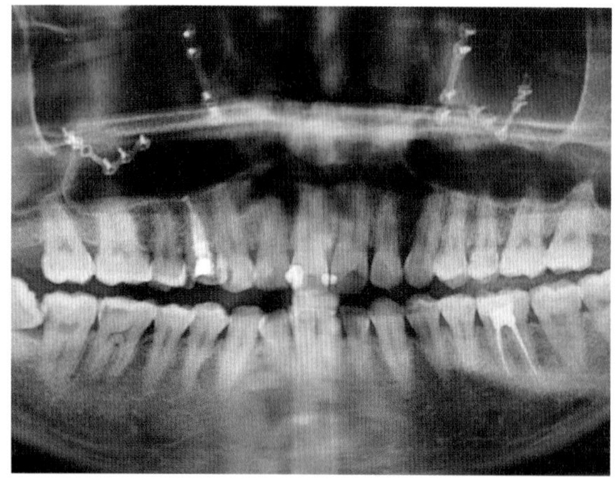

在阴雨天，这些钢钉会一直在我脸上隐隐作痛，提醒我做个“正常”人。

了一圈，过安检就算扒光了也不能让金属探测器闭上嘴。

后来阴天下雨的夜晚，我都能隐隐感觉到这张“铁面”的存在，甚至影响入睡。其实做一个二期手术，我是有机会把它取出来的，但是我没有。这是上天给我的一个烙印，烙在我的面前，提醒我做个“正常”人。

那次事故正巧在我人生的关键时刻，我遇到了自己的信仰，认定了自己的人生伴侣，还是那个一直努力把我拉回生活正轨的处女座女孩。有了家之后，我决定创造更好的生活，结束了肆意尽兴的生活，开始创业。最多的时候，我有三家咖啡店和两个轻食餐厅，后来就有了我们的女儿。

但是慢慢地，身体开始让我偿还以往的负债，又应了那句话“出来混迟早是要还的”。五个店面加上年幼的女儿，让我和太太不堪重负，我身上玩出来的伤常常以疼痛的形式剥夺我本来就很少的睡眠。我长期不够睡，而太太则是时常睡不着。

后来我决定结束极速扩张，把精力放在最爱和最擅长的咖啡上，现在除了朱家胡同 7 号院和蜂巢剧场这两个有故事的自留地，就剩下三里屯南街的小白楼档口。在朱家胡同教人做做手冲，在蜂巢剧场“参与”一场场表演，在小白楼下面和路过的各色“神仙”聊聊天儿，偶遇一下穿着拖鞋下来遛弯儿的庞宽。我终于找到了自己事业上的节奏，上帝又给了我一个礼物——二女儿出生了。

我现在每天等客人散尽，料理完店内事务回到家就已经夜里 12 点了。还要再做一些案头工作，维护微博和公众号，看各店营业状况的总结，再刷一遍各个点评渠道，回复一些评论，这些做完至少后半夜 2 点了。家里是小户型的复式，面积不大，上楼睡觉怕影响本来就觉轻的太太，她每天带两个孩子的工作量绝不比我小，所以每天我工作完就直接在楼下客厅沙发入睡。第二天一早大概 6 点多，二女儿准时会醒，她是全家的人肉闹钟。太太和女儿们都下来后，我再去楼上睡回笼觉。本来没睡够 5 个小时就上楼回笼应该会很快睡着，但二女儿经常会在我身上爬来爬去跟我咿咿呀呀聊上一会儿，还时常给要害部位来上两脚，让我彻底清醒。

身上的伤痛依然经常出来提醒我，不定期的店铺活动也占用我本就不充裕的睡眠时间。已经累习惯了的我，把这些当成是“赎罪”，起码在心理上我找到了平衡点。睡眠问题对现在的我来说，似乎无解。也许我需要的是一个契机，也许我只需要等待。

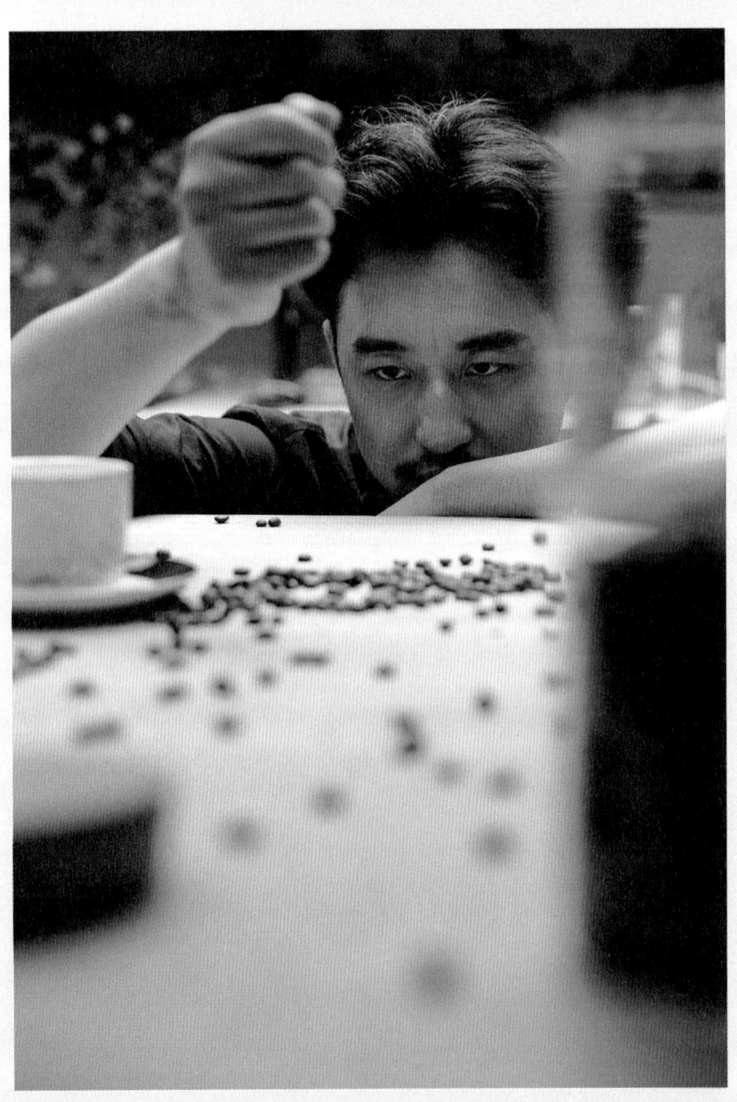

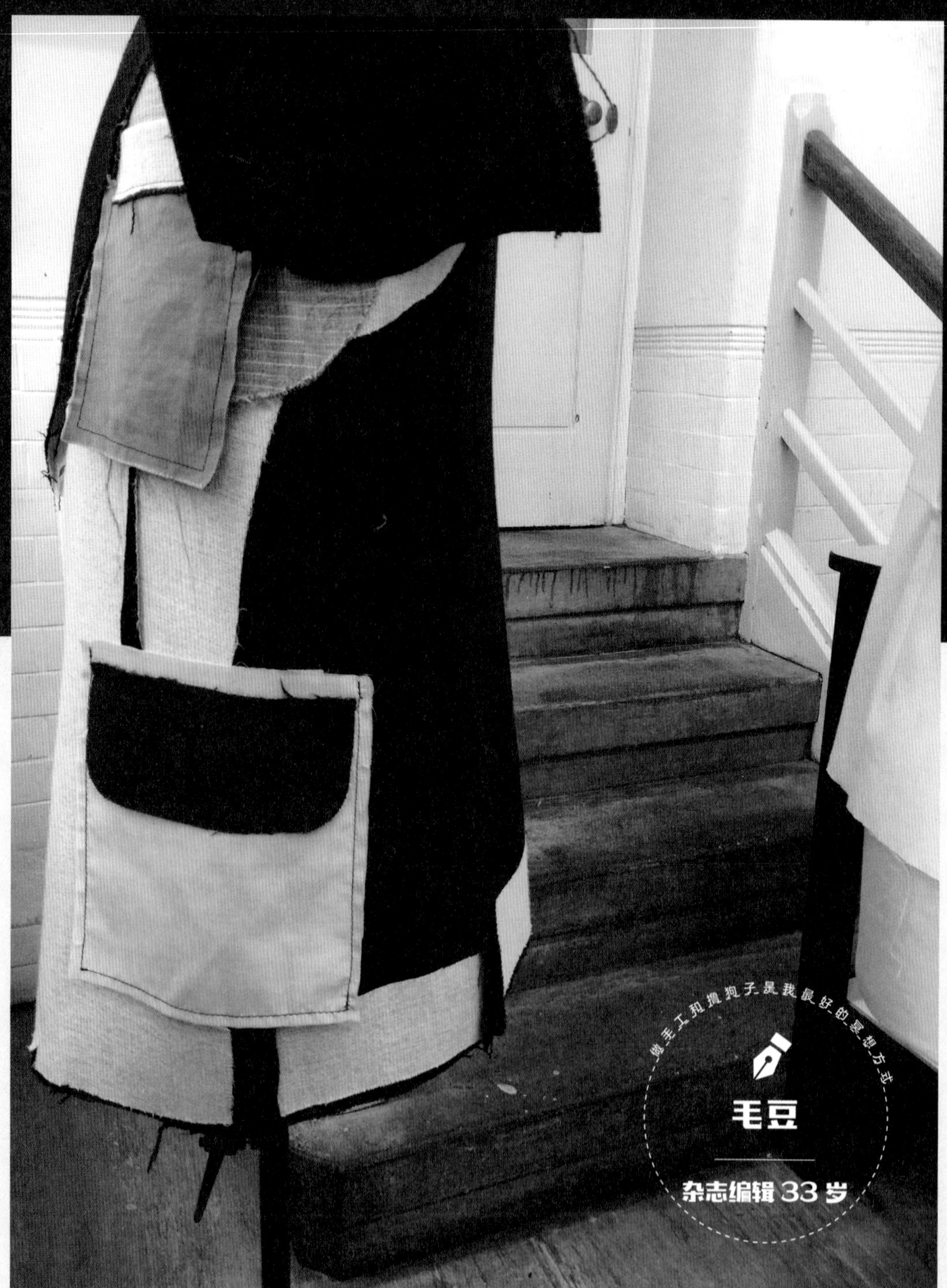
做手工和撸狗子是我最好的冥想方式
毛豆
杂志编辑 33 岁

下午想着小睡一下就起来做事，

大不了晚上晚点睡，

结果再一睁眼外面星星都出来了，

只好慌慌忙忙开始工作。

熬到凌晨两三点又困得不行，

最后直接睡到第二天中午，

一个“拖延 + 睡不醒”的恶性循环。

压力大时，我一天能睡 20 小时

我上高三那年，老妈在一次家长会后问了当时的班主任一个问题，到现在他见了我还总是跟我提起：“老师，我看别人家孩子上高三之后都会熬夜学习，但我姑娘每天 8 点左右就困得不行要睡觉，就这样都睡不够，到了周末能睡到中午，然后吃完饭就又困了要接着睡午觉，这种情况您见过吗？”

其实我小时候是不爱睡觉的，想让我中午老老实实躺下基本不可能。但到了高三那一年，我似乎突然感悟到了睡眠之美，随时随地都会困，而且只要躺下用不了多久就能睡熟。后来家里人也察觉到我的不正常，带我去看了几次中医。大夫说这是内分泌失调的表现，体虚宫寒导致的气血不足之类的，让我吃中药调理一段时间。

结果药物并没有解决我精力不济的问题，却让我入睡变得困难——又困又睡不着，别提多难受了。更要命的是，我虽然总是昏昏沉沉，胃口却一如既往地好，再加上高三那年是没有体育课的，结果这一年我就胖了 20 多斤，原来的纸片人身材也变得珠圆玉润起来。

即使如此，所有人包括我自己都没把高三时的嗜睡状态当回事，因为高中毕业后我的精神状态就恢复了，那种摧枯拉朽般的困意，消失得和出现时一样令人莫名其妙。直到几年前我出国留学，这种情况再次不请自来，才让我不得不对它重视起来，并开始思考导致这种情况出现的原因。

我念的是服装设计专业，在每学期两个多月的时间里，需要完成一个完整的设计项目，包括作品集、工艺手册和最终成衣。通常情况下，我们一周见一次导师，然后他会给出修改意见和接下来一周要完成的目标。导师基本上都会非常鼓励我们做尽量多的尝试，而很少限制什么，但这也意味它会变成一项工作量巨大的任务，甚至只要你不想停，就可以一直做下去——总会有能让你不断尝试的东西，比如创造新的面料、工艺、立裁方法等等，更不用说那似乎可以永无止境深入下去的调研了。

作为一个很纠结又有强迫症的人，这样的工作方式加上时间限制让我觉得压力真如山般巨大。尤其是每天刚开始的时候，看着人台和摆满工具的工作台，我总感觉脑子好像满得快要炸掉，又好像是一片空白，它如同电脑主机一般，因为超负荷运转而濒临短路，脸摸起来都烫手。

在这种压力下，我又不合时宜地困了。经常是吃完午饭计划休息一小会儿就开始工作，眼皮却开始随着天光变暗变得越来越重。想着小睡一下就起来做事，大不了晚上晚点睡，结果再一睁眼外面星星都出来了，只好慌慌忙忙开始工作。熬到凌晨两三点又困得不行，最后直接睡到第二天中午，一个“拖延 + 睡不醒”的恶性循环。同时前一天完不成工作的压力和负罪感继续累积，导致整个人越来越焦虑，越来越昏沉，困得更快睡得更多了，最多的时候一天能睡将近 20 小时。

这种可怕的情况一直持续到最后一学年，中间我试了各种方法，但睡意仍然顽固得不像话。同时我的拖延症也愈演愈烈，现在看来这可能是在面临巨大压力时一种逃避性的、消极的应激反应，如果继续这样放任下去，恐怕毕业就无望了。

最后一年里，我下决心要坚持运动。虽然我以前是个特别不爱动的人，但当时是真没招了，如果运动还不能让我的精神好起来，就只能先暂时休学回国看病了。值得庆幸的是，虽然一周 3 ~ 4 次的运动没有完全治好我的拖延症和改变嗜睡状况，但确实带来了不错的改善，至少可以让我每天早上都能打起精神去学校工作了。我会在工作间一直待到学校关门，基本能完成每天自己制定的工作量，中间虽然也会困，但毕竟是公共场合，即使不小心睡着了也不会像在家里睡得那么久。

现在我已经毕业回国几年了，嗜睡状况再也没发生过，不过我也不知道将来再经历长时间的高压状态的话，它会不会又复发。但我知道想要彻底解决这个问题，恐怕最需要的是找到疏导压力的有效方法，并且尽早解决自己的逃避型拖延问题，毕竟我再也不想一遇到难题就昏睡过去啦。

一个偶尔在家酿酒的业余烘焙师
Vince
广告公司文案策划
33岁

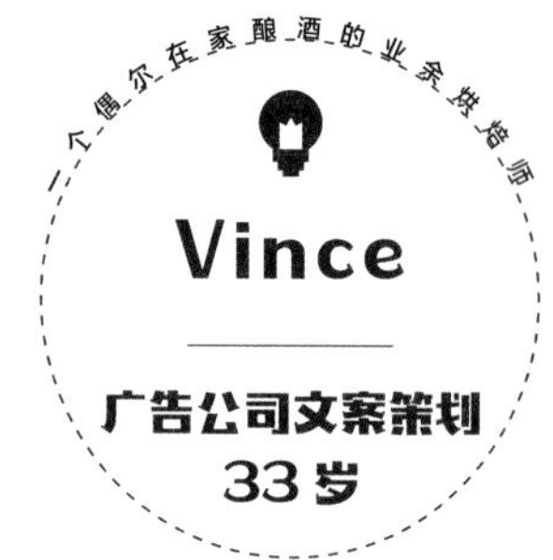

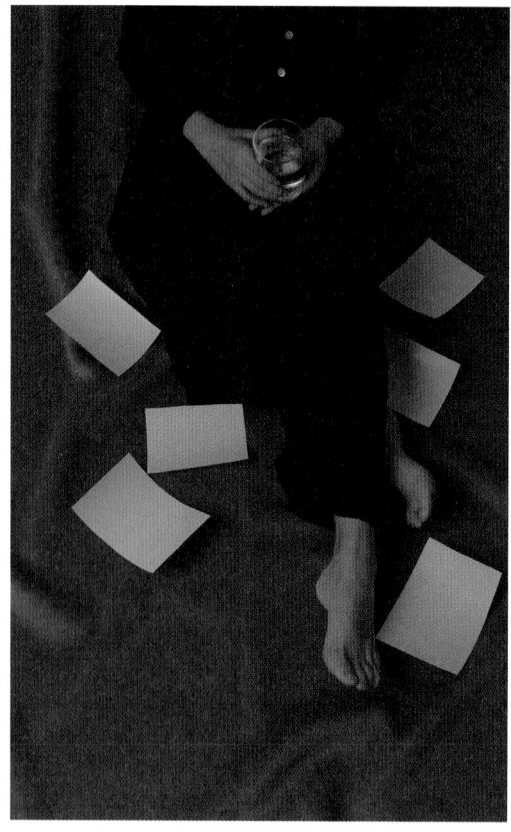

你所有的愤怒、失望和无力都被消耗殆尽，
只剩下无尽的疲惫，
以及一种条件反射般的焦虑——
你知道你正在做得不够好，
但你也不知道什么时候才能足够好。

为什么大脑好像 24 小时都在线

我是个慢性过敏性鼻炎患者，一年里可能有三个月要吃抗过敏药。这件事所带来的直接结果是，我白天总是昏昏沉沉的，特别犯困。抗过敏药的说明书上白纸黑字写了，昏睡就是这种药的直接副作用。

以前还有些庆幸，心想至少失眠与自己无缘了啊。但后来改行做了“广告狗”，才发现这个想法太天真了。睡得着，并不代表睡得好。现在睡一个无梦的好觉，对我来说简直就是奢望……

客户的一条微信，可以打断我和朋友的聚餐，可以让我离开正在观看的电影，也可以让已经入睡的我重新起床，开始工作。下班？不可能的，只是由在公司办公变成不在公司办公而已。

一天中唯一清净的时刻就是手机关机之后，但这种情况也只是想想而已，当顾客就是上帝，而且还是平均价值几百万的上帝时，任何可能导致错过客户消息的操作都不行——关机不行，静音或消息免打扰也不行。甚至如果同时登录电脑微信，在电脑上插耳机这件事都要尽量避免，因为怕听不到微信的提示音。

如果说随时待命考验的是肉体强度，那广告工作的内容本身考验的就是精神强度了。灵感时来时去，设计时好时坏，即使是最优秀的团队，也没办法保证 24 小时状态都在线。不在线就可以下班了吗？想得美，不在线就硬磨，磨着磨着说不定状态就回来了。经历了太多客户反复推翻、重来的情况后，你所有的愤怒、失望和无力都被消耗殆尽，只剩下无尽的疲惫，以及一种条件反射般的焦虑——你知道你正在做得不够好，但你也不知道什么时候才能足够好。

与此同时，慢性鼻炎依旧阴魂不散……一边强撑着身体，和药物所产生的困意做抵抗，意志上想继续加班；一边又拖着疲惫的身体，想摆脱持续性的焦虑，让自己睡个踏实的好觉。当这两者交织在一起时，结果往往是晚上睡不好，白天也不精神。有时候哪怕睡足 10 个小时，第二天醒来依旧浑浑噩噩，感觉比没睡之前还要累。

已经记不清多久没有睡过无梦的好觉了，每天都睡不醒，有时候醒过来感觉比没睡之前还累。我也会想，是不是因为潜意识里对工作的抗拒让我不再期待第二天的到来，所以才睡不醒呢？除了行业性质和客户因素这些不可抗拒的因素之外，是不是自己长时间的低质量睡眠导致的工作效率低下呢？真的不能跳出“加班—晚上睡不好—白天效率低下—继续加班—晚上睡不好”这个死循环了吗？如果真是这样，就太让人绝望了。

虽然在通宵加班的日子里，清晨的微光和路边热气腾腾的早餐摊都曾给我带来温暖，但如果你要我选，我宁愿选择用晨跑的方式欣赏北京清晨的美，像一个早睡早起的人那样。

我现在白天就像行尸走肉，

随时随地都在犯困，甚至在喂奶的时候都会睡着，

惊醒之后又被自己吓出一身冷汗，

想着要是宝宝从怀里掉下去那可怎么得了啊。

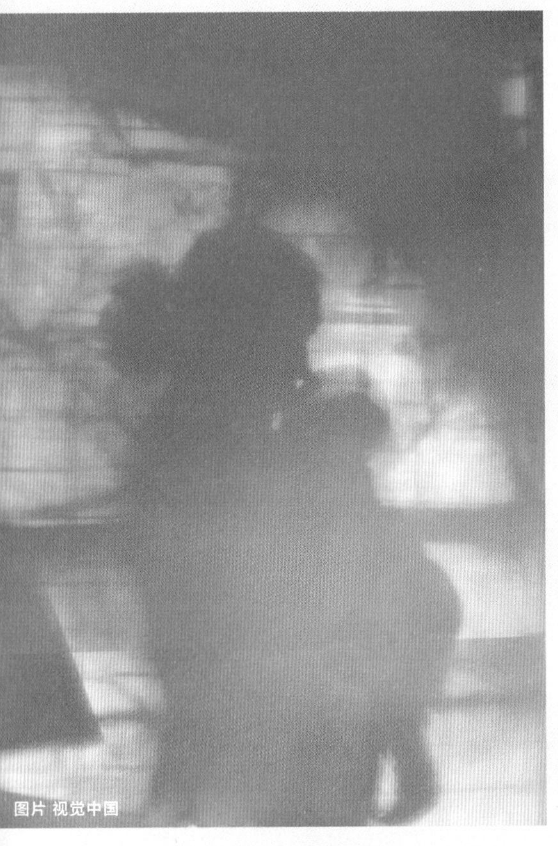

图片 视觉中国

新手妈妈修炼中，吃吃吃才是人生的终极奥义
小 A
全职主妇 25 岁

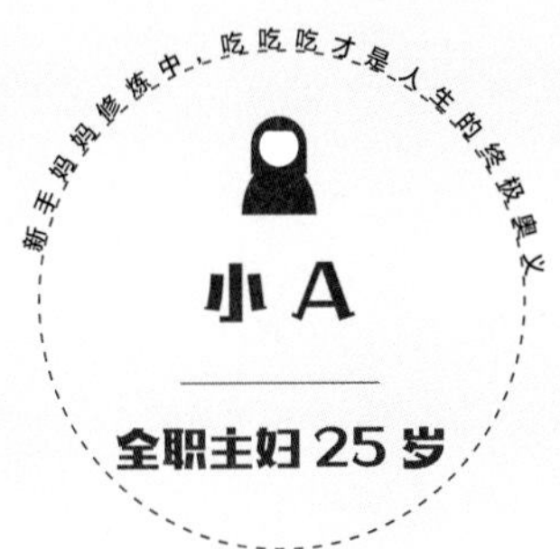

我只盼两个孩子能一起睡个整觉

作为一个双胞胎妈妈，睡眠不足就像一团阴影一样罩在我身上挥之不去，生了孩子之后，我几乎再也没有睡过整宿的觉。

每天晚上 9 点半到 12 点是我唯一可以好好休息的时间，因为两个小孩可以一直睡并且中途不会醒。差不多过了凌晨 12 点，两个小孩肚子饿了慢慢醒了，就开始轮番轰炸了。喂奶、换尿不湿、哄睡……一套流程走下来也差不多凌晨 2 点了。运气好的话我还能再眯一两个小时。否则赶上她俩拉臭臭，就算凌晨 4 点我也得爬起来给孩子洗屁屁、换尿不湿，如果孩子拉完不睡了，我就只能起床陪孩子一直玩到天亮。

总体来说，我每晚也就只能睡个 4 个小时左右，后半夜基本就是高度警戒状态，一点动静就会醒。因为两个小孩在一起睡会互相干扰，所以一个孩子醒的一瞬间我必须马上清醒哄她继续睡，不然哭出来就会把另一个吵醒，那场面就相当热闹了。

说实话，长期的睡眠不足对我的影响其实挺大的。我本来就有点头疼的毛病，现在因为休息不好就更严重了，而且头发也掉得厉害，有时候好不容易睡着了又会被头疼弄醒，简直就是恶性循环。后来把家里的荞麦枕头换成了记忆棉的，现在又换了个乳胶枕，头疼是有些改善，但还是时不时会复发。

在我看来，睡眠不足不是那种大病一场的感觉，不会把人一下子击垮，而是像温水煮青蛙，慢慢耗干你的精力。我现在白天就像是一具行尸走肉，想事情、记事情都特别慢，随时随地都在犯困。甚至在喂奶的时候都会睡着，惊醒之后又被自己吓出一身冷汗，想着要是宝宝从怀里掉下去那可怎么得了啊。所以现在每次喂奶我都会让婆婆守着，以免出现什么意外。

除此之外，整个人也一直处于一种非常焦躁的状态，心情起伏特别大，动不动就发脾气，像一枚炸弹，一点就着。有一次，我看见老公坐在沙发上玩手机，突然一股无名火就蹿了上来，心想我每天都这么辛苦了，你怎么还有时间坐着玩手机呢？和他大吵了一架后，又一个人躲在房间里哭了好久。老公也被我的反应吓到了，从此之后再也不敢当着我的面玩手机。后面冷静下来想想，其实我老公也并没有什么都不管，晚上只要不是小孩要吃奶，他都会帮我照顾孩子。但那天不知道为什么就钻牛角尖了，可能只是想找个发泄情绪的出口吧。

当妈妈真是个痛并快乐着的过程，现在我是彻彻底底领悟到了。虽然有时候很怀念结婚之前一觉睡到大天亮的日子，但看到女儿们笑脸的那一刻，又感觉一切都是值得的。现在两个小家伙马上就要到离乳期了，听其他妈妈说等小孩断奶、能整夜睡觉之后情况就会好转很多，感觉看到了胜利的曙光。但不管如何，我都已经做好和睡眠不足打持久战的准备了。

理想的睡眠

/

睡眠质量的好坏
主要看清醒时的表现，
而不仅仅是前一晚的
睡眠状态。

7 个常见的睡眠误区

/

多梦就是睡得浅？
喝酒让你睡得香？
……
这些误区让你的睡眠
越来越差。

我们是怎么睡觉的？

/

整夜的睡眠过程像坐过山车
一样高开低走，
时不时还要螺旋式前进。

你的睡眠问题是什么？

/

失眠、打鼾、
嗜睡、梦游……
你可能已经患上了
睡眠障碍。

为什么你舍不得去睡？

/

我们更愿意
从事短期内更愉快的任务，
即使长期来看对自己有害。

1

厘清

ILLUSTRATE

- 不是睡够 8 小时就是睡得好，睡眠的“质”比“量”更重要，而赖床、回笼觉、午觉都不能有效增加睡眠的“质”。由于平时睡眠不足欠下的“睡眠负债”，也很难通过双休日猛睡一大觉来偿还，还可能让接下来的睡眠质量变得更糟。

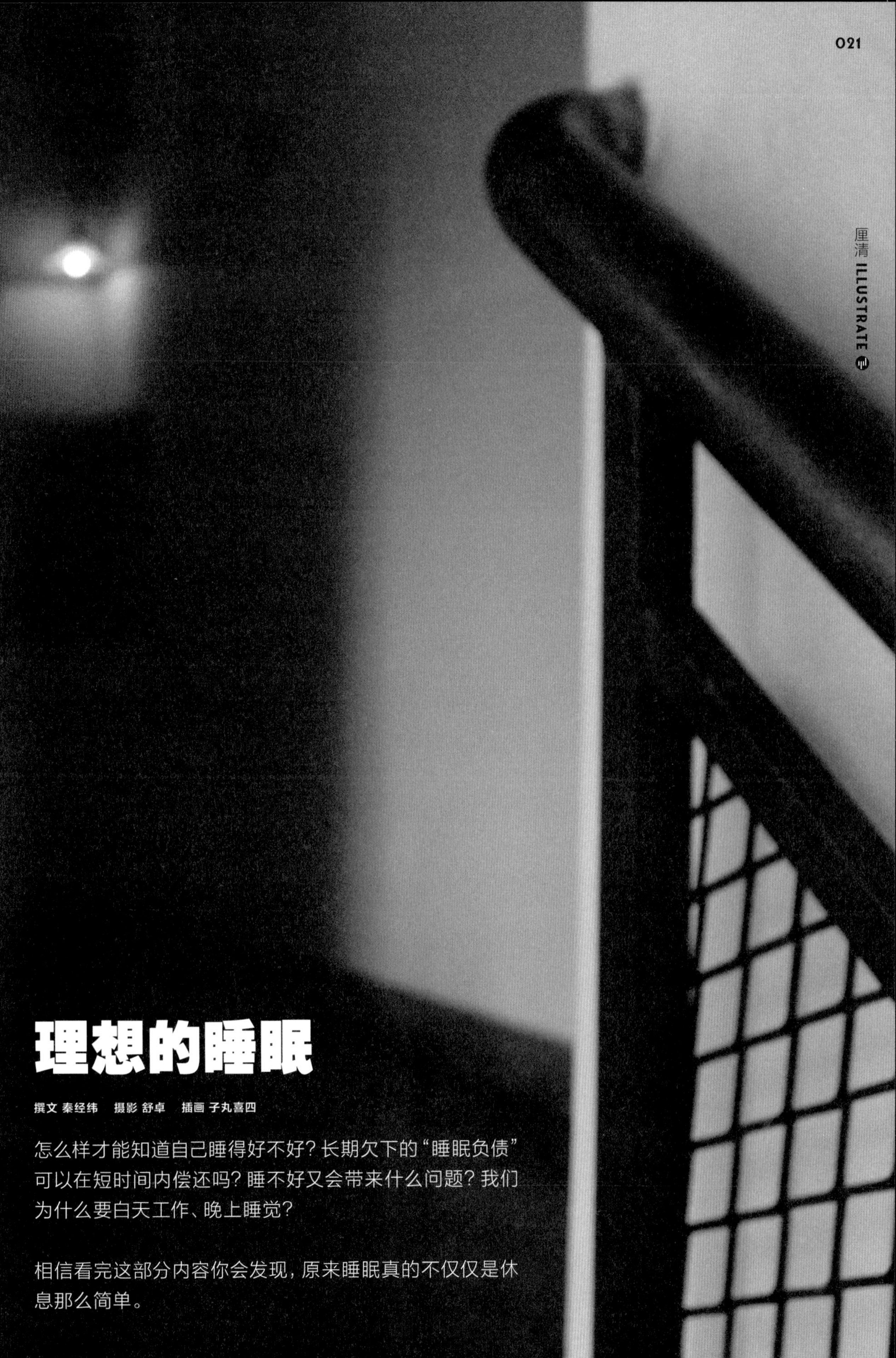

理想的睡眠

撰文 秦经纬　摄影 舒卓　插画 子丸喜四

怎么样才能知道自己睡得好不好？长期欠下的“睡眠负债”可以在短时间内偿还吗？睡不好又会带来什么问题？我们为什么要白天工作、晚上睡觉？

相信看完这部分内容你会发现，原来睡眠真的不仅仅是休息那么简单。

你睡得好吗？

在阅读接下来所有的内容之前，我们想先和你聊聊什么是“高质量睡眠”。睡眠质量可以从主观和客观两方面来判断：主观方面，就是以个人感受为判断依据；而客观方面，则是通过仪器进行评估。

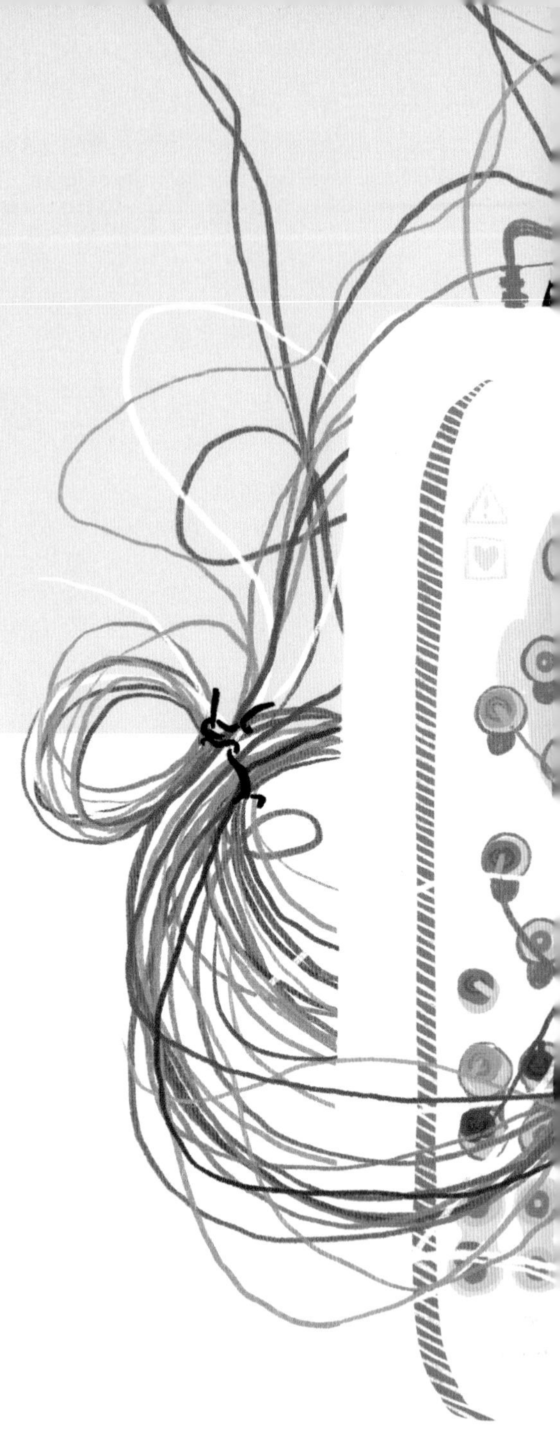

自我主观认知

你可能有过这样的经历：明明前一晚在家睡了很久，身体也没什么不舒服，第二天早上闹铃响起时整个人还是昏昏沉沉，缓了很久都没精神，不想去上班；又或者出去旅行，在一张不论是软硬度还是味道都不怎么令人满意的床上沉沉睡去，但当第二天阳光照进屋内时，你却连闹钟都不需要就醒过来了，并且觉得神清气爽。

上面这两种情形中，显然后一种的睡眠质量更高，这是因为睡眠质量的好坏，主要是根据我们清醒时的表现和身体的健康状况，而不是仅从前一晚的睡眠状态来判断，而清醒时的状态也会影响睡眠质量。

如果你一整天在清醒时的状态都很好，精力充沛、身体有活力，而且大脑清醒、食欲良好，就说明前一天睡得很好，和睡多久、怎么睡、在哪儿睡无关。

反之如果白天精神萎靡，大脑、身体反应迟钝，食欲不振或食欲特别旺盛，觉得困倦，甚至昏昏欲睡，那就说明前一天没有睡好，同样和睡多久、怎么睡、在哪儿睡无关。

基于这一原则，可以说睡眠质量的好坏是因人而异的，没有通行标准并且很难量化。晚睡晚起或早睡早起的人，和每晚只睡四五个小时或 10 小时以上的人都可能有不错的睡眠质量，不同的人会因为遗传基因、昼夜节律差异而有不同的睡眠类型。

需要注意的是，睡眠的“质”比“量”更重要，在保证“质”的情况下维持一定时长才是拥有好睡眠的基础。而我们通常会采取的补眠措施，例如赖床、回笼觉、午觉都不能有效增加睡眠的“质”（至于为什么不能，看完这本书你就会知道啦）。

同样的，由于平时睡眠不足欠下的“睡眠负债”也很难通过双休日猛睡一大觉来偿还，睡懒觉或许可以让睡眠量增多，但对于改善整体睡眠质量的作用微乎其微，甚至可能让接下来的睡眠变得更糟。

仪器客观评估

现在被广泛运用于睡眠医疗领域的多导睡眠监测，对于诊断各种睡眠障碍和相关疾病有着不可替代的作用。

通过监测一整夜睡眠时脑电、眼电、肌电等数据，和人体各部位在睡眠时的活动状态，多导睡眠仪可以客观评估被监测人的睡眠质量，找出睡眠障碍产生的生理原因。例如监测口鼻血氧饱和度、呼吸，就能对有睡眠呼吸问题的患者进行分期、分级检查。

健康人群的睡眠模式往往是固定的，因此当监测结果表明睡眠周期、效率等表现和典型睡眠模式一致时，即被认为是优质睡眠。

不过通过仪器来判定睡眠质量好坏是有局限性的，举例来说，即使是平时睡得不错的人，在身处陌生的检查室，身上还布满导线的情况下能否还像平时那样酣睡呢？

因此，还是要结合自我认知来综合判断，毕竟你白天的精神状态怎样，睡前和睡醒时的感受如何，只有你自己最清楚。

睡眠负债

睡眠负债是由于主动限制睡眠时间而造成的睡眠不足，这一说法由美国斯坦福大学睡眠医疗中心的创建者威廉姆·戴蒙提出。

工作日晚睡早起、过度熬夜导致睡眠质量不佳等都会引起睡眠负债累积，长期不解决会出现多种问题，例如情绪消极、难以集中精神、记忆力下降等，还会加速肌体老化、造成肥胖，甚至引发疾病。

瞬时睡眠

瞬时睡眠是指仅维持 1 秒到 10 秒的睡眠状态，它是大脑进行自我保护的一种防御反应。由于睡眠负债导致的瞬时睡眠在发作时没有任何征兆，很难用药物治疗，当事人自己也很难察觉。

它可能会导致严重的后果，例如司机如果因为疲劳驾驶出现瞬时睡眠，虽然时间只有几秒钟，也足以让高速行驶的车子失控。

测测自己的睡眠质量

“匹茨堡睡眠质量指数问卷”是心理学家和睡眠医生常用的测试问卷，可以辅助我们了解自己的睡眠质量，感兴趣的话，不妨扫旁边的二维码自测一下。

我们为什么需要睡觉？

1879 年 10 月 21 日，人类第一盏有广泛实用价值的白炽灯诞生了，从此夜晚变得前所未有的明亮，人们不用再因为黑夜降临而不得不上床睡觉。爱迪生曾说：“人类的未来将会睡得越来越少。”而他自己正是最好的例子——据说他每天的睡眠时间几乎不超过 4 小时。

自此之后，我们确实睡得越来越晚，也越来越少了。英国睡眠协会的统计数据显示，当代人比生活在 20 世纪 50 年代的人平均少睡 1 ~ 2 小时。而北京朝阳医院睡眠呼吸中心发布的《2018 中国睡眠质量调查报告》中，显示有 16% 的被调查者夜间睡眠时间不足 6 小时，并且大多表现为在 24 点后才上床睡觉，6 点前就起床。

如果只把睡眠看作是单纯的休息行为，似乎确实没有必要浪费太多时间在上面，毕竟每天除了永远做不完的工作，还有无穷无尽新鲜好玩的事在等着我们，与其在梦境中畅游，还是现实中的快乐更有吸引力一些。

但睡眠的作用显然不仅仅是休息那么简单，每一次的睡眠都可以看作是对全身心的修复、保养过程。举例来说，想要车子保持在一个相对理想的状态，除了加油、常开外，也需要有规律的定时保养。同样的，我们想要维持一个好的身心状态，除了吃饭、运动外，定时定量的睡眠也是必不可少的。

拥有良好的睡眠才能在清醒时有更好的状态，如果睡不够或者睡不好，睡眠压力就会加速变大，短期内最明显的表现就是让我们的注意力、判断力、思维能力、反应速度等降低，干什么都提不起精神、昏昏欲睡。

而长期睡不好的危害更大，除了可能导致多种疾病，还会让我们变丑、变老、变笨。

高血压

在人体中，有些神经系统是不能根据我们的意志主动控制的，比如自律神经。它又分为交感神经和副交感神经两大系统，它们保持着此消彼长的平衡关系，共同对我们体内的内脏器官按照昼夜节律进行调控。

交感神经主要在白天活动，可以使我们的呼吸、心跳加快，体温、血压升高，为清醒时的活动做好必要的准备工作；副交感神经在晚上工作时，会让呼吸、心跳变慢，体温、血压下降，为人体进入睡眠状态做好准备。

交感神经的兴奋程度与血压高低密切相关，它可以通过肾上腺素、多巴胺等神经递质，影响血管的收缩。交感神经系统兴奋是原发性高血压和某些继发性高血压形成的重要因素。

缺少高质量、充足的睡眠会使得压力累积，交感神经一直处于兴奋状态而让副交感神经不能顺利工作，最终导致自律神经失调并引发多种病症。

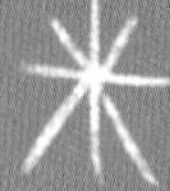

肥胖

睡眠不足会出现瘦素缺乏和胃饥饿素增加的现象，继而可能导致肥胖。

瘦素是一种由脂肪组织分泌的蛋白质类激素，有调控进食、能量消耗及体重的功能；胃饥饿素是与生长激素分泌受体相关的激素，由胃和下丘脑分泌，它可以增加食欲、促进脂肪形成以及促进消化。

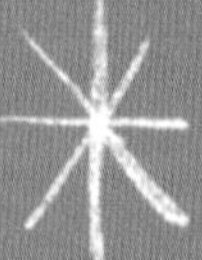

糖尿病

睡眠障碍或睡眠质量差可能对血糖调节产生负面影响，引起糖耐量减低和胰岛素敏感性下降，从而诱发 2 型糖尿病。

焦虑、抑郁

失眠与抑郁、焦虑的关系是双向的，相当一部分患有抑郁症、焦虑症的患者会出现失眠等睡眠障碍；而失眠又是抑郁症、焦虑症的危险致病因素：与不失眠者相比，失眠患者罹患抑郁症和焦虑症的风险分别是不失眠者的 9.82 倍和 17.35 倍。

加速衰老

很多衰老表现都和生长激素（GH）缺乏有关，它会在睡眠，尤其是深度睡眠中，由脑垂体大量分泌，有促进细胞生长和新陈代谢、调节皮肤质感、促进组织再生的功能。

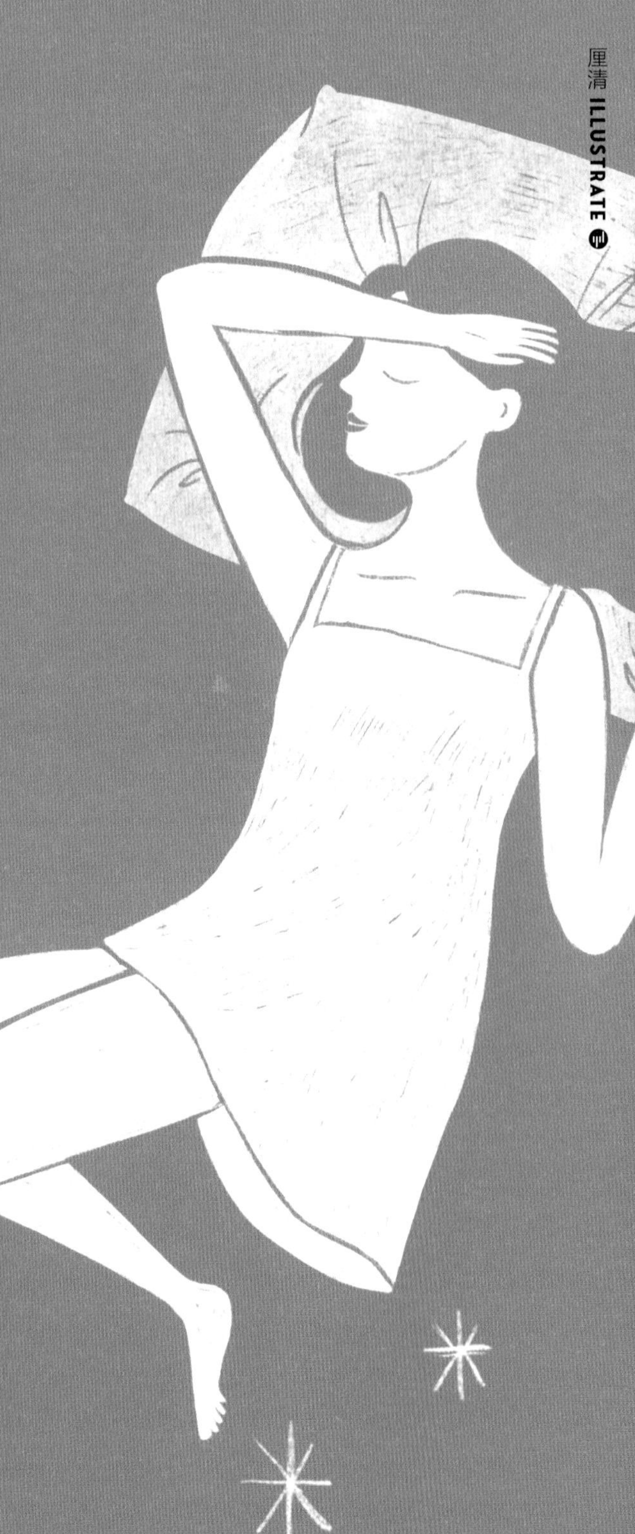

阿尔茨海默病（老年痴呆症）

β 淀粉样蛋白（amyloid-β）的大量堆积，是诱发阿尔茨海默病的重要原因之一。它是一种广泛分布于全身各组织的代谢产物，主要分布于神经元突触部位。而充足的睡眠可以及时清除 β 淀粉样蛋白，还能稳定染色体，减少对 DNA 神经元的损害。

我们为什么会“日出而作、日落而息”？

所有多细胞生物，包括人类都适用一个相似的机制来调节生理节奏，以适应地球自转带来的昼夜变化影响，这个机制又被称为生物钟，它能调节我们大部分基因，并能让我们的生理情况随昼夜时间变化而变化。

生物钟如何工作？

2017 年 10 月 2 日，诺贝尔生理学或医学奖颁发给了三位美国遗传学家：杰弗里·霍尔（Jeffrey C. Hall）、迈克尔·罗斯巴什（Michael Rosbash）以及迈克尔·杨（ Michael W. Young），原因是他们三人的工作“窥探了生物钟的秘密，并解释了其工作原理”。

1984 年霍尔和罗斯巴什克隆了果蝇的 period 基因，它能调节果蝇的生物钟，他们还揭示出该基因所编码的 PER 蛋白浓度会循环震荡：晚上在果蝇体内堆积，到了白天又会被分解，周期为 24 小时左右，和一天的时间基本相同。

period 基因的发现有着里程碑的意义，但是仍然有一些问题没有得到解决，比如：PER 蛋白是如何从细胞质进入细胞核的？它又是怎样保持稳定的震荡周期的？而迈克尔·杨接下来的研究就回答了这些问题。

1994 年杨发现了另一个节律基因：timeless 基因——它编码的 TIM 蛋白会结合到 PER 蛋白上，帮助其从细胞质转移到细胞核，并在细胞核中堆积，然后一起进入细胞核并抑制 period 基因活性，从而形成抑制性反馈机制，形成昼夜节律；他之后发现的 doubletime 基因可以编码 DBT 蛋白，DBT 蛋白能够延迟 PER 蛋白积累，将震荡周期稳定在 24 小时左右。

这三位诺贝尔奖得主的工作完整阐述了生物钟的理论基础，后来随着其他一些分子的发现，进一步揭示了生物钟的机理和稳定性。也就是说，通过他们的研究，我们终于能够了解到生物钟的工作原理以及昼夜节律在 24 小时中的轮转机制。

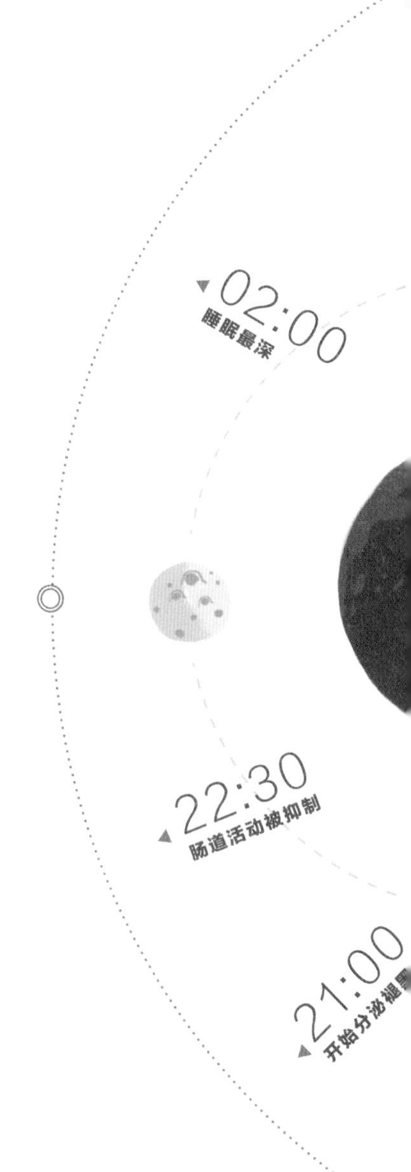

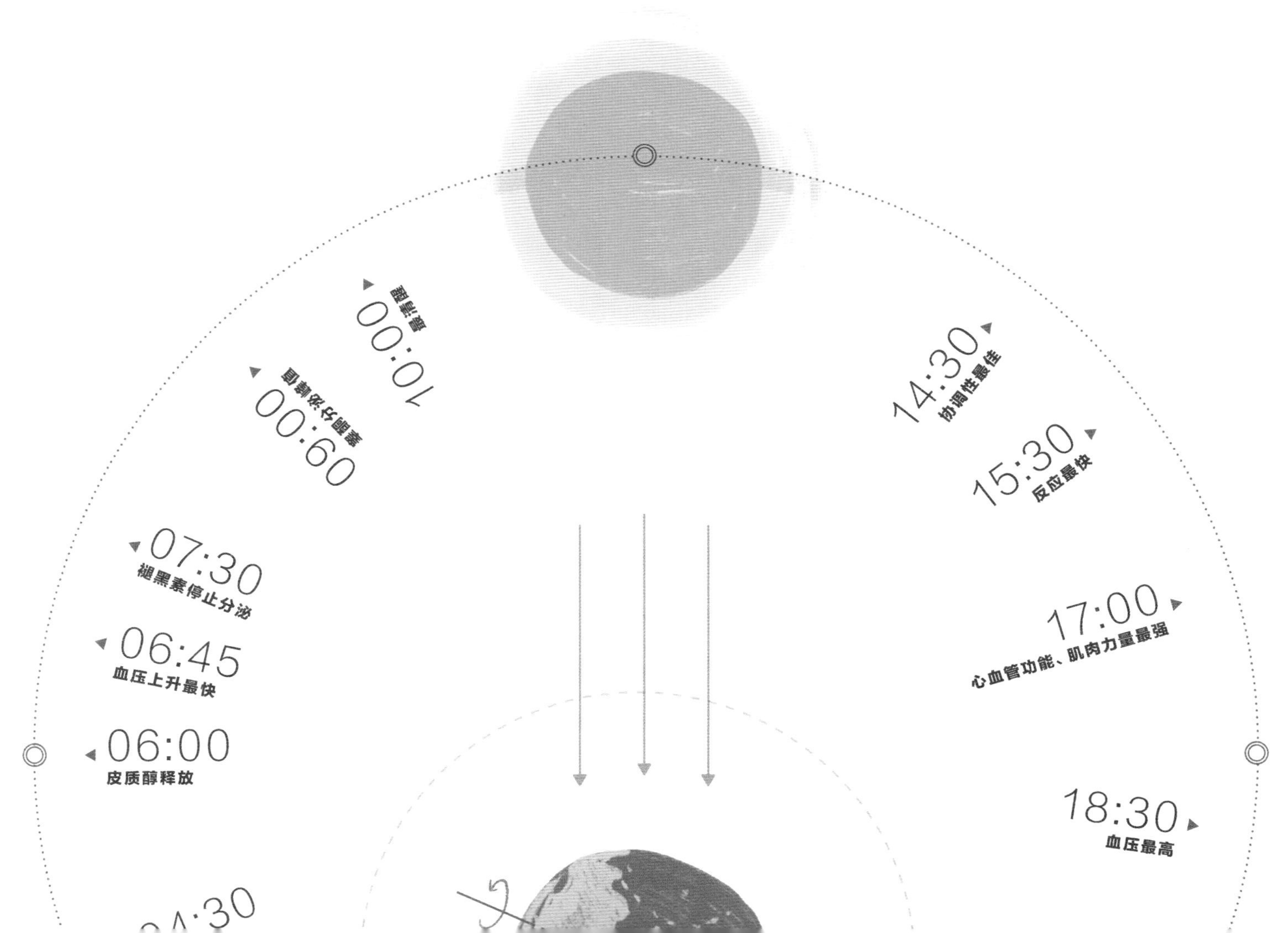
10:00
最清醒
09:00
睾酮分泌峰值
07:30
褪黑素停止分泌
06:45
血压上升最快
06:00
皮质醇释放
14:30
协调性最佳
15:30
反应最快
17:00
心血管功能、肌肉力量最强
18:30
血压最高

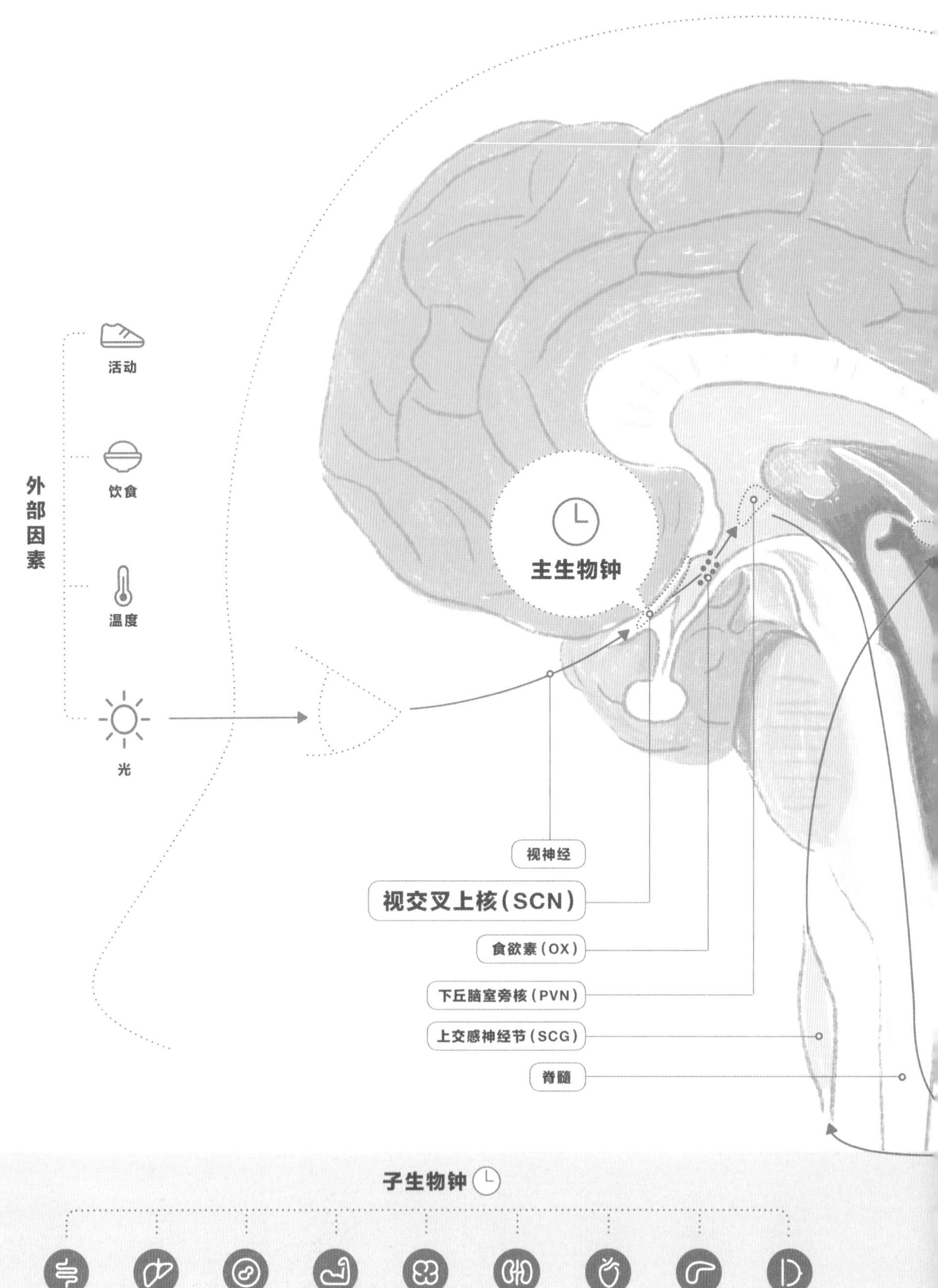

子生物钟

消化道 肝脏 白细胞 肌肉 脂肪 肾脏 心脏 胰腺 乳腺

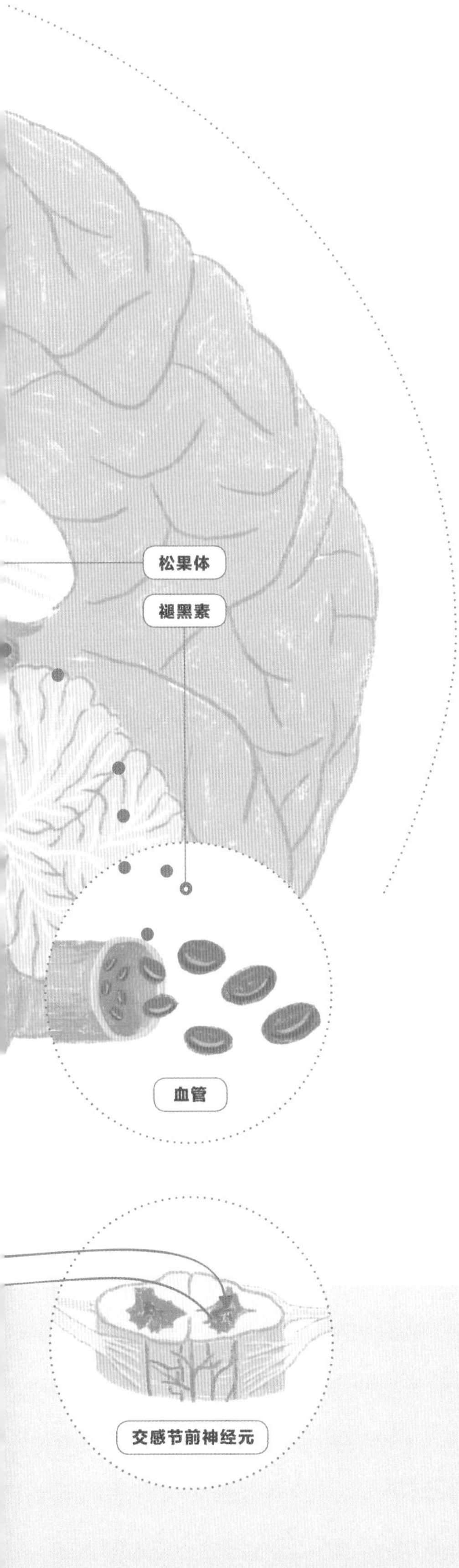

松果体
褪黑素
血管
交感节前神经元

生物钟如何被“校准”？

光线在“校准”我们的生物钟上起到了最关键的作用，这也是为什么失明人群中会有更多昼夜节律紊乱的病例出现。

我们的主生物钟由位于大脑中部的小神经细胞核团——视交叉上核（SCN）控制，它与其他脑组织部分相联系并帮助控制睡眠——觉醒、体温、激素分泌、代谢等其他功能。

当光线通过眼睛直达视交叉上核后，视交叉上核就开始整合外环境的光信息，使我们的内在节律与外部环境能够同步。同时，活动、饮食、温度等外部因素都会影响生物钟的形成。

褪黑素

视交叉上核将光信息传递到松果体后，会抑制 / 刺激褪黑素分泌——白天光照强烈时，褪黑素分泌减少；晚上褪黑素分泌增多并进入血液。当它进入血液后，将产生类似信使的作用，帮助肌体做好睡眠准备、维持睡眠状态。

食欲素

位于下丘脑的促进觉醒的食欲素神经元，分泌出的食欲素具有高度兴奋作用，会刺激跟觉醒状态有关的脑核及其相关的神经递质系统，为觉醒做好准备。食欲素缺乏是导致嗜睡症的重要原因。

撰文 张婧蕊

多梦就是睡得浅?
喝酒让你睡得香?
平常晚睡周末可以补回来?
这些误区让你的睡眠越来越差。

01 做梦并不代表睡眠质量差

我们常常误以为只有在浅睡眠期才会做梦,但其实我们大多在快速眼动睡眠时才会做梦,并且在正常的睡眠节律下,普通人平均每晚可以做 7 ~ 8 个不同的梦。但由于我们往往只记得醒来之前的最后一个梦,所以才会产生"做梦 = 睡得浅"这样错误的认知。

实际上梦只是大脑里神经细胞的正常活动而已,本身并不会影响睡眠质量。

7 个常

04 8 小时不是睡眠黄金铁律

相信很多人会用昨晚有没有睡够 8 小时来作为判断自己睡眠好坏的基准,但这种做法其实有些以偏概全。

对于成年人每晚的睡眠时长,美国国家睡眠基金会给出的建议是 7 ~ 9 个小时,根据个体差异的不同,6 ~ 10 小时范围内的睡眠时长都是可以被接受的。我们常说的 8 小时只是一个平均值,并不是每个人都如此。如果你每晚只睡 7 个小时就已经感觉精力充沛了,就不需要强迫自己睡满 8 个小时。

所以比起拘泥于某个数字,找到适合自己的睡眠时长才是最重要的。

05 偿还睡眠负债 光靠周末补觉可不行

美国科罗拉多州立大学曾经做过一个实验,他们要求志愿者在工作日里每晚只能睡 5 个小时,但周末可以尽情补觉。一段时间后他们发现这群志愿者因为工作日睡眠不足导致的胰岛素敏感性降低,并没有因为周末补觉而回升,并且身体里褪黑素的分泌也有所下降,长时间不规律的睡眠反而破坏了原有的昼夜节律,睡眠质量也会随之变差。

周末补觉虽然可以帮助缓解平时熬夜带来的疲劳,却没有办法完全弥补工作日的睡眠损失,想办法延长工作日时的夜间睡眠、保持健康规律的作息才是关键。

02 睡得多≠睡得好

在讨论睡眠的时候，我们需要明确一个观点：量不等于质，并且质比量更重要。

大量的研究数据表明，睡眠时长和健康的关系其实类似于一个倒 U 形曲线：

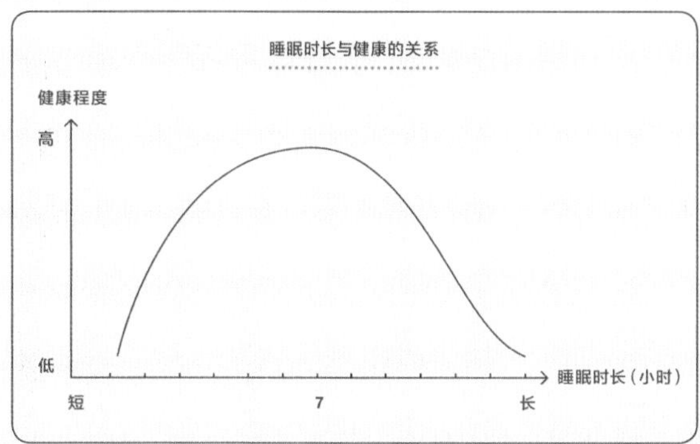

从图中我们可以看出，比起两端的极值，位于中段的睡眠时长才是最有益于健康的。过短或者过长的睡眠时间都会对我们的身体造成不同程度的危害，甚至增加高血压、糖尿病等慢性疾病的患病风险。

03 打鼾并不是件好事

当一个人睡觉打鼾时，我们通常会错误地认为他睡得很香，但实际上鼾声是由于人在睡眠过程中，肌肉出现松弛导致咽腔狭窄，呼吸气流通过狭窄的呼吸道引起的软组织震颤所发出的声音，和睡眠质量升高并没有关系，反而是一种睡眠时呼吸不畅的表现。

有的打鼾严重的人还可能伴随呼吸暂停的问题，在睡眠过程中被反复憋醒，造成睡眠片段化、睡眠质量下降，甚至还会有猝死的风险。

见的睡眠误区

06 喝酒助眠 其实弊大于利

当酒精进入到大脑之后，能够作用于 γ-氨基丁酸（GABA）受体，起到和苯二氮䓬类安眠药相似的镇静催眠的效果，少量饮酒对部分人来说的确可以促进入眠。

但这并不是一个值得长期使用的助眠方法，因为饮酒之后的睡眠大多处于非快速眼动睡眠期的 2 期睡眠，也就是我们常说的浅睡眠期，再加上酒精的半衰期短，经过代谢后酒精血浓度会在半夜时接近于零，导致睡眠表浅、能够维持睡眠的时间并不长，所以睡眠质量并不会提高，还易导致早醒。另外，长期饮酒还可能发展成酒精依赖、酗酒等更严重的问题。

07 困了再上床 切忌在床上强行培养睡意

如果上床之后很长时间都不能睡着，你会怎么办？大多数人都会选择继续躺在床上强迫自己入睡，或者干脆爬起来坐在床上玩会儿手机，等感觉到困了再关灯睡觉。但这两种做法都削弱了床与睡眠之间的联系，长期下去只能让睡眠潜伏期越来越长、入睡变得越来越困难。

所以正确的做法应该是，当你躺在床上超过 30 分钟都无法入睡，那就起床离开卧室，去做一些例如冥想、深呼吸等有利于身心放松的活动，等重新有了困意之后再上床睡觉。

我们是怎么睡觉的?

撰文 秦经纬　插画 子丸喜四

原来我们的睡眠过程像坐过山车一样高开低走，时不时还要螺旋式前进！而每个人晚上能坐多久“过山车”，又取决于我们的睡眠类型。那么你是狮子型还是海豚型人呢？抑或是稳重的熊型或者昼伏夜出的狼型？

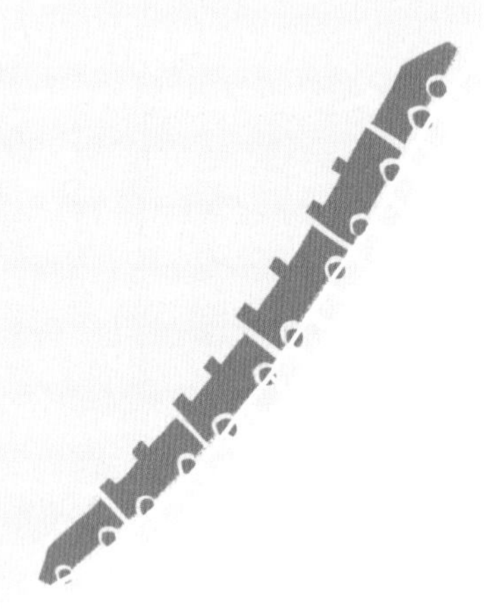

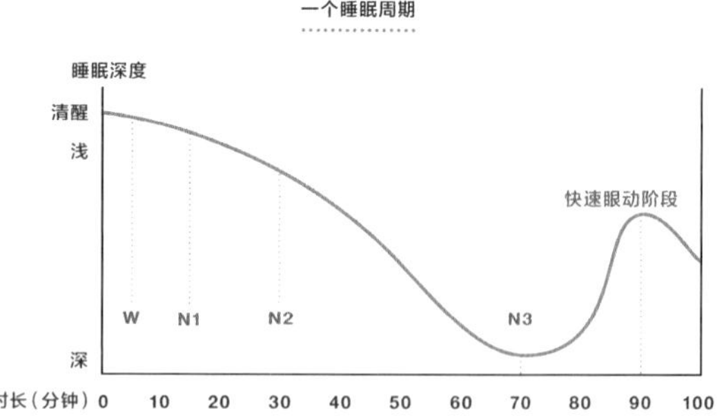

高开低走、旋转跳跃的睡眠之旅

1957 年，威廉·德门特和纳撒尼尔·开莱特曼创造了多导睡眠图，通过记录脑电、肌电、心电等多种生物电等活动，来分析人类的睡眠时相；1968 年，艾伦·赫特夏芬和安东尼·卡尔思又依据这些指标制定了后来被国际上普遍认可的睡眠分期标准。现在医学界广泛运用的分类方法，是 2007 年美国睡眠医学会（The American Academy of Sleep Medicine,AASM）制定的标准，其中将睡眠分为 5 个阶段：清醒期（W）、浅睡眠期（N1、N2）、深睡眠期（N3）和快速眼球运动期（Rapid Eye Movement，REM）。

我们经常说人的一生就像坐过山车一样，会有高潮、低谷，时快时慢，有时候还呈螺旋式震荡，其实睡眠过程的 5 个阶段也是如此。

半梦半醒：清醒期（W）

睡眠过山车已经启动，并逐渐攀上高点。这时候我们已经开始犯困，半梦半醒、意识朦胧，清醒时快速而不规则的眼球活动变得越来越慢，即将要进入正式的睡眠状态。

渐入佳境：浅睡眠期（N1，N2）

睡眠过山车开始向下俯冲，身体已经做好了进入深睡眠的准备。我们的脑电波波形变缓，意识逐渐消失，心脏跳得越来越慢，体温下降，但此时我们还没有完全丧失意识，大脑仍维持着不连贯的思维活动，肌肉也仍然比较紧张，如果有突发状况，例如孩子的哭闹、嘈杂的声响，我们依然可以被轻易唤醒。N1、N2 这两个阶段都属于浅睡期，也是占总睡眠时间最多的。

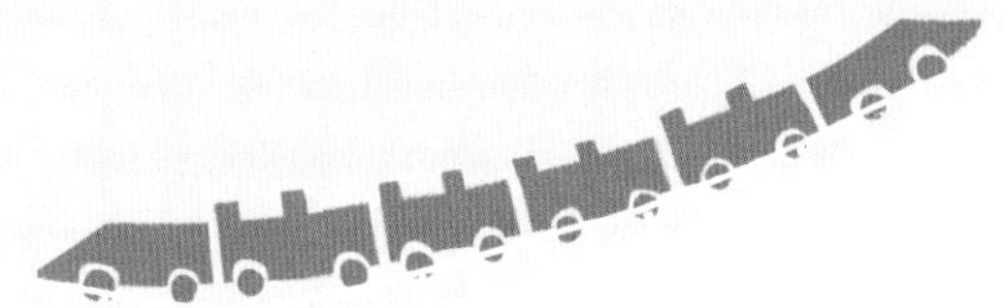

什么时候醒来感觉更好？

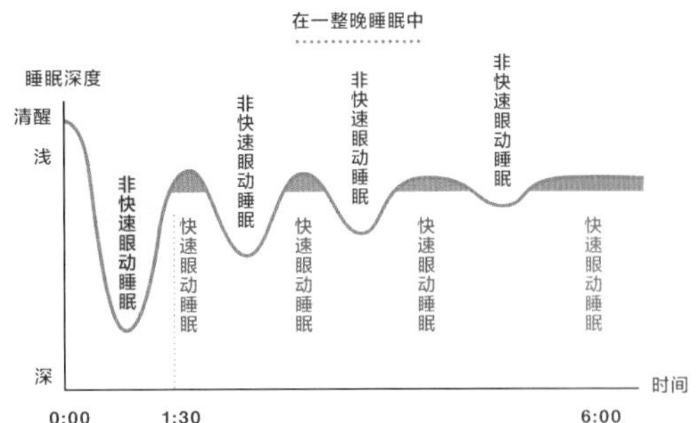

修护身心：深睡眠期（N3）

睡眠过山车俯冲到最低点，迎来整个睡眠旅程的高潮——深睡眠阶段。最初的深睡眠可以让能促进细胞代谢和再生的生长激素大量分泌，同时令大脑皮层得到充分休息，并且消除一些糟糕的记忆，所以睡个好觉是能让我们心情变好的。

这段时间人几乎是无意识的，没有眼球运动，很难被唤醒。如果一旦在此时惊醒，我们会感到昏头涨脑、神志不清。在这个阶段我们也会做梦，但大多是抽象的、令人难以理解的梦，并且通常不会被记住，所以也有研究认为人在深睡眠时是不会做梦的。异态睡眠（梦游、梦呓、夜惊等）也多发生在此时，例如梦游症患者很可能会开始梦游。

激活大脑：快速眼球运动期（REM）

坐过山车的另一个乐趣就是在呈螺旋状的轨道上翻转回旋，身体在强大的向心力下动弹不得。在快速眼动睡眠阶段我们也无法控制自己的身体，因为此时肌张力完全消失，肌肉进入休息状态。阻塞性睡眠呼吸暂停综合征（OSA）在此时也通常更严重，因为呼吸道肌肉缺乏足够张力。

同时，我们的眼球开始快速转动，脑电波会出现和觉醒时类似的频率，说明大脑正在高速工作，尤其是与记忆存储相关的区域非常活跃，让清醒时接收的信息可以被整理、固化，真正成为我们记忆中的一部分。我们能记住的梦也往往发生在此时，而且大多是很具故事性的梦。

在正常人一整晚的睡眠中，快速眼动睡眠和非快速眼动睡眠是交替出现的，当我们由清醒进入非快速眼动睡眠后，会依次经历 N1 ~ N3 三个阶段，而后又返回 N2、N1，由深入浅地进入快速眼动睡眠，从而完成一个完整的睡眠周期。每个周期一般会持续 90 ~ 120 分钟，一晚上要经历 3 ~ 5 个周期。

其中第一个阶段中的深睡眠时间最长，之后会变得越来越短；而快速眼动睡眠时间则会逐渐增加，在我们醒来之前的最后一个周期最长，我们的大脑也就变得越来越活跃，为清醒做好准备。所以理想的情况下，我们更愿意在这个阶段醒来，而不是在非快速眼动睡眠中被叫醒。例如，在设闹钟时以 90 分钟的倍数，而不是以小时为单位设定，会让你在被叫醒时觉得更舒服，因为这时你更可能在快速眼动期醒来。

每个人晚上经历的睡眠周期数量不尽相同，大部分人会睡 7 ~ 8 小时，即大约 5 个周期，但也有人只需要睡 3 个周期就够了，也就是 4 ~ 5 个小时，这和每个人的遗传、性格、生活习惯有关，这些因素的差异性也产生了不同的睡眠类型。

- 眠浅易醒，可以在有轻微响动时就起床发出警告
- 谨慎内向、神经质、聪明
- 喜欢规避风险、力求完美、有强迫症倾向、关注细节

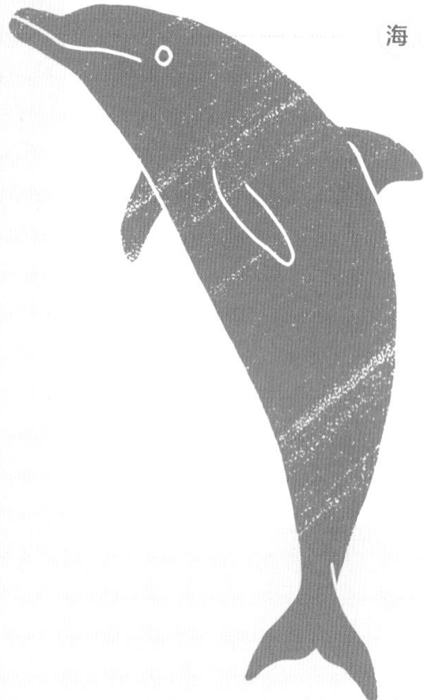

海豚型

海豚睡觉时只有一半大脑处于休息状态，另一半十分警觉，以此控制游泳、捕食等行为。这种状态和失眠症患者、多相睡眠者很相似——他们的大脑不容易放松，略带神经质，睡得很浅，睡眠驱动很低。他们常常醒来，感觉没什么精神，整天都比较困倦，反而在深夜会突然清醒过来，脑子里充满了各种想法。

- 醒得早，清晨就开始值班巡逻
- 勤劳、务实、乐观
- 成就卓越、正面互动、战略性强、关注健康

狮子型

处于食物链顶端的狮子喜欢在早上捕食猎物，和早起型人的作息类似，天性乐观有干劲，睡眠驱动中等。他们每天清晨都能精神抖擞地醒来，一直专注地工作到中午，并且在午间达到精力的顶峰。就像狮子喜欢在晨间捕猎一样，这一型人早上的胃口也很好。但从下午开始，他们的精力便逐渐衰退，到了晚间更是困得不行，很难享受夜生活的乐趣。

了解自己的睡眠类型

睡眠医生和心理医生经常会用“清晨型与夜晚型量表”（Morning and Evening Questionnaire，MEQ ）来评估不同人的睡眠类型，并将其分为 3 种：清晨型、夜晚型、中间型。形成不同睡眠类型的原因有很多，其中遗传因素是重要原因之一，比如极端的清晨型和夜晚型人不少都是遗传导致的。但基因不是唯一原因，人的睡眠节律（生物钟）是可以在一定范围内通过调整生活习惯做出改变的，例如很多习惯熬夜晚睡的人其实是后天个人原因造成的。这 3 种类型中，中间型的人数最多，他们的作息时间也成为我们制定上下班时间的依据。

德国慕尼黑大学的提尔·罗内伯格的科研小组在收集了 15 万余人的睡眠习惯数据后发现：尽管每个人的睡眠类型不尽相同，但为了和社会保持同步，很多人都出现了“社交时差”（Social Jet Lag），即他们会在休息日睡懒觉，工作日来临时又睡眠不足，每个星期都需要在工作日和休息日这两个“时区”中不停切换——一个遵从社会时间，一个遵从生物钟时间。

认识自己的睡眠类型是很有意义的，不但可以因此更清楚地了解自身的睡眠状况、生活习惯，也能从中找到更适合自己的作息表，以达到更好的睡眠和清醒状态。现在也有越来越多的公司、机构开始实行弹性工作制，这无疑能够让人们在个人生活和工作间找到更好的平衡。

不过关于睡眠类型的划分目前还没有一个完全统一的标准，来自美国的睡眠医学专家迈克尔·布劳斯在《四型生理时钟》一书中就把睡眠类型分为 4 种，并形象地比喻成了 4 种动物：狮子、海豚、熊、狼。他认为仅仅用睡觉时间来判断睡眠情况是远远不够的，不同性格的人的睡眠需求和睡眠状态也不尽相同。

当然，睡眠类型的划分并不是泾渭分明的，年龄增长、生活习惯变化等原因都可能使得睡眠类型发生改变。同时，不同类型之间也可能出现重叠、转化，比如一个总是晚上拖着不睡的熊型人可能会是个“半狼人”；而狼型人也可能因为晚睡晚起导致社交时差严重，从而出现睡眠问题，向海豚型转变。

想知道自己的睡眠类型是哪种动物？扫描旁边的二维码，做做迈克尔·布劳斯设计的生理时钟类型测试（BTQ）吧。

布劳斯还针对每种生理时钟类型制作了不同的“理想的一天”时间表，感兴趣的话可以扫描二维码查看。

本文四型生理时钟理论及相关测试等内容参考文献：

布劳斯．四型生理时钟 [M]. 郑咏滟，译．长沙：湖南文艺出版社，2017.

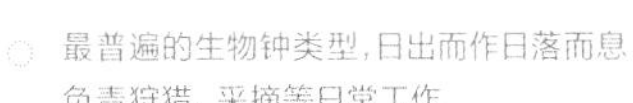

最普遍的生物钟类型，日出而作日落而息，负责狩猎、采摘等日常工作

谨慎、外向、友善

渴望幸福、安于现状、避免冲突、包容开放

熊 型

熊喜欢游荡在山林间，不紧不慢地觅食，睡眠一向不错。超过一半以上的人都属于这一型，白天正常活动，晚上自然犯困，喜欢玩乐，睡眠驱动高。从晌午到午后的这段时间，是熊型人最有干劲儿的时候，逐渐达到最清醒的状态。

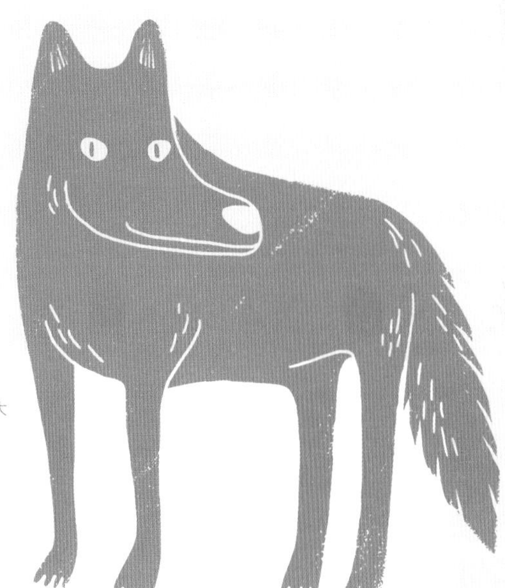

晚上有精神，负责在大家睡后值夜班

冲动、悲观、情绪化

创造力强、喜欢冒险、注重享受、感情强烈

狼 型

狼一般在夜晚狩猎，和喜好夜生活的人很像。狼型人一到晚上就来神儿，创造性强，性格外向，睡眠驱动中等。他们很难在早上 9 点前醒来，到了傍晚才是他们状态最好的时候。

这类型的人早起时通常胃口不好，但日落后就开始对食物变得贪婪，深夜时分也许还会来顿夜宵。高糖高热的食物对他们的吸引力尤其大，也因此狼型人身材普遍偏胖，也较容易患与肥胖相关的疾病。狼型人自身的生物钟往往和社会脱节，因为无法早起还经常背上“懒惰”的恶名。

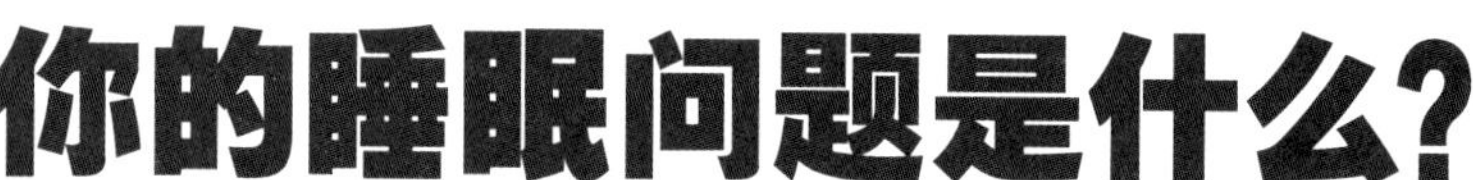

你的睡眠问题是什么？

撰文 张婧蕊 秦经纬　图片来源 视觉中国　插画 子丸喜四

失眠、打鼾、嗜睡、梦游……
出现这些症状，可能代表你已经患上了睡眠障碍。

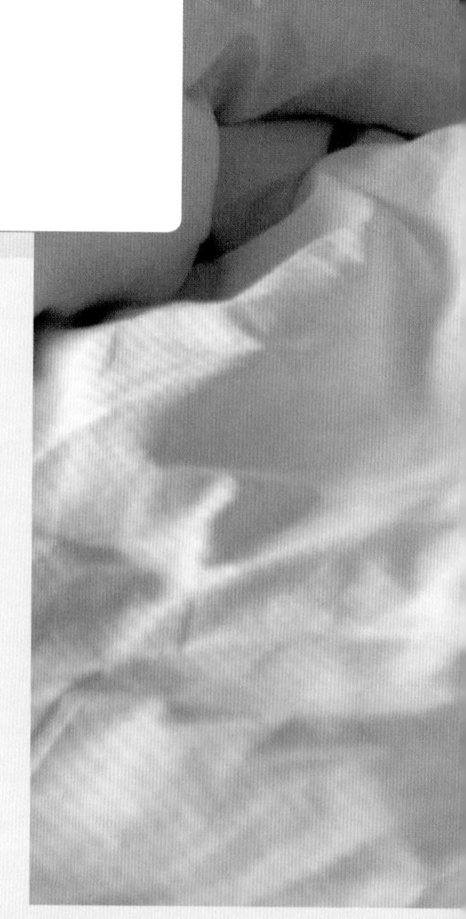

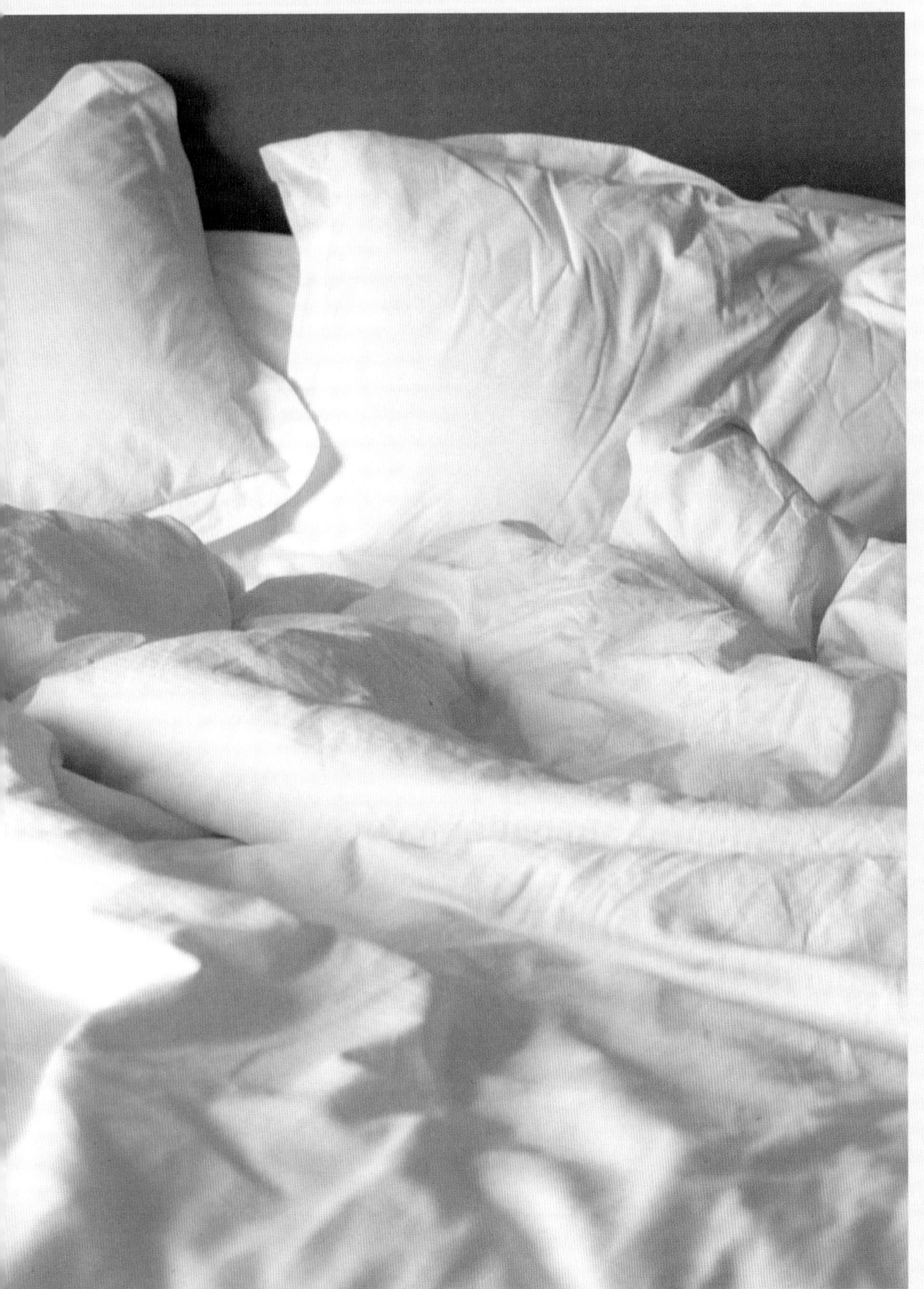

如果你:

· 每次入睡都需要很长时间;

· 睡眠途中很容易醒,睡眠质量不好;

· 白天有明显的困倦感;

……

那你可能患有:失眠。

失眠

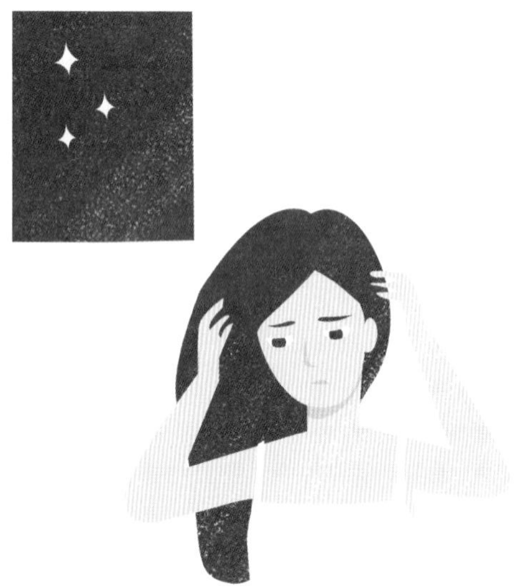

定义

尽管有充足的睡眠机会和环境,仍持续出现睡眠起始困难、比期望时间早醒、睡眠完整性被破坏或睡眠质量下降,并引起相关的日间功能损害。

分类

· 慢性失眠障碍

· 短期失眠障碍

· 其他失眠障碍

其中慢性失眠障碍和短期失眠障碍主要从持续时间上区分,慢性失眠障碍的判定需要患者的睡眠紊乱和相关日间症状出现每周至少 3 次,持续至少 3 个月。

其他失眠障碍是指不能满足其余两种失眠障碍的诊断标准,同时具备睡眠起始困难和睡眠维持困难的失眠障碍症状。

诱发因素

· 压力、应激源

例如亲人离世、离异、失业等生活事件。

· 环境因素

例如儿童与父母同房、数代人同住、他人到访等导致睡眠环境不佳。

· 人格因素

例如神经质、完美主义、过度关注健康等。

· 精神障碍(焦虑、抑郁等)、躯体疾病。

· 滥用、依赖酒精、咖啡因或其他兴奋剂、药物。

潜在危害

· 日间功能缺失

影响正常工作、生活。

· 导致精神障碍

诱发抑郁症、焦虑症、自杀风险增加、酒精和物质依赖、认知功能下降、老年痴呆等。

· 导致躯体疾病

诱发或加重心血管疾病、糖尿病、中风、高血压、感冒等。

高发人群

· 女性的发病率大于男性

· 老年人、青少年的发病率大于其他年龄段人群

· 曾有失眠发作的人群的新发病率大于普通人

· 有家族失眠障碍病史的人群发病率大于无家族史人群

治疗方法

· 心理治疗

综合的失眠认知行为治疗(CBT-I)。

· 药物治疗

· 物理治疗

包括光照治疗、重复经颅磁刺激、生物反馈技术、电疗法等。

· 中医治疗

包括中医辨证论治、针灸治疗、电针疗法等。

· 综合治疗

你失眠了吗?

下面的“失眠严重程度指数量表(ISI)”是目前临床上使用最广泛的失眠评估量表之一,可以帮助我们了解自己的失眠程度。

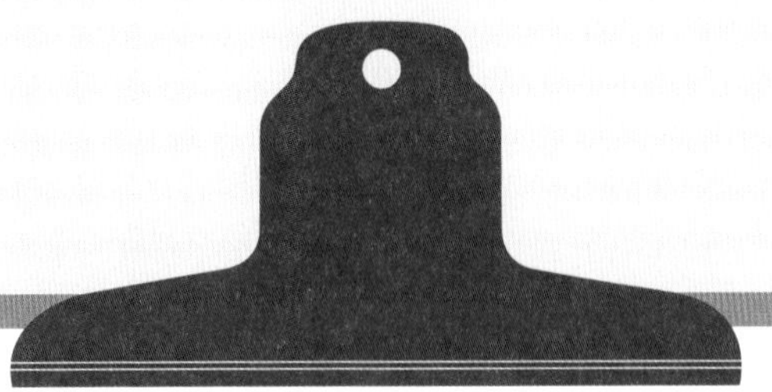

失眠严重程度指数量表

1. 你当前(或最近 2 周)入睡困难的严重程度是:
无(0) 轻度(1) 中度(2) 重度(3) 极度(4)

2. 你当前(或最近 2 周)维持睡眠困难的严重程度是:
无(0) 轻度(1) 中度(2) 重度(3) 极度(4)

3. 你当前(或最近 2 周)早醒的严重程度是:
无(0) 轻度(1) 中度(2) 重度(3) 极度(4)

4. 你对当前睡眠的满意度是:
很满意(0) 满意(1) 一般(2) 不满意(3) 很不满意(4)

5. 你认为你的睡眠问题多大程度上干扰了日间功能?
(如导致日间疲劳,影响处理工作和日常事务的能力、注意力、记忆力、情绪等)
没有干扰(0) 轻微(1) 有些(2) 较多(3) 很多干扰(4)

6. 与其他人相比,你的失眠问题对生活质量有多大程度的影响或损害?
没有(0) 一点(1) 有些(2) 较多(3) 很多(4)

7. 你对自己当前的睡眠问题有多大程度的焦虑和痛苦?
没有(0) 一点(1) 有些(2) 较多(3) 很多(4)

将每个问题答案后括号里的得分相加,0 ~ 7 分为无显著失眠,8 ~ 14 分为轻度失眠,15 ~ 21 分为中度失眠,22 ~ 28 分为重度失眠。

如果你：

· 打鼾；

· 睡眠期间反复因为憋气而觉醒；

· 即使卧床时间很长，白天仍感到困倦乏力；

……

那你可能患有：睡眠相关呼吸障碍。

睡眠相关呼吸障碍

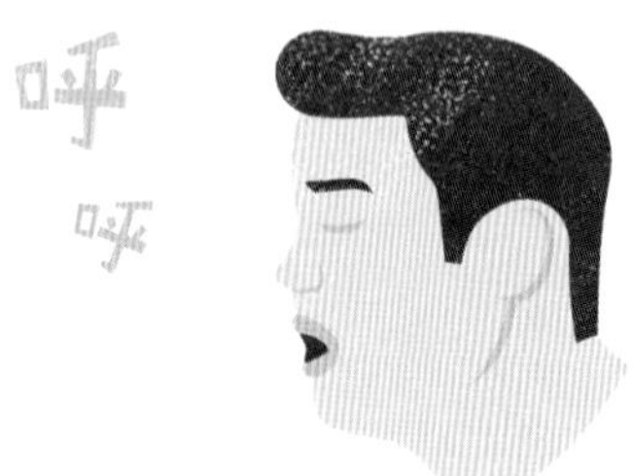

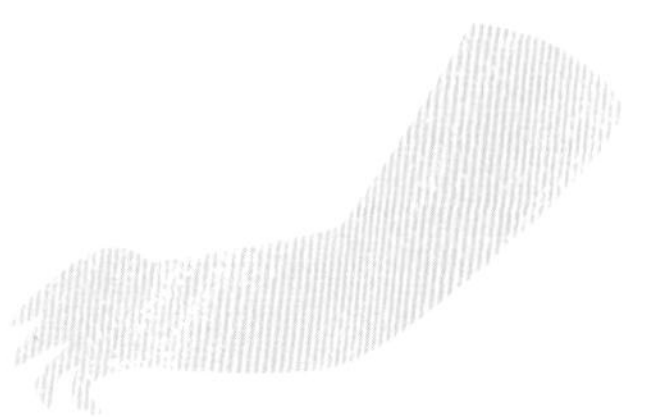

定义

· 以睡眠期间呼吸异常为特征的睡眠障碍

其中占比最多的就是阻塞性睡眠呼吸暂停综合征（OSA）。

· 阻塞性睡眠呼吸暂停综合征

诱发因素

· 肥胖

高达 60% 的中重度 OSA 是由于肥胖所致，肥胖程度越高，罹患 OSA 的风险也越高。

· 局部结构异常

如上下颚畸形、腺样体、扁桃体肿大。

潜在危害

· 睡眠质量下降

反复的呼吸暂停、血氧下降可能导致一夜出现几十次甚至几百次的微觉醒（这种微觉醒往往患者本人感觉不到），造成睡眠结构出现紊乱、睡眠片段化，睡得再久也不能完全恢复精力。

· 增加慢性疾病的患病概率

根据临床及流行病资料证实，OSA 是系统性高血压明确的独立危险因素；同时也是 2 型糖尿病、冠心病、脑卒中等慢性疾病发展的危险因素。

高发人群

可发生于各个年龄段

诊断方法

多导睡眠监测或睡眠中心外监测

治疗方法

· 外科手术

如悬雍垂腭咽成形术、颏前移术、硬腭部分截短术、鼻腔手术等。

· 佩戴呼吸机

又称持续正压通气治疗（CPAP 治疗），通过睡觉时佩戴呼吸机的面罩，将正压气流持续不断地送入气道，使原本闭塞的气道开放，保持通畅。

· 佩戴口腔矫治器

儿童阻塞性睡眠呼吸暂停综合征

诱发因素

腺样体、扁桃体肥大和肥胖是造成儿童 OSA 最常见的两个原因；除此之外有下小颌（也就是我们常说的下巴后缩）的小孩患儿童 OSA 的风险也很高，家长要提高警惕，及时干预矫正。

高发人群

18 岁以下儿童及青少年

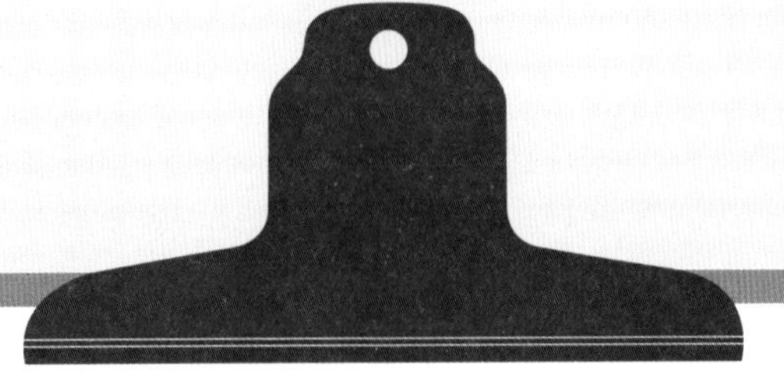

一分钟 OSA 自查小测试（STOP-Bang 量表）

1. 睡眠时打鼾吗？
2. 白天易感觉疲惫、困倦吗？
3. 是否在睡眠过程中被人发现有呼吸停止的现象？
4. 是否患高血压？
5. 体重指数（BMI）是否大于 35 千克 / 平方米？ 体重指数 = 体重（千克）/ 身高^2（米）
6. 年龄是否大于 50 岁？
7. 颈围是否大于 40 厘米？
8. 是否为男性？

以上每个问题的回答为“是”，则积 1 分。总分低于 3 分为患病低风险，高于 3 分为患病高风险，如果得分达到 5 ~ 8 分可能为中到重度 OSA。

应对 OSA 小贴士

· 控制体重

前面我们有提到肥胖是诱发 OSA 很重要的一个因素，所以减重就显得格外重要了。坚持运动、合理膳食，将体重控制在健康范围是预防和改善 OSA 非常重要的手段。

· 睡前禁酒

酒精会促使咽喉部的肌肉放松，这对于本来咽腔就容易闭塞的 OSA 患者来说更是雪上加霜。

· 调整睡姿

如果你留心观察会发现，人用仰卧的姿势睡觉时鼾声是最大的，因为仰卧睡觉时会增加腹部压力，限制肺部的呼吸，增加舌后坠阻塞气道的风险，使呼吸暂停的情况变得更严重。但如果把睡觉的姿势换成侧卧，就可以一定程度上缓解上述提到的情况。

· 口腔肌肉训练

鼻吸气，口呼气，呼气时鼓腮，然后慢慢吐气。每次 2 ~ 5 分钟，每天坚持 5 ~ 10 次可以有效地增强咽、颈部的肌肉力量。另外，有研究表明通过唱歌、吹奏乐器等方式也能很好地锻炼咽、颈部的肌肉。

和睡眠相关的呼吸障碍还有

中枢性睡眠呼吸暂停、睡眠相关肺泡低通气、睡眠相关低氧血症……

如果你：

· 睡觉时会不自觉地抖腿、踢腿；

· 磨牙；

……

那你可能患有：睡眠相关运动障碍。

睡眠相关运动障碍

定义

睡眠相关运动障碍的基本特征为相对简单、刻板的运动干扰睡眠或入睡。但不宁腿综合征是个例外，有部分患者可能会在睡眠中下地行走来减轻腿部不适。

分类

不宁腿综合征、周期性肢体运动障碍、睡眠相关磨牙症……

诱发因素

· 阳性家族史

· 遗传变异

· 药物或其他疾病影响

潜在危害

· 影响睡眠质量

· 对日间功能、身体造成损害

高发人群

不同的睡眠相关运动障碍，高发人群都有所不同。比如处于妊娠期的女性和慢性肾功能衰竭患者患不宁腿综合征的概率是普通人的 2 ~ 5 倍，而睡眠相关的磨牙症在儿童期间发病率最高（约 14% ~ 17%），之后随年龄增长而减少。

诊断方法

多导睡眠监测

如果你：

· 自身的作息时间与外界作息时间不能同步或者长期失调；

· 持续时间超过 3 个月，甚至出现失眠、嗜睡等情况；

· 并且对于这种状况痛苦不已；

……

那你可能患有：昼夜节律睡眠障碍。

昼夜节律睡眠障碍

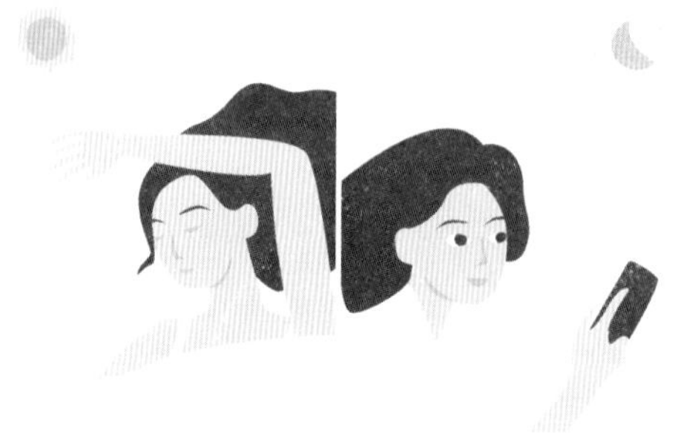

定义

由昼夜时间保持系统、昼夜节律引导机制改变，或者内源性昼夜节律与外部环境错位导致的疾病。

分类

睡眠－清醒时相延迟障碍、睡眠－清醒时相前移障碍、倒班工作障碍……

诱发因素

· 基因自带

· 不规律的作息时间

比如晚睡晚起、夜班、时差都可能会导致昼夜时相提前或者延迟

· 未明确的病毒感染

潜在危害

· 对日间功能、身体造成损害

这类患者的作息时间和大部分人是错开的。比如，一位昼夜节律睡眠障碍患者正常的作息可能是凌晨 4 点睡，中午 12 点起，但为了上学或工作只能强迫早上 8 点起床，每晚只能睡三四个小时。长期下去，对身心都是一种折磨。

高发人群

青少年以及年轻人

诊断方法

睡眠日记和体动记录仪

如果你：

· 每次入睡都需要很长时间；

· 睡眠途中很容易醒，睡眠质量不好；

· 白天有明显的困倦感；

……

那你可能患有：中枢嗜睡性疾病。

中枢嗜睡性疾病

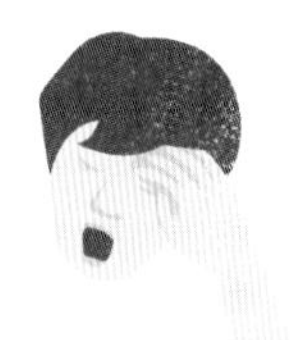

定义

在无夜间睡眠受扰或昼夜节律紊乱的前提下，以白天嗜睡为主诉的一类疾病。

分类

1 型发作性睡病、2 型发作性睡病、特发性过度睡眠、疾病引起的过度睡眠……

诱发因素

· 头颅受伤

· 长期睡眠剥夺

· 未明确的病毒感染潜在危害

· ……

潜在危害

· 白天过度嗜睡

这是最主要的症状，通常也是危害最大的症状。反复出现的困倦欲或入睡，会导致注意力不能集中，一整天都昏昏沉沉的。对学习、工作以及日常生活都会产生很大的影响。

· 睡眠发作

突然感到浑身无力，甚至猝倒（例如 1 型发作性睡病）。曾经也出现过在驾驶途中突发睡眠发作而酿成的交通事故。

高发人群

高发人群年龄呈现双峰分布，第一个高峰出现在青春期（15 岁左右）；第二个高峰期出现在 35 岁。

诊断方法

白天嗜睡的严重程度可以使用主观评价如爱泼沃斯嗜睡量表（Epwoth Sleepiness Scale）和客观检查多次小睡睡眠潜伏时间实验（Multiple Sleep Latency Test）来量化。

如果你：

· 梦游；

· 说梦话；

……

那你可能是：异态睡眠。

异态睡眠

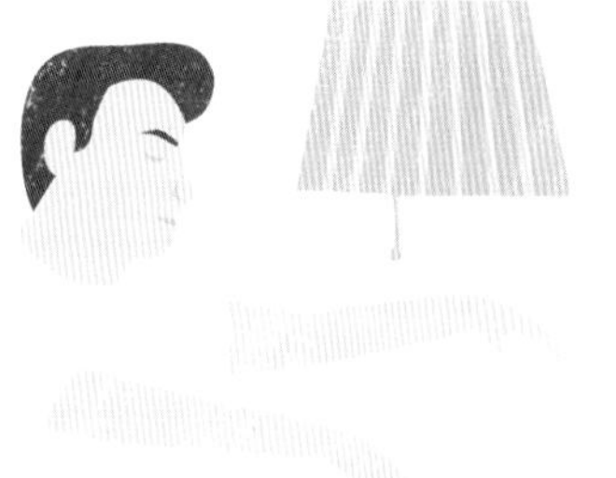

定义

包括睡眠相关的各种异常、复杂的身体活动、行为、情绪、感觉、梦境和自主神经系统活动。

分类

NREM（非快速眼球运动睡眠）相关异态睡眠、REM（快速眼球运动睡眠）相关异态睡眠……

诱发因素

· 睡眠剥夺

· 外界压力

· 有少量报道提到甲状腺功能亢进、偏头痛、头部创伤、脑炎、中风等疾病也可能成为潜在的诱发因素

潜在危害

偶发性的异态睡眠其实不需要过多担忧，但如果由此导致受伤、睡眠受扰，对精神状态和社会功能产生不良影响时，异态睡眠就属于临床睡眠疾病的范畴了，需要及时就医。

高发人群

儿童和 35 岁以下的成人

诊断方法

多导睡眠监测

不管是哪种睡眠障碍，出现问题及时就医才是关键！

为什么你舍不得去睡？

撰文 秦经纬
插画 子丸喜四

最后一秒型熬夜

即使最后期限迫在眉睫，仍然觉得可以再拖一会儿。

现在才晚上7点，8点开始工作应该来得及，先刷会儿男神的新剧！

妈呀怎么这么晚了！文案明天一早要交的啊！今天别睡了呜呜呜……

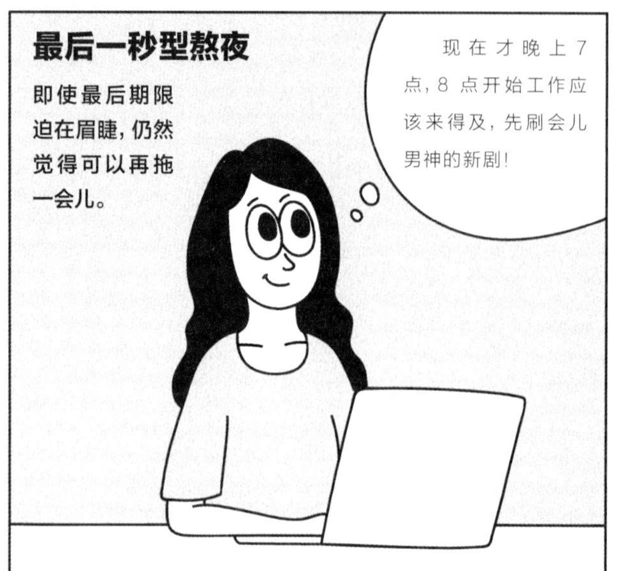

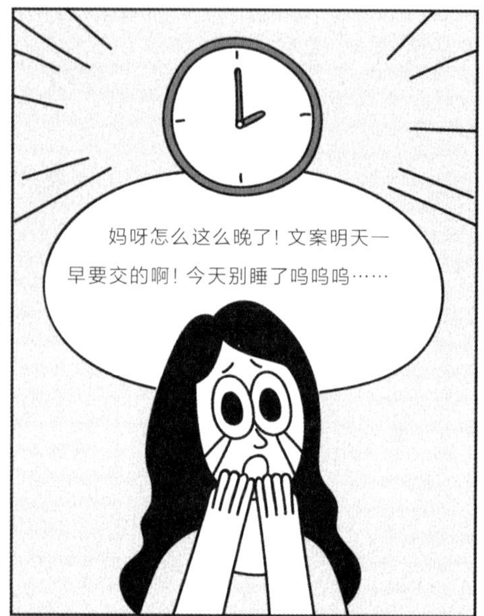

报复型熬夜

忙忙碌碌一整天，到了晚上就想让属于自己的时光尽量久一点，再久一点。

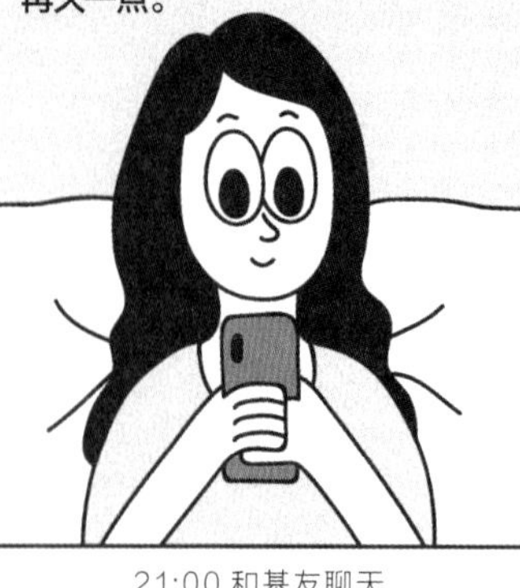

21:00 和基友聊天

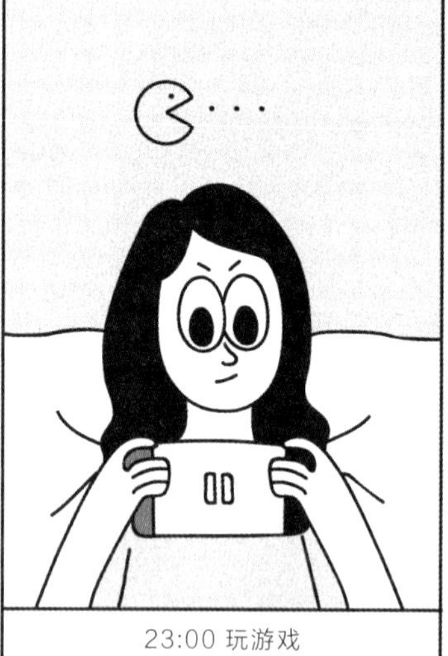

23:00 玩游戏

一整天都没有属于自己的娱乐时间，现在不玩痛快怎么对得起自己？

1:00 刷剧

奖励型熬夜

觉得自己白天的生活很充实，晚上要奖励自己尽情放纵。

最近的工作都完成得不错，老板还特地跑过来表扬我，今天不搭完这个城堡就不睡！就当犒劳自己了~

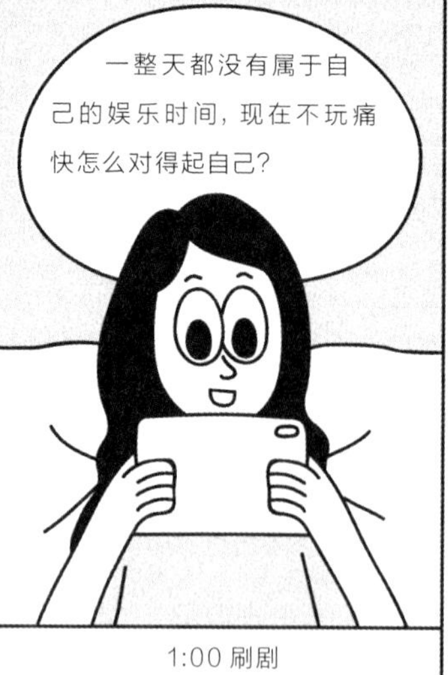

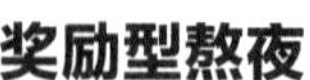

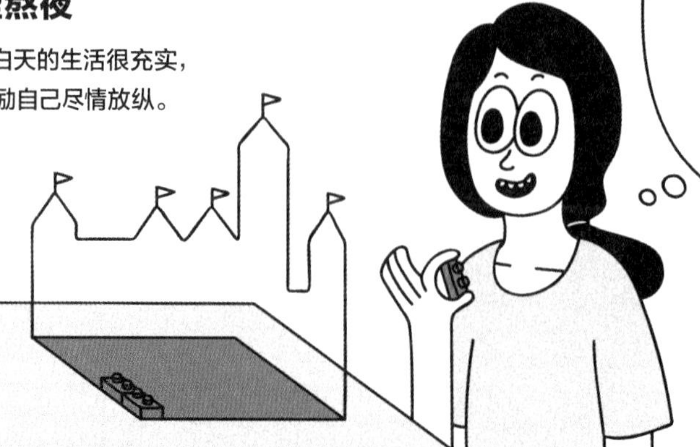

夜猫型熬夜

只要 TA 愿意，蹦一晚上迪也不是不可能，越夜越美丽。

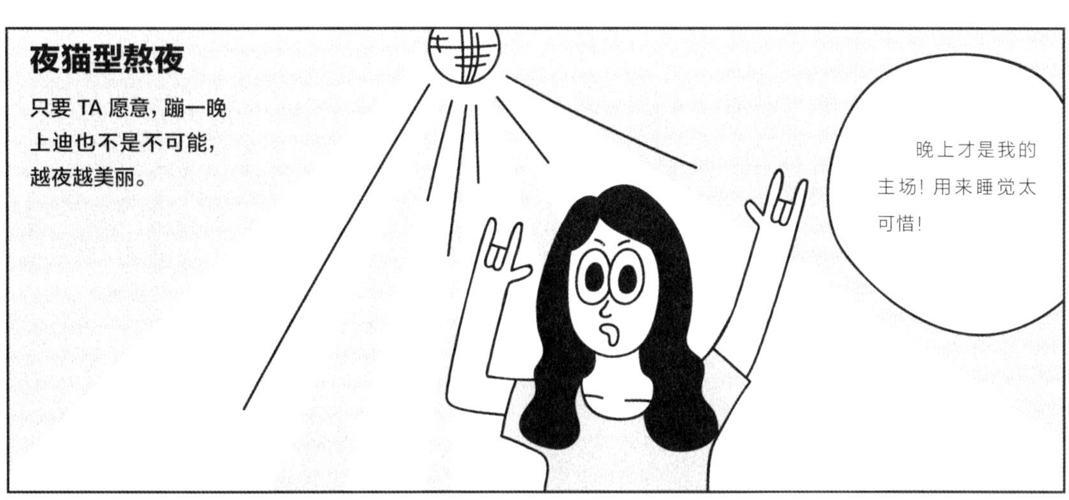

不着急型熬夜

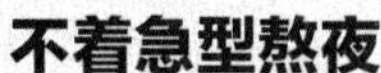

睡前要做的事总有无数件，偏偏每件事还都要做得慢条斯理、一丝不苟。

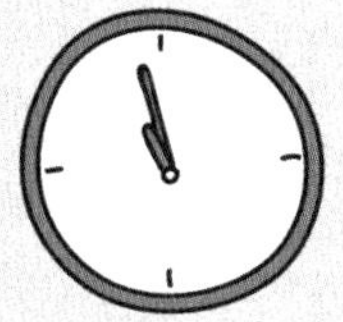
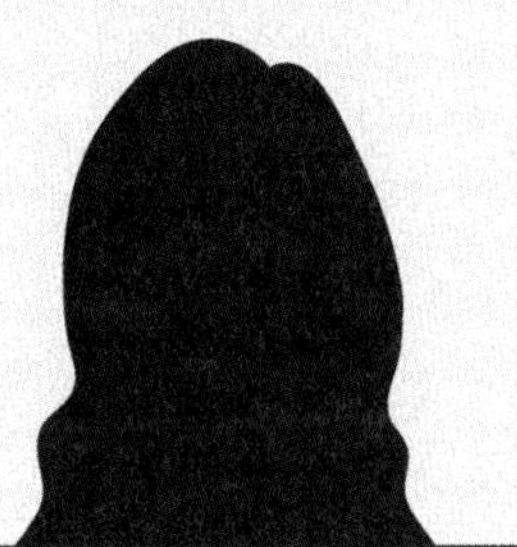

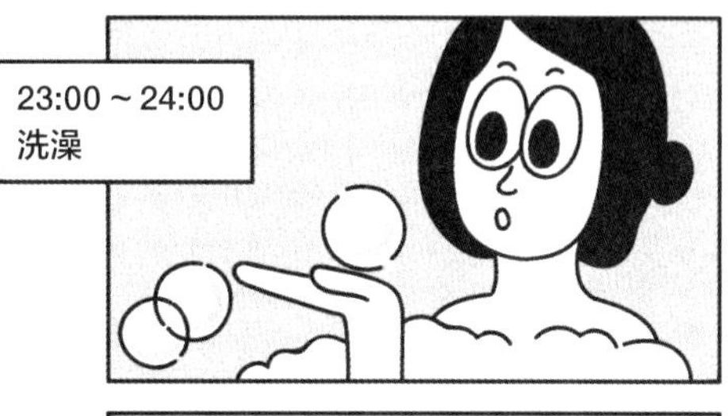

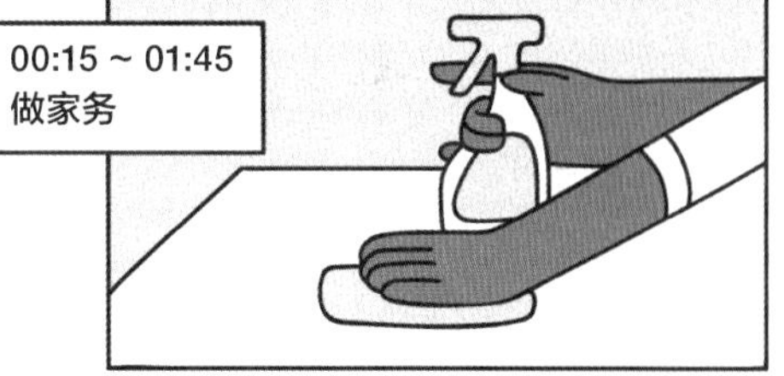

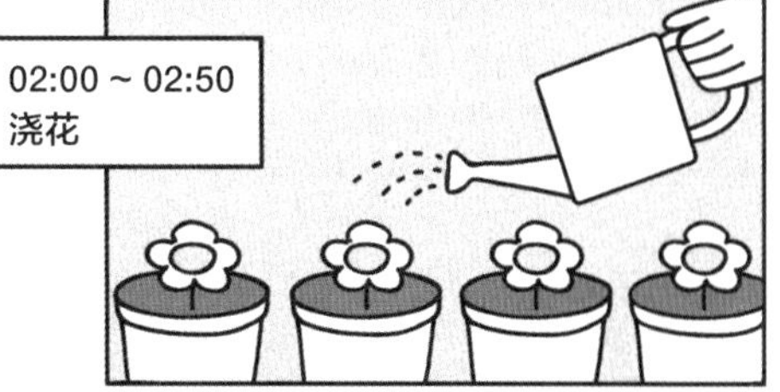

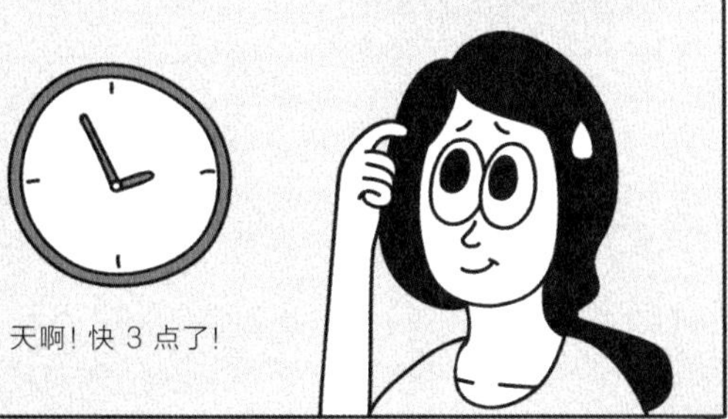

懒得动型熬夜

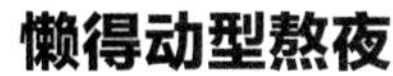

一旦找到了一个合适的姿势就会变成雕像，尿急都懒得去厕所。

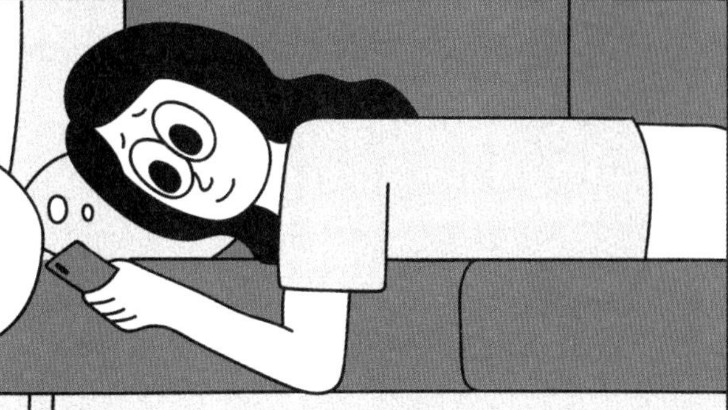

你为什么拖着不睡？

在编写这本书之前，我们曾通过清单公众号发布了一份关于睡眠习惯的调研问卷，在 1477 份有效问卷中，96% 的用户都表示自己有熬夜经历，其中“经常熬夜”的超过了一半。而在经常熬夜的人群中，只有 10% 的人是因为客观原因被动熬夜（例如需要上夜班），其余人都是主动熬夜，而且将近 1/3 的人还表示自己并不想熬夜，但一到了晚上就拖着不想睡。

这种“不想熬夜，但就是拖着不睡”的行为正是标准的“晚睡拖延”。这一概念由荷兰乌得勒支大学临床与健康心理学系的福劳尔·克鲁塞（Floor Kroese）于 2014 年提出，它指的是一种在没有客观因素的阻力下，不能按时上床睡觉的行为。而且有晚睡拖延的人，在其他事情上也容易拖延，它是拖延症的一种。

熬夜不好，但快乐？

通过大量研究后，克鲁塞发现自控力越差、责任心越低、精力越差、冲动性越高的人越容易拖延，其中，自控力是最关键的一个因素。从表现上来看，自控力不足导致的拖延也有两种：一种是无法停止有趣的活动，一种是无法开始做某事。前者是积极型的拖延，因为忙于做其他事而一拖再拖；后者是消极型拖延，由于没有足够动力去干另一件事，只愿保持现状不想被打扰而导致拖延。

由此来看，前面漫画中的“奖励型”“报复型”“夜猫型”熬夜都属于积极型拖延，而“不着急型”“最后一秒型”“懒得动型”熬夜都属于消极型拖延。

通常来说，拖延行为往往都是因为不想开始讨厌的任务产生的——越无聊、越讨厌的事情，越容易引发拖延。在晚睡拖延的原因中，最普遍的有两个：睡前准备和第二天的到来。

“我不是不想上床睡觉，但一想到还要洗漱就懒得动了”——有这种想法的人并不是不想睡觉，而是不愿做烦琐的睡前准备：洗澡、护肤、整理第二天需要用到的东西……但他们又觉得必须做完这些事才能上床睡觉，于是就这么一直拖到眼睛都睁不开才不得不起身，等到真正躺到床上时夜已经很深了。

皮尔斯·斯蒂尔（Piers Steel）在《拖延的本质》这篇文章中说到，我们更愿意从事短期内更愉快的任务，即使长期来看对自己有害；而对于即将到来的任务来说，任务本身越无趣，我们就会越拖延；同时，拖延行为会随任务量的减少而减少。睡前准备工作相比玩手机、刷剧而言，当然是无趣的，因此即使知道熬夜不好却很难停止。

还有一种睡前拖延的原因可能更普遍，那就是因为抗拒第二天的到来而不愿意睡觉。第二天意味着什么？可能是早早起床，然后遛狗、送孩子上学、开始一整天乏味又繁重的工作，总之，要进入一种时间很难受自己支配的、非自愿的忙碌状态。由于睡觉过程基本是不受自己控制的，“上床睡觉”就和“不愉快的任务”建立了关联，因此，相对而言自由愉快的睡前时间就变得更加宝贵，能多拖一会儿就能多享受一会儿。

我们不妨回忆一下旅行时的经历：在旅途中的夜晚，我们很少会故意拖着不睡。这是因为白天丰富的活动会让身体疲劳，使得睡眠需求增强，而且对第二天的期待，也让我们更想早点上床睡觉。除了那些对自己的工作极为热爱和满意的幸运儿之外，工作对于我们来说往往没有旅行那么有吸引力。

我们更愿意从事短期内更愉快的任务，
即使长期来看对自己有害。

从今天开始，与晚睡拖延症说再见

了解了晚睡拖延形成的原因后，如果你已经下定决心要做出改变，不妨试试下面这些方法。

1. 增加睡前准备工作的愉悦感

举例来说，与其把睡前工作当作不得不做的任务，不如将它变得有趣一些：例如准备明天要穿的衣服时多试几套搭配，拍下自己满意的穿搭，给自己一些正面的心理暗示——不论是自拍、发朋友圈，还是记录穿搭日记都是令人开心的。得体美观的穿着也能立刻收获到他人的称赞和自我满足感，这本身也是一种奖励，而及时的奖励是可以令拖延症减轻的。

2. 利用恐惧的力量

不论是短期目标还是长期计划，缺觉、熬夜都是阻碍你完成它们的巨大障碍，放不下手机、退不出游戏时想想这些，你就向自己的理想又迈进了一步。

3. 记住良好的感觉

你上次精神百倍、不熬夜是什么时候？当时的感觉是不是很好？反复回忆那种感觉，加强它的记忆，暗示自己还需要更多这种美好的状态，你会惊讶地发现，大脑真的可以接收到暗示，从而帮助你从拖延的泥潭里走出来。

4. 坚持运动、冥想和正念训练

这些行为可以让大脑的前额皮质的执行功能变得更好，增强自控力，从而让大脑更容易做出开始困难任务（例如不拖延）的决定。

“去他的”效应

心理学家彼得·赫尔曼曾经带领研究小组做了一个“去他的效应”实验：正在节食的被试者在吃了高热量食物后，会比不节食的被试者吃下更多东西——他们在进食量已经被迫超过自己每天的定量后，干脆放弃控制饮食，彻底放纵自我。

夜越深，晚睡拖延往往就会越严重也是一样的道理。如果因为某些客观原因错过了上床时间，反而会更不着急睡觉——既然已经比计划晚了好多，干脆一次熬个痛快，大不了明天早点上床——这正是典型的“去他的”效应心理在作祟。

晚睡拖延相比于其他拖延行为更容易产生“去他的”效应，这是因为自控力是需要消耗能量的，而睡前正是我们能量最低的时候，因此想要自我约束会比在精神状态好的时候困难许多。

熬夜熬掉的不只是睡眠，还有未来

研究者发现，喜欢拖延的人并不认为这样做好，但仍无法控制自己不拖延。据调查，在有拖延行为的人群中，94% 的人都认为拖延症给自己的生活带来了负面影响，对于晚睡拖延来说，这种影响可能更加深远，这是因为失去的睡眠是很难补回来的，而长期缺少高质量、充足的睡眠会直接影响到我们生活的方方面面以及身心健康。

我们往往会在自己有把握控制风险的事情上拖延，如果后果难以承担，它反而会变成一种“恐惧的力量”，敦促我们尽快完成，不敢再拖。那么熬夜的后果又是什么呢？在本书《理想的睡眠》一文中，详细阐述了睡眠的意义以及高质量睡眠的重要性，长期熬夜不但会让我们第二天昏昏沉沉、精神欠佳、反应迟钝，还有引发各种疾病（例如高血压、糖尿病等）、变老、发胖的风险。

熬夜也许会带来短暂的快乐，但为此要长期承受如此多的风险和危害，真的值得吗？这种拖着不去睡的生活，你还想过多久呢？

失去的睡眠是很难补回来的，

拖着不去睡的生活，你还想过多久？

5. 到家别坐下，先做无趣烦琐的事

比如将睡前收拾房间的工作提前做，下班到家时不要马上坐下——对于喜欢拖延的人来说，一旦坐下就很难起来了——而是开始做家务或整理。如果每天坚持的话，工作量也不大，一会儿就能干完，这样睡前任务清单中就少了一项，而拖延症也会随任务量减少而减少。

6. 缓一会儿再做

在无法停止熬夜、放不下手里正在做的某件事时，不要逼着自己停止，而是缓一下停几分钟，告诉自己暂停一下，如果还想做就接着做。比如在刷手机的过程中，放下它等一会儿，如果之后还想刷就继续，不想了就上床睡觉；也可以在暂停过程中干点别的，比如和宠物玩一会儿，或者把灯光调暗等。在短暂的中断后，很可能我们就不想再继续做之前的事了。

7. 尝试低碳水饮食

有研究指出，摄入过多高血糖指数的食物会让人更快乏困以及造成血糖不稳定，导致出现失控行为。

8. 做得再少也比不做要好

即使已经很晚了也别自我放弃，凌晨两点睡就比三点睡要早得多不是吗？一周哪怕只有一天按时上床了，也比越拖越晚强。

晚睡拖延不是一天形成的，所以想要解决也非一日之功，而且如果把它当作一件困难的任务，反而会加剧拖延行为，甚至干脆破罐破摔。不如不要给自己太大压力，比如以 15 分钟为一个目标，每天提前 15 分钟上床睡觉，即使中间偶尔做不到也没关系，以一周为单位（或更长的时间段）而不是一天来看，只要总趋势是越来越早的，就是好的。

所以，从今天开始，少熬一会儿夜吧！

如何改善你的睡眠？

/

放松又平静的大脑、
适宜的外部环境是
两个关键因素。

让自己放松下来

/

你需要转移你的注意力，
从大脑的思维
转向身体的感受，
关注当下。

营造舒适的睡眠环境

/

气味、声音、空气……
都会影响我们的睡眠。

也许你需要来点睡前仪式

/

睡前来点规定动作，
训练大脑进入"备眠"状态，
或许能帮你建立
规律作息。

床的秘密

/

床垫、床架、
被子、枕头、床品、
睡衣、娃娃
挑选指南。

改善睡眠，从白天入手

/

清醒和睡着
是一个整体的循环，
想睡好可能需要从睁眼
那一刻开始调整。

2

改善

IMPROVE

- 白天的饮食、运动、工作都会直接影响睡眠质量，而如果没有养成一个好的睡前习惯，也会让你白天的努力前功尽弃。想要在睡前让身心彻底放松下来，我们需要一个"放空"的大脑——既平静又放松，而如何放下压力、焦虑，对很多人来说需要刻意练习。

如何改善你的睡眠?

撰文 秦经纬

下午 2 点，刚吃过一顿丰盛午餐的你坐在会议室里。今天讨论的内容对你来说不那么重要，所以你开始走神了，目光虽然还落在面前的笔记本上，大脑却开始渐渐放空。而发言者单调的声音、从空调里吹出的阵阵凉风都让你的眼皮越来越沉，眼看着就要睡着了……

即使晚上睡不好的人，也可能曾经有过类似上面的经历，而睡好觉的秘诀，也正隐藏其中。

放松又平静的大脑、适宜的外部环境是决定我们能否更顺利、迅速入睡的两个关键因素，这也是为什么很多人会在凉爽的空调房中开会时，特别是会议内容特别单调无趣的情况下犯困的主要原因。

遵循这个思路，我们将在这部分中和你聊聊改善睡眠环境和放松身心的具体方法。

首先，如果想要在晚上睡个好觉，白天的行为至关重要。这是因为饮食、运动、工作都会直接影响到你的睡眠质量。同时，如果没有养成一个好的睡前习惯，也会让你白天的努力前功尽弃。

要在睡前让身心彻底放松，我们需要一个“放空”的大脑——既平静又放松，做好进入休息状态的准备。而压力、焦虑正是导致不少人无法关闭大脑“开关”的元凶，希望你看过这部分内容后，也可以通过书中的方法直面它们、放下它们、让它们得到舒缓。

英超曼联的御用运动睡眠教练尼克·利特尔黑尔斯（Nick Littlehales），曾经担任英国睡眠协会会长和斯林百兰（欧洲最大的舒眠集团）的营销总监，也是第一个将睡眠修复室引进曼联训练基地的人。尼克认为人们也应该在自己家中打造一个睡眠修复室——或者说，将卧室看作一个只和睡眠建立联系的身心修复室。

既然睡眠占据了生命中 1/3 的时长，也就意味着我们一生中要有 1/3 的时间在这个“睡眠修复室”中度过，因此，如何选择放置其中的家具日用品就变得至关重要。什么样的床品、床垫更好睡？睡觉时穿什么、抱什么、枕什么更舒服？你都可以在接下来的内容中找到答案。

同时，一些平时我们经常会忽视的因素，包括卧室里的光线、声音、温湿度等，其实对睡眠都有着不同程度的影响，对它们加以改善会有立竿见影的功效。

当然，如果你的睡眠问题一直得不到解决，及时就医是更明智的选择。不过对很多人来说，不到万不得已还是不会选择去看医生。尝试“偏方”，或者选购一些助眠用品是更普遍的做法。在这些人们能搜索到的方法、市面上能买到的东西中，一部分是有效的，但很多人并没有用对，比如褪黑素类产品；另一部分是没用的，甚至是有害的，因此我们也将这些鸡肋助眠方法和商品做了一次盘点，帮你合理避坑。

最后，衷心希望这部分内容能真正让你睡得更快、更好、更舒服。

让自己放松下来

撰文 Tinco　图片来源 视觉中国　插画 Judy

对忙碌而紧张的都市人而言，如何让自己放松下来，成了一种需要习得的技能。“我的身体明明很累，可大脑为什么就是不让我睡？”看完这篇文章，或许你能理解背后的原因，并且学会让自己放松下来的方法，心平气和，远离失眠。

很多心理咨询师在面对有失眠困扰的来访者时，都会听到类似这样的表述："我也不知道我为什么睡不着。"而咨询的过程，就是帮助来访者觉知感受源头的过程，毕竟"睡不着"只是一种症状，找到背后的原因，问题才有可能迎刃而解。

其实，除了有明确呼吸障碍的患者以外，大部分人的"睡不着"，都跟心理因素有关。当你发现自己总是难以入睡又说不出具体原因时，往往是对某种压力的无意识，无意识在心理学领域也可以被理解为潜意识。心理学家弗洛伊德开创的精神分析学派在心理治疗中，最重要的一个目标就是"把潜意识变成意识"。实现这个过程并不容易，他的学生荣格甚至这样断言：你所不知道的潜意识，就是你的命运。而当你可以面对它、觉知它、接纳它时，你的失眠或许就已经好了一大半。

对压力无意识，让你身心俱疲

压力是反应，而不是刺激。
潜在的压力源并不一定产生压力，
而如何感知当下以及如何应对刺激，
才决定你会感受到多大的压力。

越是逃避自己的紧张和压力，
就越难以感受到内心的情绪和声音。

当我们说"压力好大"的时候，到底在说什么？你可能首先会想到，压力大概就是做不完的工作、还不起的房贷、减不下去的体重……但为什么同样的事情，有的人能安之若素，有的人却心急火燎呢？

汉斯·塞莱博士在 60 多年前，首次定义了压力在生理学中的概念。他认为，压力是反应，而不是刺激。也就是说，做不完的工作、还不起的房贷、减不下去的体重……这些是可能引发压力的刺激（塞莱称之为"压力源"），但你对这些刺激的反应，才是压力。

打个比方，"30 岁还没有结婚"描述的是一个客观事实。有的人会觉得这并不说明什么，一个人也能过得充实和满足，所以这个事实对其就不是压力。但有的人或许会觉得，这可能意味着自己要变成"剩女""剩男"了、越晚就越没有人要了、如果不结婚别人可能会

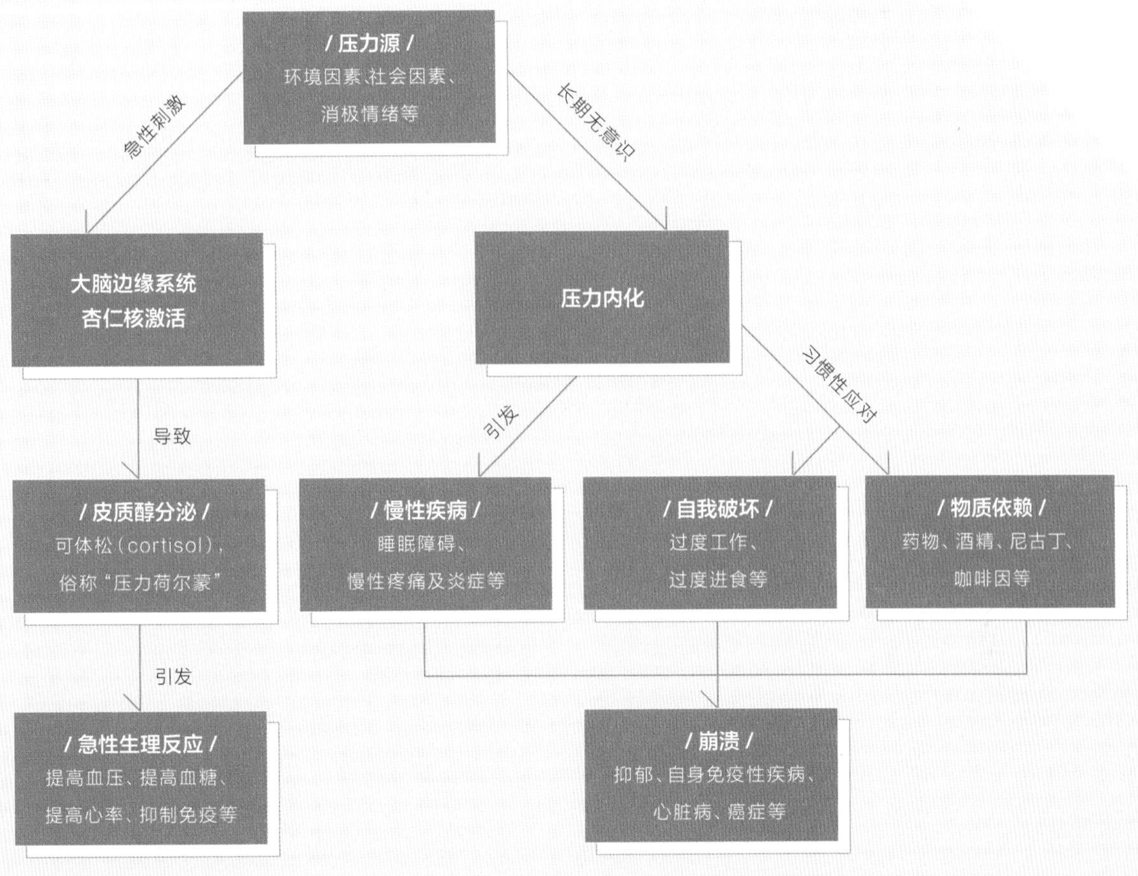

压力内化对身心健康的影响

觉得自己很异类……其实这些想法都是个体对这个客观事实的反应，让自己感到了压力。而当认知被改变，压力感可能就也不存在了。

仅仅是一个逻辑上的辨析，就可能刷新了压力之于你的意义：潜在的压力源并不一定产生压力，而如何感知当下以及如何应对刺激，才决定你会感受到多大的压力。当对压力无意识时，机体会做出的习惯性自动反应是逃避、压制和防御，在内心深处内化压力。最终，压力会封闭我们体验内心宁静的能力，使人持续处在一种"高度警觉"的状态中，无法放松下来。

比如，有些人会无休无止地埋头工作，用忙碌来填满自己的生活时间，甚至忙到睡前的最后一刻，大脑依然活跃地思考着工作的细节。这背后无意识的部分，可能是内心深处不愿意面对生活的其他方面，以及对自己健康的忽视。越是逃避自己的紧张和压力，就越难以感受到内心的情绪和声音。最终这种无休无止的工作模式变成了自动的习惯反应，长此以往就会引发健康危机和心理崩溃。

这里要强调的是，压力绝不仅仅是一种心理活动，越来越多的科学研究表明它会对神经系统、免疫系统造成影响，带来疾病风险。

我们必须接受，压力是每个人的生活中极其自然的一部分。你越是无视它、对抗它，它对你造成的伤害可能就越大。要想让自己能够放松下来，首先需要学习的就是对压力从无意识到有意识。哪怕只是觉知和抱持了压力，不做任何其他应对，此刻你的状态就已经开始改变。

进入当下，从呼吸开始

当我们试图从压力中挣脱出来时，不断地告诉自己“不要有压力、不要有压力、不要有压力”，或许是最徒劳的做法。心理学家们曾经做过一个有趣的实验，让来访者“不要想柠檬”——不要去想它鲜嫩的黄色，不要去想它酸酸的汁水，不要去想它凹凸有致的表皮……天哪，大脑做不到啊！这简直是解释南辕北辙最生动的案例了。

那应该怎么办呢？事实上，你可能需要转移你的注意力，从大脑的思维转向身体的感受，从判断、分析、回忆、思考转向关注当下。埃克哈特·托利在他的著作《当下的力量》中，把这种状态称为“临在”（Presence）——“通过向当下臣服，我们才能找到力量的源泉，发现平和与宁静的入口。在那里，我们便放下焦虑和压力，获得内在的智慧和真正的喜悦。”当我们停止思维，不再回忆过去也不再担心未来时，我们就离自己的身体和感受更近了一步，也离平和而宁静的内心更近了一步。

而关注当下最直接的方法，就是觉知你的呼吸。当你的呼吸短浅、急促时，你可能正处在焦虑和压力之中；而当你无意识地屏住呼吸时，可能受到了突然的刺激和惊吓；同样的，当你能平稳而均匀地呼吸时，通常也是心平气和的。瑜伽大师斯瓦米·拉玛就说：“呼吸是身体和心灵之间的桥梁。”它几乎无时无刻不在反映着你的精神状态。

深沉的呼吸本身就有镇静的作用，可以让精神趋于平静。看到这里，你不妨跟随下面的文字提示，来尝试做一个呼吸练习，感受一下身体最自然的呼吸模式——横膈膜呼吸。

首先，找到一个稳定的身姿，让头颈和躯干保持一条直线。如果脊柱弯曲，会限制横膈膜的运动。你可以坐着，这样更容易让你保持清醒；也可以平躺着，这样能够更明显地感受到腹部的起伏。

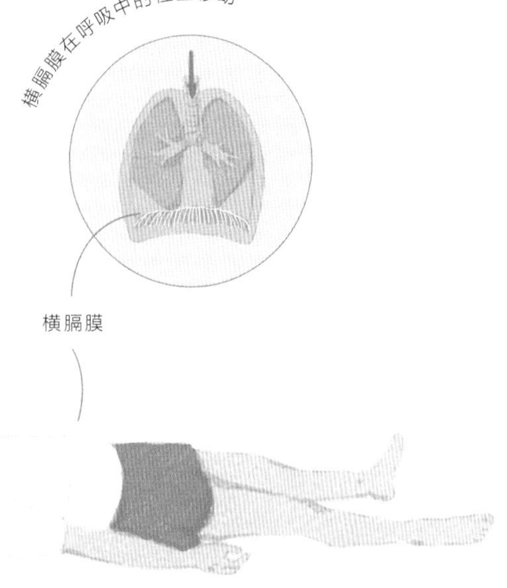

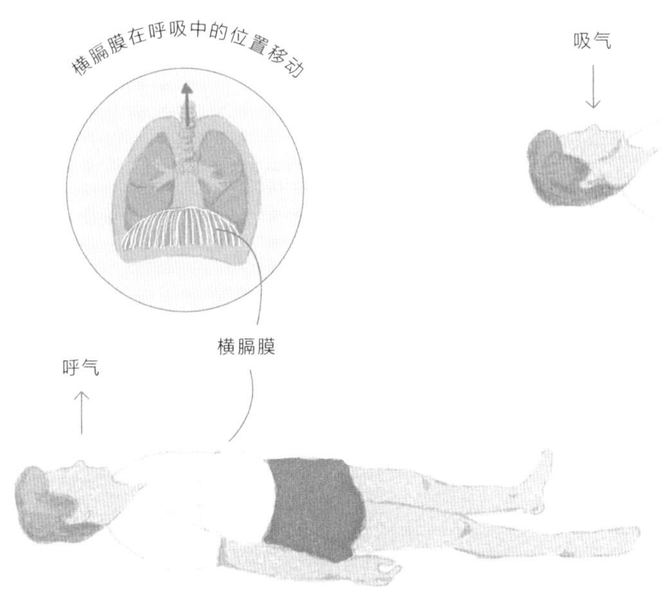

通过鼻孔，而不是嘴，安静地吸入和呼出空气。吸入时腹部充分扩张，呼气时尽可能清空肺部。如果你的呼吸非常短促，很可能说明呼吸得不够充分和完整，只呼吸到了胸腔的位置。

不断地观察和觉知气息在你体内是如何流动的，呼气与吸气的时间是否接近等长，整个过程是不是均匀、顺畅、没有停顿，呼与吸、吸与呼中间有没有无意识地憋气，你能不能平稳地控制它的节奏……

以上训练内容参考斯瓦米·拉玛的《冥想》

此时此刻，你有没有感受到仅仅是片刻的呼吸练习，身体就已经变得比之前更放松了一些？瑜伽科学的奠基者帕坦伽利曾这样阐释：“我们可以通过呼吸技巧的练习，使大脑获得安静与协调。第二步就是对呼吸的觉知，它能使意念专注、愉悦。气息自由、平稳地在鼻孔中流动会使精神达到一种愉悦、平静的状态。”

呼吸就是这样一股强大而神奇的力量，它能帮助我们重建和身体的联结，全然地进入当下。其实，从出生的那一刻起，我们就无时无刻不在呼吸，但很少如此专注、投入地去觉知呼吸。想让身心找到专注而放松的状态，在睡前让大脑从紧张中解脱出来，试试去觉知你的呼吸吧。

对呼吸的觉知，

能使意念专注、愉悦。

科学研究最多的冥想：正念

正念的意思是：

每时每刻里的、非评判性的觉知。

不要试图反应或改变，

只需要保持清醒和觉察。

正念冥想（Mindfulness Meditation）是佛学中培育觉知的方法，麻省理工学院分子生物学博士乔恩·卡巴金（Jon Kabat-Zinn）受它的启发，在40年前创办了正念减压课程。他结合大量的临床案例，用去宗教化的语言，让更多人体验到了这种可以运用到日常生活中的冥想方式。

如果简单来讲的话，正念的意思是：每时每刻里的、非评判性的觉知。它是一种关于如何使用和安放注意力的方法。不需要借助外力，只需要自己练习就可以。卡巴金博士说，练习正念就好比我们健身时锻炼肌肉一样，练习得越多，你就会变得越强健，也更加柔韧和富有弹性。

卡巴金博士的正念门诊自1979年创立以来，已经有两万多人参与了相关的临床研究，全球有720多个以正念为模型的课程，它已经成为医学、精神病学和心理学领域备受关注的研究课题。在科学和医学文献方面，从1982年的第一篇研究报道，到2018年，累计已有近5000篇，甚至还有一本叫《正念》的科学期刊。在美国主流的商界、创业公司和互联网圈，正念已经颇为流行，谷歌公司就有一门为员工设计的正念冥想课程，叫"搜寻内在自我"。

回到正念的定义，理解"每时每刻""非评判性"和"觉知"这三个词的含义，或许你就已经找到了和压力相处的方法：

"每时每刻"的意思是全然在当下，我们身心所体验到的一切；

抱着"非评判性"的态度去觉察当下，不是我们的大脑不能有评判，而是我们不能被评判牵着鼻子走，不要试图反应或改变，只需要保持清醒和觉察；

"觉知"意味着一种有意的关注，把注意力导向某一个对象或者目标，它可以是你身体的疼痛、内心的感受、脑海中的某一个念头等。

卡巴金博士在《多舛的生命》里写过自己是如何应对睡眠困难的："先是在床上翻来覆去、心烦意乱，直到意识到我真的睡不着，这时候我可以做的是正念冥想，去仔细地观察究竟是什么这么迫切和搅扰，让我远离平和的睡眠。或取而代之，平躺在床上练习身体扫描。有时候，冥想半小时可以让思维平静下来，就可

仅仅依靠抱持住觉知中所发生的一切，

你已经改变了整个情境的基调。

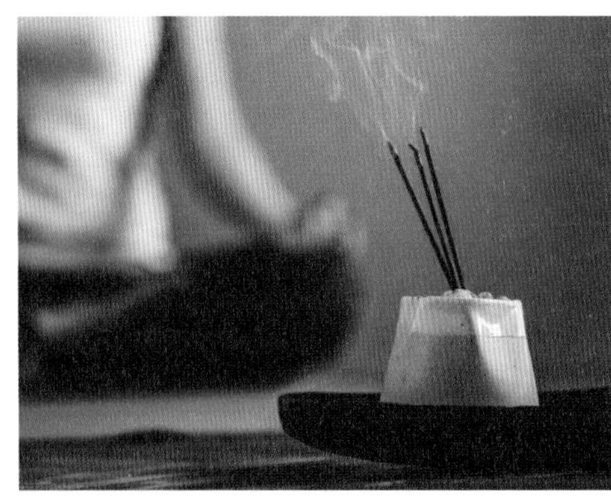

以重新回去睡觉。而有的时候，它会引领我去做一些其他的事情，例如做计划、读书、听音乐、散步、出去兜风，或者只是接纳事实，用觉知拥抱它们而不需要对它们做任何事情。”

用这种方式对待失眠，需要你认识并接受这个事实：不管你是否喜欢，你已然醒了，强迫自己赶紧睡着也无济于事，那为什么不干脆彻底觉醒？仅仅依靠抱持住觉知中所发生的一切，你已经改变了整个情境的基调。卡巴金说：“当我不再尝试回到床上睡觉时，脑子会立马松弛下来，代之以集中精力尽可能多地利用这一珍贵礼物，把这份特别的时光作为对自己的馈赠。”

仅仅是不带评判地去觉察各种现象和念头，接纳它们已然发生在自己的身上，就已经更少地被不适、疼痛和情绪所控制，我们可以更清晰地看清事情的全貌。正念的运用也早已延伸到了对抑郁症的防治、孕妇的分娩、青少年行为研究等领域。国内也已经有越来越多医生和治疗师把正念运用到睡眠障碍的治疗中。例如，北京大学第六医院睡眠医学中心主任孙伟医生就把正念和认知行为疗法相结合，用“不吃药”的方式帮助许多患者摆脱了失眠的困扰。

如果想更多地了解正念，可以去阅读乔恩·卡巴金的《多舛的生命》、马克·威廉姆斯等的《穿越抑郁的正念之道》、卡巴金夫妇的《正念父母心》等相关书籍。而真正的练习是生活本身，正如《瓦尔登湖》的作者梭罗所说的：“去影响每一个日子的品质，那就是最高的艺术。”

最普及的解压运动：瑜伽

当提到能让人解压、放松的运动时，瑜伽是许多人首先会想到的运动，它在全球范围内受到欢迎。现在更有许多细分的流派，例如流瑜伽、哈达瑜伽、阴瑜伽、艾扬格瑜伽等，着重体式、康复、力量等不同需求的训练。

但如果把瑜伽仅仅理解为一种运动，或许就是对它最大的误解。瑜伽科学的奠基者帕坦伽利在《瑜伽经》里，将瑜伽修行归纳为“瑜伽八支”，其中坐姿（āsana，也有翻译为“体式”）只是其中的一支。如果追根溯源来看，它可以被理解为一套探究世界和人心本质的修行方法。

外支

瑜伽学习者可以练习的部分

/ 制感 /

pratyāhāra

控制感官，从向外关注转到向内关注

/ 调息 /

prāṇāyāma

控制和延长呼吸

/ 坐姿 /

āsana

舒适且能长久保持的身姿

/ 遵行 /

niyama

改善内心的环境

/ 自制 /

yama

遵守外在的行为规范

①

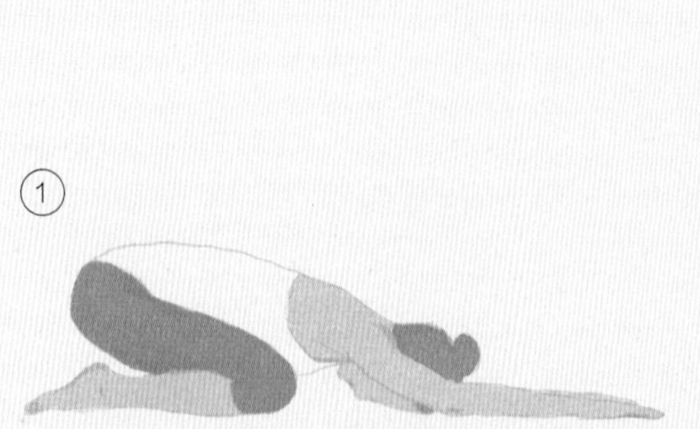

动作要点：跪坐在脚后跟上，大脚趾并拢，双膝与髋同款，吸气；躯干向前折叠，呼气，胸部落于膝盖上，额头置于瑜伽垫上；向前伸展手臂，放置于头顶部。

注意：中心完全放在双腿上，充分延展你的脊柱。

②

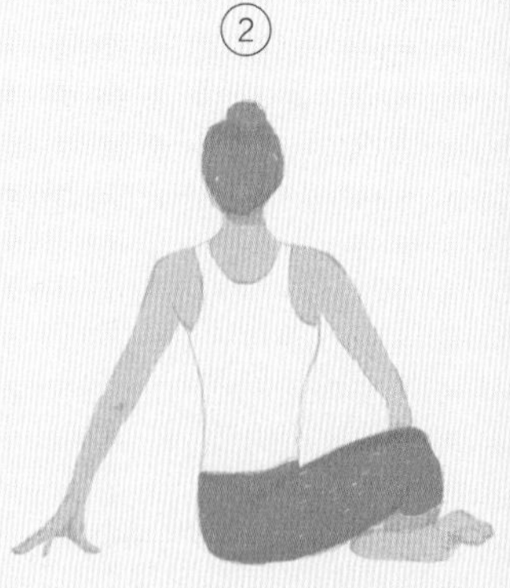

动作要点：简易盘腿坐；吸气，双手抬高，掌心相对；呼气，向左侧扭转，同时双手下落，右手扶住左侧膝盖，左手轻轻撑地；吸气，还原，两手抬高，掌心相对，再做另一侧扭转。

注意：下半身保持盘腿坐，不要随躯干的转动而转动。

/ 专注 /
dhāranā
意识集中在一点

/ 沉思 /
dhyāna
意识长久地集中，
不受外界干扰

/ 入定 /
samādhi
意识进入空灵，
体悟生命的最高智慧

内支
学习者练习后
可以产生的结果

瑜伽八式

当然，即便不那么深究瑜伽背后的哲学，仅仅是练习瑜伽的体式、呼吸和冥想，就已经会对身心有极大的益处。有科学研究表明，通过核磁共振扫描技术发现，练习瑜伽可以增加大脑海马体和前额叶的灰质体积，以及增加大脑的褶皱，也就是说你的专注力、情绪控制力和自我感知力都会变得更强。而且运动本身也会促进大脑分泌内啡肽，它有镇静、止痛、调解心血管功能的效果，会让你感觉更幸福。

下面几个动作都非常适合在睡前做，每个动作保持 3~5 个呼吸，几分钟时间就可以让身体更加放松、让大脑感到平静。

③

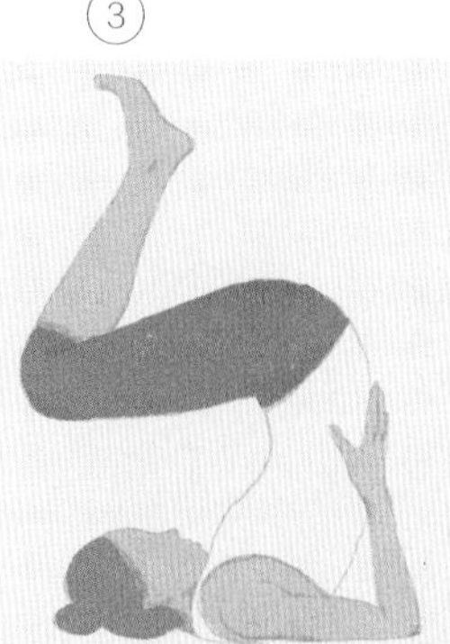

动作要点：屈膝，双手轻轻扶住臀部的后侧方，呼气，然后做向后翻滚；向后翻滚至大腿与地面近乎平行，小腿和大腿之间呈 45° 夹角；用手轻轻扶住腰的后侧方，保持平衡。

注意：不要靠身体的惯性做翻滚，学会用腹肌和背部的力量来控制。

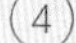

④

动作要领：平躺，双臂伸直，掌心朝上，自然放在身体的两侧；双腿自然分开，双腿和双脚可以微微外旋；自然均匀地呼吸，可以有意识地进行身体扫描，放松身体的每个部位以及大脑。

注意：完全放松，肌肉不要有任何形式的紧张（可能还没等你扫描完身体的每个部位，就已经睡着了）。

以上训练内容参考 Keep App 动作讲解

学会和自己相处
重获一夜好眠

撰文 / 图片提供 Ingrid　编辑 舒卓

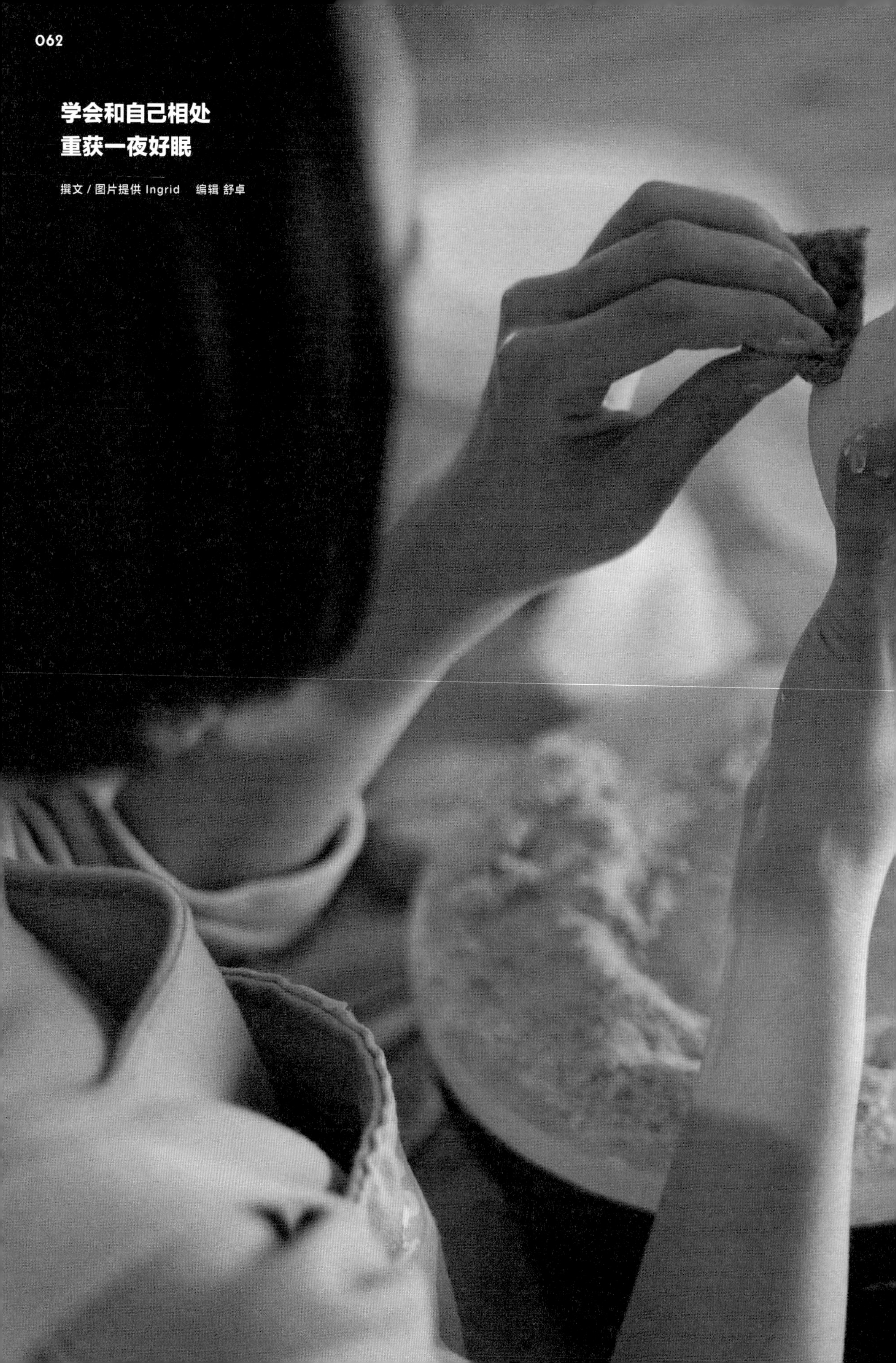

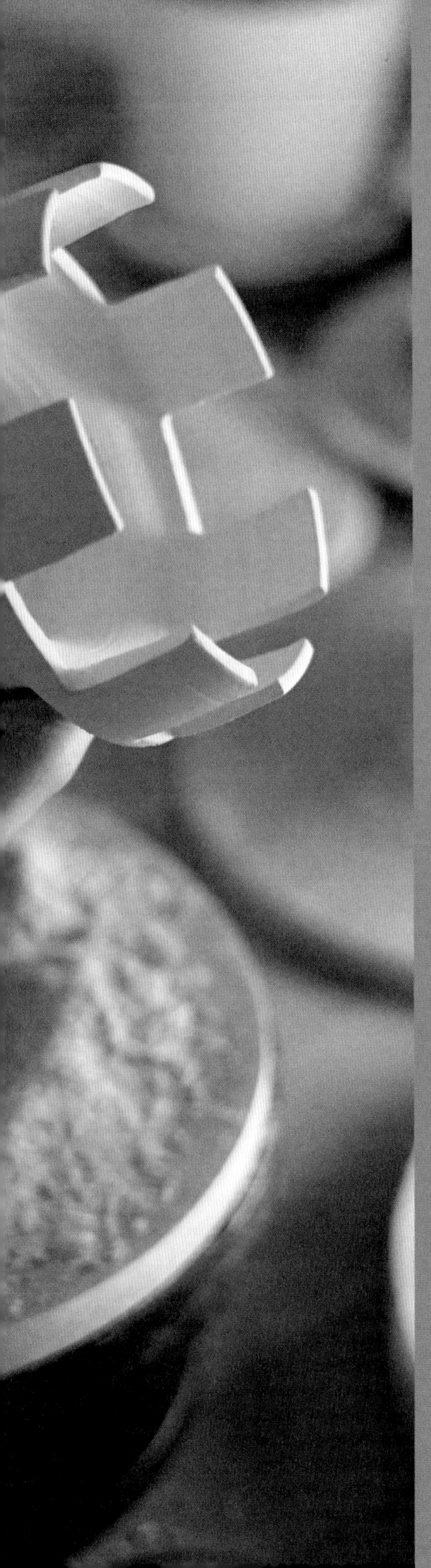

在我的故事之前，我要先讲讲我的“失眠”领路人，她是我遇到过失眠最严重的人——我的第一任老板。她在一个国际出版集团身居高位，拥有令许多人羡慕的事业和地位。每日都光鲜亮丽，她是同事口中的人生赢家，她在市中心最高级的写字楼里和头等舱中俯瞰着我们的城市，同时也享受着常人所不及的优越生活。但在不为人知的深夜，严重的失眠伴随她将近 20 年，后期安眠药对她也不起作用了。她遍寻名医，尝试过各种偏方、精油、中药、按摩……甚至在枕边放洋葱这种土法子也尝试过，都无法让她安睡 。

她对生活也非常自律，烟酒不沾，经常运动来保持自己的精神状态，大小会议从不迟到，一贯自信优雅。可她在美好的职场形象下却一直承受着失眠带来的身体问题：肠胃脆弱、腰椎劳损、皮肤常常敏感发红，即使每天忙碌到精疲力尽也还是彻夜睡不着觉。最爱奢侈品的她曾无奈地开玩笑说：“我愿用所有名包和漂亮衣服交换一夜好觉！”

可是生活偏偏不能如愿，似乎每个人身边都有不少这样因为过得“太好”反而睡不着觉的人，让自己看起来“精致而完美”是不是消耗了太多精力，让我们的身体失去了放松的本能？我虽然算不上重度失眠，但同样需要这些问题的答案。“看上去很美”的生活，实则藏起了脆弱和无助，单靠物质已经无法填满我们的内心，压力与精神匮乏带来的诸多问题会随时间浮出水面。

刚工作那会儿，我还不能理解为什么老板每天都这么累了还会失眠。工作上我紧随这位“完美”老板，学了做事的本事，但也“学”来了失眠的烦恼。后来我也开始躺在床上辗转反侧，难以入睡，不再是那个快乐就笑、感动就哭、没有隔夜愁的自己了——我失眠了。

在物欲横流的职场环境中我做不到独善其身，也困于对生活的不满。我曾一度认为是自己不够优秀、不够努力。于是我加倍努力，为了做到别人眼中的优秀，还申请了国外的常春藤名校，辞了职出国深造，以为这样就能达到我想要的高度。可是回国后，我发现这些所谓的提升并没有让我感觉更踏实、更快乐，反而加重了我对生活的焦虑和不安。我又再度陷入了新一轮恶性循环——尤其是夜深人静时身边那个人一沾枕头就开始酣睡，留下我一个独自面对黑夜思考人生。有段时间我甚至有点恐惧上床睡觉这件事了，躺在床上一直叹气，越叹越觉得心绪不宁，周围有任何动静都觉得很吵，于是半夜不停地起床去洗手间，无法平静放松地睡去。这种状况持续了大半年，睡觉这件原本意味着舒适休息的事情，却成了我生活中的一大障碍。

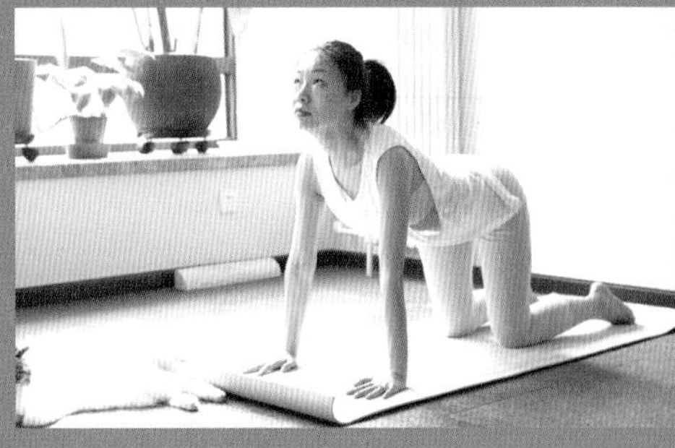

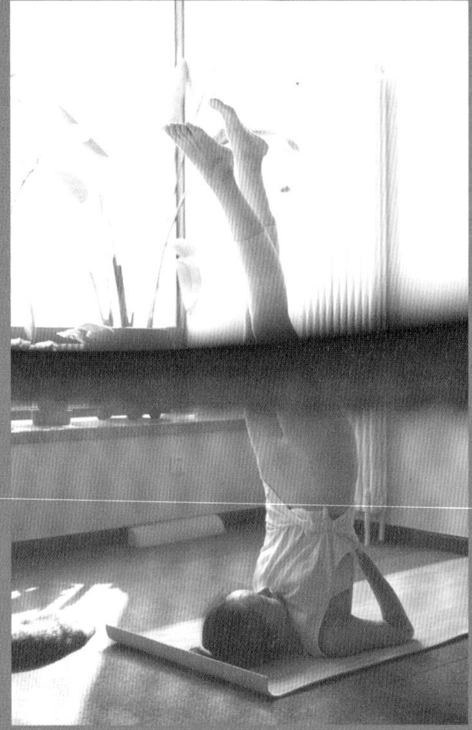

投入在瑜伽中让我更好地感受当下

原来不正确的呼吸

不仅影响睡眠，

甚至会改变面部和骨骼结构，

用心呼吸，使我第一次感受到

关注自我与内在的强大力量。

也许问题从来都不出在表面，而出在我们的心里。于是我决定重新思考什么是真正有质量的生活，而不是活在别人的眼光和期待中。

我开始尝试做手工刺绣、陶艺和烘焙，好好做顿饭、认真读本书、去户外爬山露营，假期和远方的朋友见面聊聊天……这些看似没什么用的事，却在一定程度上缓解了我的焦虑感，也让我能够卸下伪善的面具，与人真诚地交流，回归到简单真实的生活中。心理状态的改善起始于更有觉知地去面对生活中的难题，而不是通过逃避、压抑或用更多的物质来短暂麻痹自己。

也许是机缘巧合，也许是我的心理状态有所调整之后更容易发现身边能够给自己带来帮助的人和事，我遇到了扭转我睡眠状态的运动——瑜伽。去年搬家后，想通过运动改善体力，可附近的健身中心人满为患，于是就在小区内的瑜伽工作室尝试了一节私教课。起初，我对瑜伽并不抱什么期待，因为以前在健身房中上过的瑜伽大课效果都不好，不但感受不到给身体带来的好处，甚至觉得无聊。但这次遇到的这位瑜伽私教，从第一句问候开始，就让我觉得很舒服很放松，她的声音温柔徐缓，身体娇小步态轻盈稳健，让人毫无压迫感。身为猫奴的我一下找到了熟悉的安全感——感觉这位老师就像能够治愈烦恼的猫咪。我想这也许是瑜伽带给她的气质，这给我爱上瑜伽开了个好头。

首先她让我躺下，保持顺畅的鼻吸鼻呼，然后开始给我揉肚子，因为只有把腹部的筋膜都揉开，气息才可以继续向下走。这时候她把手用力按压在我的胸口，避免我用胸腔呼吸；我尝试深长地吸气，有意识地降低胸骨，让气息通过腰腹两侧，到达骶骨，然后再缓慢地呼出。这个过程重复 10 多分钟之后，才开始进入体式的练习。

瑜伽给了我一个深入观察自己身体的机会，我发现自己的胸骨异常地突出，而且因为长期的焦虑和失眠，我的呼吸变得十分短促，常常会有一种喘不过气来的憋闷感。原来不正确的呼吸不仅影响睡眠，甚至会改变面部和骨骼结构，用心呼吸，使我第一次感受到关注自我与内在的强大力量。通过控制呼吸，可以有效地降低心率和血压，使压抑和焦虑感也随之缓解。每一次用心专注地练习，即使是简单的几个动作也会大量出汗，让身体感到轻松。

药物或心理咨询师的帮助或许能起到短期作用，但只有“自救”是最根本的办法。瑜伽馆里有一位学员尽管是资深的儿童心理咨询师，可是她自身却有较重的失眠问题，甚至很难有体力给自己的孩子念完一本故事书。后来她每天都坚持一小时的瑜伽练习，体力和睡眠都有了明显的改观。身体自主地探索放松的感觉，并非借助外界的力量被动接受，达到的效果是更持久和显著的。

经过长期的瑜伽学习，我不仅大大改善了睡眠问题，更通过一次次的练习，感受到身体深层次的放松和内心的平静。原来我一直忽略了与自我的对话，在这个浮躁的、信息过剩的社会中生存，向内的探索往往比向外的求取更有意义。

虽然瑜伽对身体的改善是逐步而缓慢的，需要通过长期坚持才能看出效果，但是它能起到其他运动难以取代的作用。看似效率低的事情，也许才是真正有益身心健康的，只是我们需要更多的耐心善待自己。通过瑜伽，我也真正理解到“享受疼痛”这句话的含义——不仅在训练的时候让身体适当承受压力和痛感，获得耐力与专注力；更是让自己的精神去适应这种疼痛与忍耐之后油然而生的踏实和满足。慢慢地，我可以顺利入睡了。

近几年来，我最大的“成就”可能就是重获婴儿般的睡眠。其实生活依旧不轻松，我只是逐渐学会了和自己的身体好好相处，找寻到了自我放松的方式，学会了心灵层面的“断舍离”。

和猫咪安静地待着，享受阳光，享受瑜伽，是我日常必备的“娱乐”项目

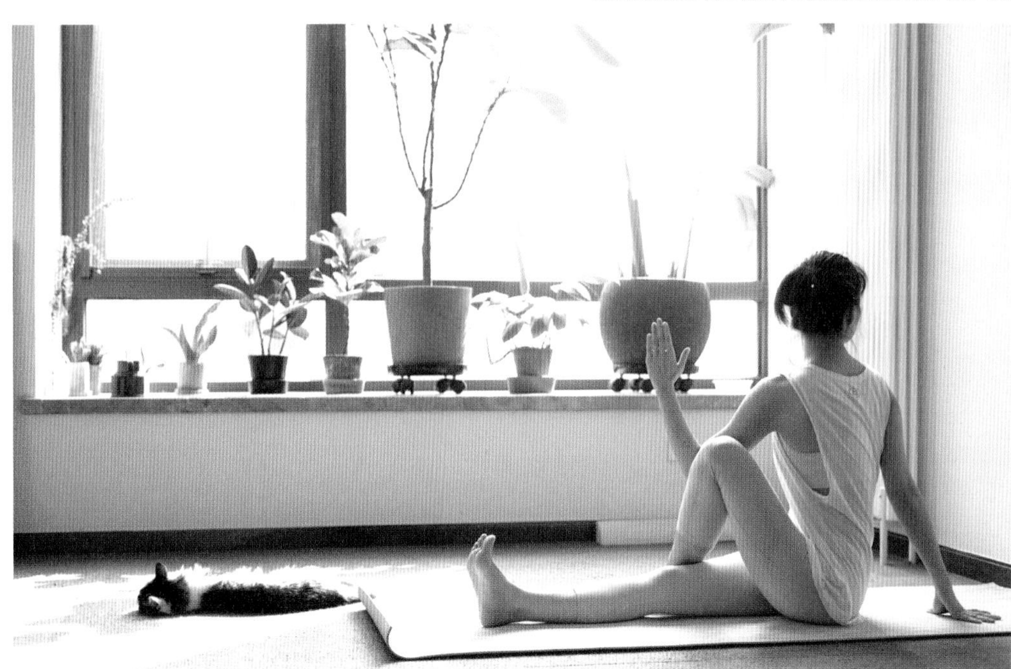

营造舒适的睡眠环境

撰文 高龙　图片来源 视觉中国　插画 Judy

如何在不借助药物的情况下改善自己的睡眠？也许在尝试各种知名疗法之前，你可以先试着改变一下自己的睡眠环境。

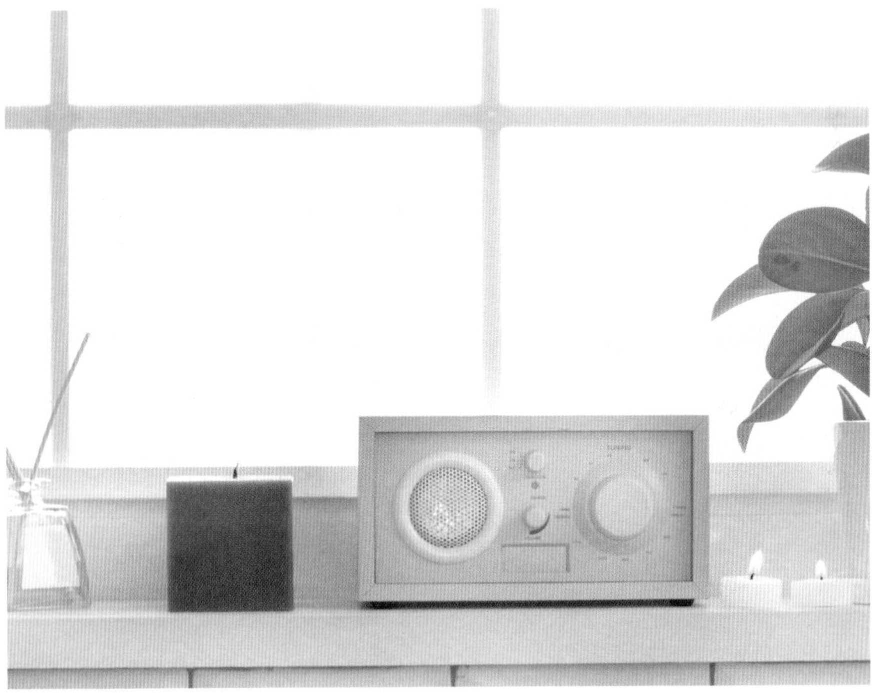

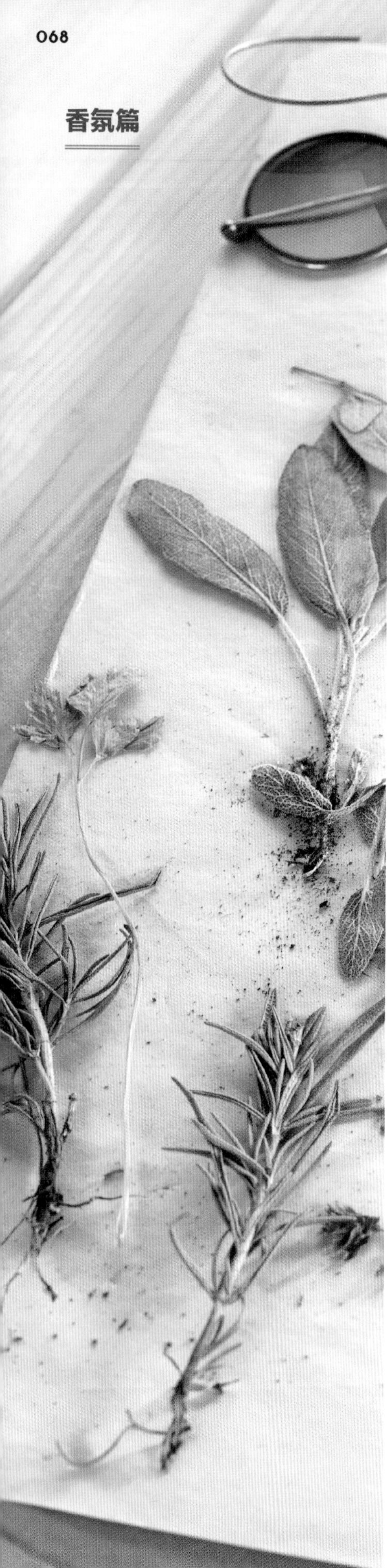

香氛篇

气味是如何影响睡眠的？

虽然目前生物学界对于嗅觉机制还没有统一的说法，但一个观点却得到了所有主流理论的一致肯定：嗅觉系统与负责情绪和记忆的大脑边缘系统高度重合。也就是说，气味就是通过影响我们的情绪和记忆来影响睡眠的。

德国海德堡大学曼海姆医学院的研究人员发现，睡眠环境的气味会影响人们梦的情感色彩。睡在有香味的环境中，可以获得积极的梦的体验，而睡在有臭味的环境中会使人做噩梦。美国西北大学也有类似的研究结果，并且指出香甜的气味可以增加快速眼动睡眠和深度睡眠的时间。

如何通过气味改善我们的睡眠？

说到通过气味改善睡眠，很多人首先想到的就是蜡烛香薰。事实上，蜡烛香薰属于空间香氛产品的一种，通过使用香氛产品来改善睡眠又属于整个芳香疗法的一部分。

所谓芳香疗法，简单来说，就是利用天然植物精油的不同特性来调整身体状况。天然植物精油不仅分子小，而且挥发性高，可通过鼻腔黏膜中的嗅细胞将嗅觉信号传导至大脑嗅区，再通过大脑边缘系统调节情绪以及身体的生理功能，进而起到安抚情绪和促进睡眠的效果。从工作原理来说，包括蜡烛香薰在内的所有室内香氛产品都属于广义上的芳香疗法。

空间香氛产品

常用的空间香氛产品主要为藤条香薰和蜡烛香薰两种。

藤条香薰

优势

（1）可以通过增减藤条的数量来控制香气扩散的快慢；
（2）香薰液用完后还可更换；
（3）寿命相对较长，500ml 通常可使用 3~6 个月。

注意事项

（1）香气会逐渐变淡，需要定期翻转或更换藤条；
（2）因为香薰液中会额外添加化学溶剂以方便挥发，所以尽量购买知名品牌，确保香薰液的高品质和安全性。

蜡烛香薰

优势

（1）摇曳的烛光带来温暖的意象和浪漫的氛围，仪式感更强；
（2）相比无火香薰，燃烧让蜡烛的扩香更均匀。

注意事项

（1）燃烧时间最好超过 1 小时，以防蜡烛中间出现凹陷，但不要超过 4 小时，以防出现黑烟；
（2）每次熄灭后，建议将烛芯修剪至 1 厘米，以防下次点燃时出现黑烟，同时盖好杯盖，以防落灰；

（3）因为蜡烛燃烧会消耗氧气，所以并不建议在卧室使用；如果喜欢睡前使用，需要确保卧室通风。

两者各有利弊，但综合扩香、寿命、便捷度和安全性，最适合在卧室内助眠使用的还是藤条香薰。相比之下，蜡烛香薰更适合偶尔使用，结合香气和蜡烛本身的仪式感，达到舒缓心情和排解压力的目的。另外，香薰机因为兼具加湿功能也有着不少受众，不过考虑到可能存在的运行噪音和易生水垢等弊端，并不推荐夜晚助眠使用。

香气类型的选择

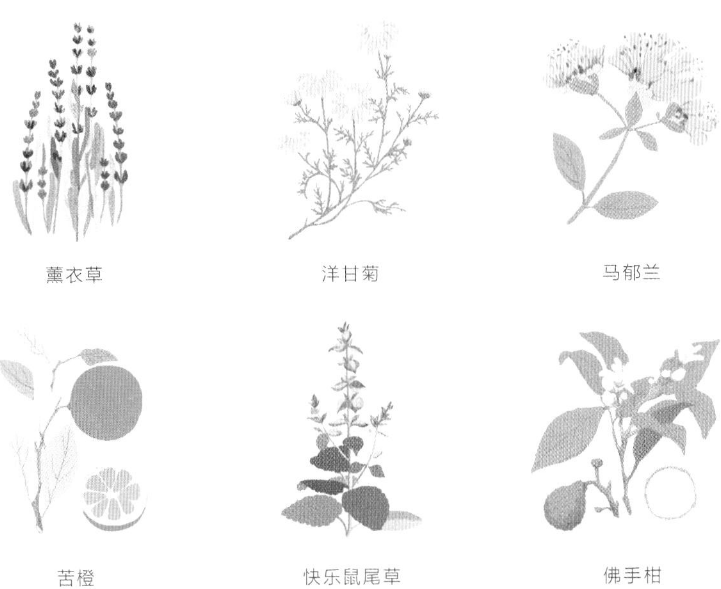

空间香氛产品推荐

香水实验室（Le Labo）
苦橙 21 香薰蜡烛

来自纽约的小众香水品牌 Le Labo，以手工香水和家用香氛闻名遐迩。品牌坚持使用高品质的原料，同时十分注重环保，不仅所用原料 100% 可生物降解，而且产品包装均全部来自可回收的矿泉水和饮料瓶。

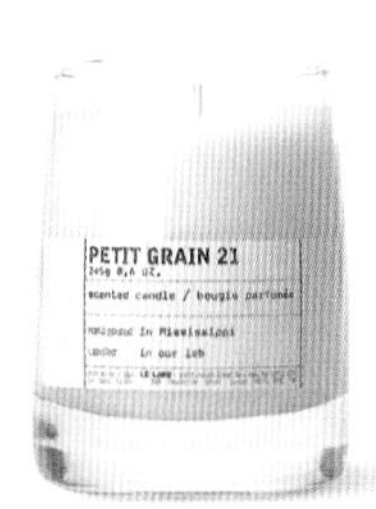

菅泽圭太（Apotheke Fragrance）
薰衣草洋甘菊 无火香薰

来自日本的香薰品牌 Apotheke Fragrance，Apotheke 德文的意思是“药房”，寓意“好闻的味道”就像提供良药的药房一样，可以给使用者的精神世界带来治愈。品牌使用日本有机豆油制作蜡烛，由创始人菅泽圭太亲手调制，香气更符合亚洲人的审美。

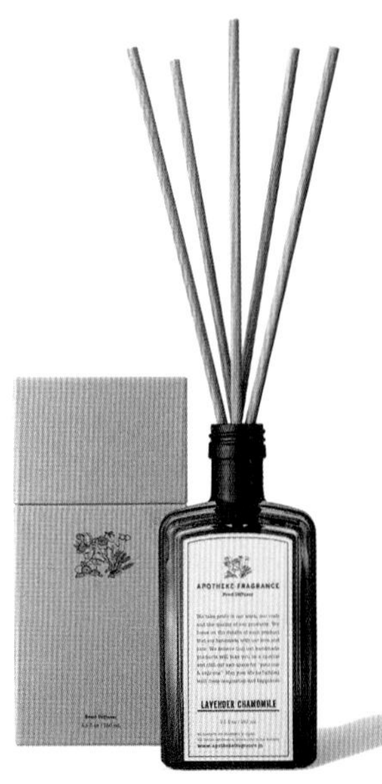

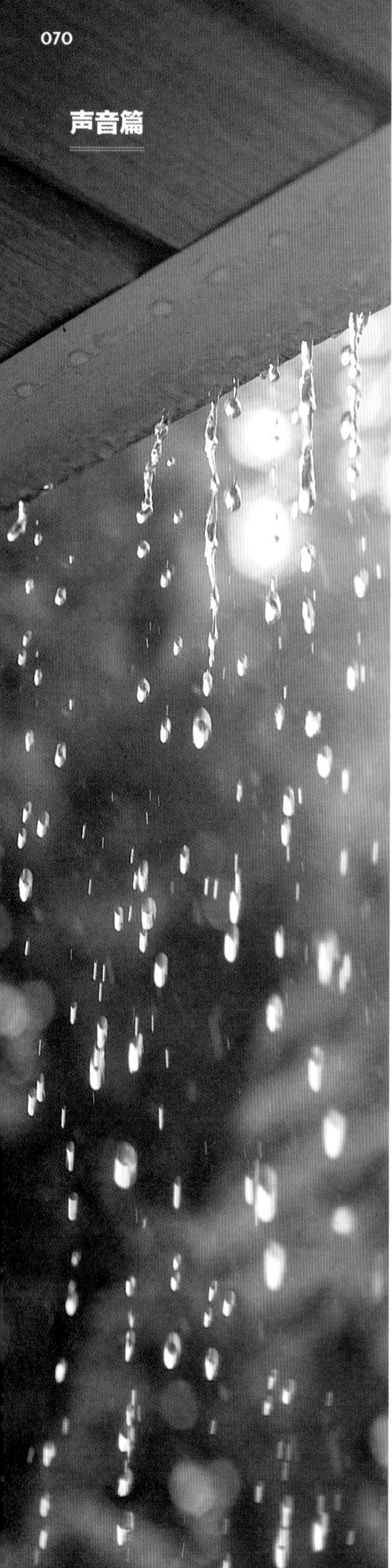

声音是如何影响睡眠的？

我们都知道太吵会影响睡眠，比如邻居的吵架声、夜间的施工声；但有时过于安静也会让人睡不着，比如门窗紧闭的室内。同时我们也发现，在环境嘈杂的火车上，我们往往睡得又快又香；但如果嘈杂的环境中突然出现了婴儿的哭声，我们又会变得想睡却睡不着。

这四种情形，形象地展示了声音是如何影响我们睡眠的。研究表明，不仅突如其来的响亮或刺耳的声音会导致觉醒，过于安静的环境也会让人产生焦虑和不安，甚至导致睡眠潜伏期延长。与之相反，持续、稳定、无规律的背景噪声反而可以帮助入睡，同时改善睡眠质量。

如何通过声音改善我们的睡眠？

了解了声音是如何影响睡眠的之后，我们就可以更有针对性地通过声音改善我们的睡眠。

首先，尽量避免睡眠环境过于安静。

同时，也要避免出现以下三种噪声：

（1）响亮或刺耳的声音，如卡车驶过的声音、汽车的报警声等；

（2）有节律的声音，如伴侣的呼噜声，钟表指针走动的声音等，因为在睡着前人是清醒的，人们受节律的诱导会无意识地意念跟随，关注节律的循环并预见下次的出现，使大脑无法得到放松；

（3）带一定信息的声音，如楼道内的脚步声、客厅里电视的声音等，它们同样会让人的意识活跃，导致无法入睡。

遗憾的是，无论是过于安静还是环境因素中的噪音干扰，我们都很难将其杜绝或根除。不过，我们可以另辟蹊径，运用声掩蔽技术（Auditory Masking）向室内声环境中添加声音，通过改善声环境品质的方式提高睡眠质量。

研究表明，最适合用来添加的声音就是白噪声（White Noise）和粉红噪声（Pink Noise）。白噪声是一种“沙沙”声，类似调频收音机没有信号时的声音；粉红噪声则类似刮风或海浪的声音，是自然界中最常见的噪声。两者的区别在于，白噪声在所有频率上的能量分布均等，而粉红噪声则在中低频率拥有更多的能量。因此，有人把粉红噪声比作低音调大了的白噪声。

大量实验证明，适当音量的白噪声或粉红噪声对睡眠质量以及睡眠结构有着积极的影响，能够减少睡眠诱导时间和觉醒次数，同时增加深睡眠期和总的睡眠时间。

不过，由于目前对于白噪声的相关研究要远远多过粉红噪声，所以市面上主要使用的助眠噪声仍以白噪声为主。

哪里可以找到白噪声?

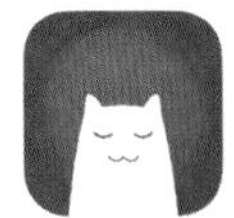

小睡眠

内容丰富，只是雨声就有雨打芭蕉、隐隐春雷、雨落屋檐等十几种；可以自由搭配三种声音同时播放，每个声音的音量大小都可以独立控制；还有针对不同失眠类型的白噪声组合，如容易惊醒、多梦调理等。

Relax Rain

专注雨声，只有森林雨、帐篷上的雨、淋浴、洒水、雷雨、风和雨等 8 种雨声可选，特别适合选择困难症患者。通过翻页的方式来切换不同的声音，倒计时从 15 分钟到 8 个小时，也可以无限播放不关闭。

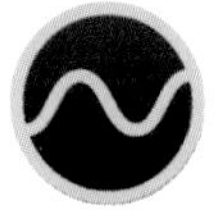

Noizio

最“白”的一款 App，没有复杂的设计，只有核心的功能。有夏夜、火车内、蓝鲸、咖啡店等 15 种白噪声自由组合，每种白噪声都以一个简洁的图标加音量条构成，点击图标即可开启或关闭相应的白噪声。

与声音相关的助眠产品

欧派克（OHROPAX）柔软型隔音耳塞

参考价：69 元 / 10 枚

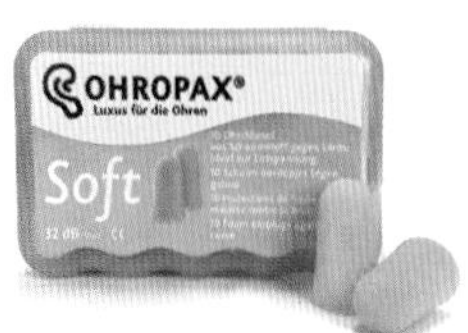

德国百年老厂欧派克耳塞采用多孔吸音棉，多孔结构可以有效吸收外界声音，让音波不再继续反射，降噪效果明显，平均降噪 32 分贝，最高降噪 45 分贝。同时，慢回弹时间为恰到好处的 60 秒，不会造成挤压或胀痛，长时间使用仍然感觉舒适。

博士（BOSE）遮噪睡眠耳塞

参考价：1999 元 / 对

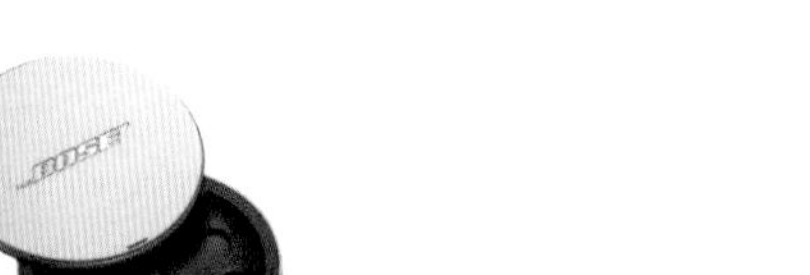

这款睡眠耳塞并没有采用博士当家的主动降噪技术，而是运用声掩蔽技术。利用与噪声频率相匹配的声音，当它的音量达到一定水平时，人的耳朵和大脑就无法分辨出噪声的存在，进而达到遮蔽噪声的目的。每只耳塞的主体只有 1.4 克，高和深都只有 1 厘米，佩戴十分舒适。

空气是如何影响睡眠的？

空气对睡眠的影响，相信大家都深有感触。

空气不流通，不仅会产生异味和闷热感，还会降低室内的氧气浓度，让人感到窒息；空气太潮湿，容易引起过敏、风湿、哮喘等疾病；空气太干燥，容易引起上呼吸道感染，诱发感冒；而空气不干净，不仅会引起上呼吸道炎症，甚至还有可能导致睡眠呼吸暂停。

如何通过空气改善我们的睡眠？

确保室内清洁

在日常清洁的同时，定期彻底大扫除。如果可能，尽量使用吸尘器和蒸汽拖把，避免起灰的同时，还可以高温杀菌。

调节室内湿度

室内的标准湿度为 30%~65%，过低或过高都会带来不适。根据具体情况，夏季室温 25℃ 时，可以将室内相对湿度控制在 40%~50% 之间；冬季室温 18℃ 时，可以将室内相对湿度控制在 50%~65% 之间。

改善室内空气质量

自然通风

在室外空气质量良好时，首选自然通风。不仅更加天然环保，而且对于甲醛等有机挥发物也能起到一定的置换作用。

空气净化器 & 新风系统

在不适合自然通风的日子，比如，室外空气污染严重或气温过低时，就该空气净化器或新风系统出场了。

两者的不同之处在于，空气净化器负责净化室内空气，属于内循环；新风系统将室外的空气经过过滤之后抽进室内，实现空气流通，增加室内含氧量，属于外循环。两者功能互补，所以条件允许的话，建议同时采购新风系统和空气净化器，新风系统可以 24 小时开启，当室内外空气污染严重时，两者同时开启。

不过需要强调的是，因为甲醛等有害气体释放过程最长可达 15 年，所以无论是新风系统还是空气净化器，都无法彻底根除。最好的处理办法就是在新风系统的辅助下开窗通风。

关于产品的选择，新风系统推荐壁挂式单向流微正压式新风机。单向流的原理是通过风机不停吸入室外空气，造成室内气压大于室外气压，进而达到将室内污浊空气排出室外的目的。而壁挂式相比管道式（中央新风系统），安装更便捷、性价比更高。

空气净化器推荐双进风空气净化器。“双侧进风、上部出风”的结构除了可以加快空气循环、减少净化死角，更重要的是还能在实现较高的洁净空气输出比率（CADR）值的同时保证较低的噪声，两全其美。除此之外，此类空气净化器大多只需要一个电机，更加经济环保。

352 X 83C PLUS 智能空气净化器

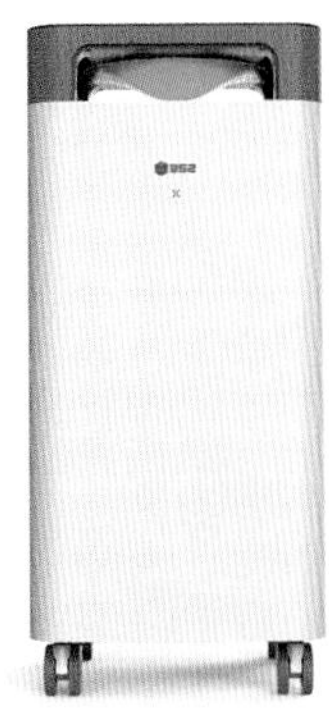

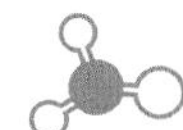

颗粒物 CADR
可达每小时 617 立方米

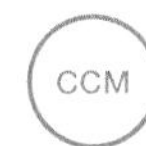

甲醛累计净化量（CCM）
远超国际 F4 级别，滤芯寿命长

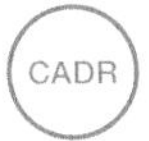

甲醛 CADR >每小时
400 立方米

睡眠档噪音低至 35 分贝
同时保持每小时 130 立方米的风量

艾泊斯（AirProce）AC-360 壁挂式新风机

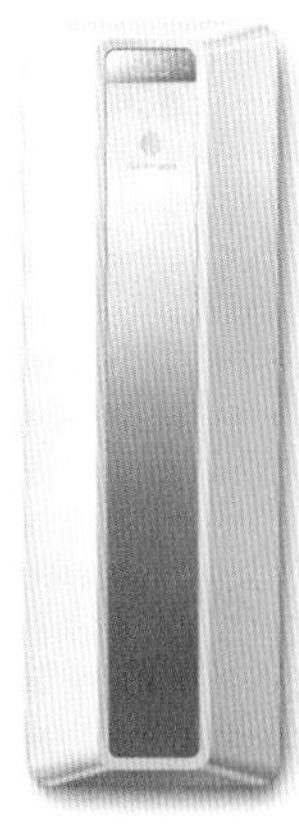

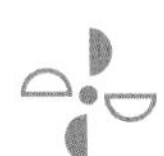

强增压技术
风量可达每小时 400 立方米

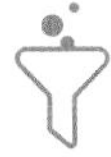

5 层递进式过滤
高效空气过滤网（HEPA）
平展面积可达 10 平方米

噪声低至
22.1~37.3 分贝

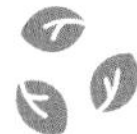

电辅热配合混风
节能媲美双向热交换

常见室内污染物一览

有机挥发物（VOCs）

有机挥发物是一类低沸点的有机化合物的总称，如苯、卤代烃、氧烃等，有时甲醛也被归为 VOCs。室内的 VOCs 主要源于建筑材料、油漆、清洗剂等，此外在吸烟和烹饪过程中也会产生。它们会刺激眼睛和呼吸道，引起皮肤过敏，使人产生头痛、咽痛与乏力，有的甚至还可能致癌。

二氧化碳（CO_2）

二氧化碳本身无色无味无毒，对人体没有危害。但当环境中的二氧化碳浓度过高时，则可能抑制中枢神经系统的活动，如呼吸中枢，会导致呼吸困难、头痛、头晕，甚至昏迷和死亡。

可吸入颗粒物（Inhalable Particulate Matter）

指悬浮在空气中，空气动力学当量直径≤ 10μm 的颗粒物，其中以 $PM_{2.5}$ 和 $PM_{0.1}$ 对人体健康的危害最大。它们能通过鼻腔、气管和支气管进入肺部，当长期、高浓度吸入后，容易罹患肺炎、肺气肿、肺癌等疾病。

改善睡眠 从白天入手

撰文 舒卓 插画 Judy

睡眠从来都不是一种孤立存在的生理现象，清醒和睡着是一个整体的循环。想获得更高质量的睡眠，可能需要从睁眼那一刻就开始调整。

你会定闹钟吗 利用“起床空窗期”给一天开个好头

请那些痛恨闹钟的起床困难户把“稍后”提醒的设置关掉（大多自动重复的闹钟时间设置都是 5 分钟到 10 分钟），根据斯坦福高效睡眠法，将第二次闹钟提醒与第一次的间隔时间设置为 20 分钟最佳。从深睡期转换为浅睡期的时间约为20分钟，考虑改为“第一次闹铃无法将你叫醒，说明你正处在深睡期，错过闹钟也不用担心，20 分钟后当你的睡眠转换为浅睡期时，被叫醒过程中的不适感便会明显减轻”。

所以第一次闹铃的音量不必很强、时间也不必很久，第二次应该选择足够唤醒你的声音，如果第一个闹铃音量过大，让人从深睡眠中惊醒，会导致强烈的不适感，从而加大起床难度、延迟清醒时间。

伸伸胳膊抖抖腿 叫醒迷糊的身体

睡不着的起点也许就在醒不了，很多人以为自己醒了，但其实昏昏沉沉睡眼惺忪。我们的身体有自己的节律，生理活动与体温起伏有着密切联系。体表温度与体内温度的差距缩小，人就容易困倦，反之就容易清醒。通常情况下，人体在醒来后体内温度会逐渐升高，所以想要帮助身体加快清醒节奏，可以进行适当的运动来加快体内温度的上升，比如扩胸、旋转手臂、抬腿、压腿等伸展类的运动。

拉开窗帘，告诉大脑新的一天开始了

让我们产生困意的褪黑素，在清晨时段分泌逐渐减少，为醒来做准备。松果体分泌褪黑素的含量与光照量呈负相关，沐浴阳光是抑制褪黑素分泌的最有效手段，这就是我们的睡眠周期与地球自转的 24 小时基本保持同步的秘密。如果你的窗帘遮光效果不错，让大脑迅速清醒的办法就是拉开窗帘，让自己沐浴在日光下。

妈妈说凉水洗个脸

这种类似于感官刺激类的方法虽然听起来最老派最没新意，但在实践中有相当高的效率。对于赶不走的睡意，有时需要点“重型武器”。位于中枢神经系统的网状上行激活系统受到如听觉、视觉、触觉等特异性感觉的刺激，就会被激活，人就会清醒。这些凉水洗脸、光脚踩冰冷的地面等方法，除了使特异性感觉刺激效应发挥作用，还能增加体表温度与体内温度之间的温差，帮助启动白天的生理活动。

白天的呼吸也会影响夜间睡眠质量

这不是危言耸听，打鼾（俗称打呼噜）可以被看作是睡眠障碍的一种信号，打呼噜是张嘴呼吸时软腭悬雍垂振动发出的声音，原因是人在入睡后，咽、舌部肌肉松弛使软腭悬雍垂、舌根被吸入咽腔，造成上气道的狭窄和阻塞。通气不足不仅会导致血氧量下降，鼾声还会刺激呼吸中枢唤醒大脑，这些都会影响睡眠质量和身体健康。所以清醒的时候就要开始注意养成闭口呼吸的习惯，让空气通过鼻腔进出，并且最好用腹部的力量牵引呼吸的动作。习惯腹式呼吸，有利于避免夜晚张口呼吸，让大脑和身体都得到更好的休息。

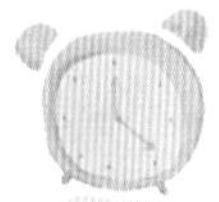

人一天的睡眠周期是 24.2 小时，和地球自转的 24 个小时略有出入，但为什么大多数人都能与地球的昼夜同步呢？原因在于我们的身体可以凭借光照和白天的活动来调节自身生物节律，分配清醒和睡眠的时间。

一般情况下，我们每天大约有三分之一的时间在睡眠中度过，在清醒约 16 个小时后，我们就会被困意裹挟进入梦乡。如果白天没有完成足够“清醒”的任务，晚上可能就无法获得足够强烈的睡意，所以能否高效地醒来就决定了这一个循环的开始有没有被拖延。

同时清醒质量越高，睡眠质量也会越好，很多人都有这样的经历：白天浑浑噩噩，到了晚上反而难以入睡。如果前一晚睡眠质量欠佳，我们要做的绝不是放弃这一天，而是应该好好为今晚做准备，避免进入恶性循环，如果你已经身处“困”境，那更要从白天入手，跳出睡眠障碍的泥潭。其实白天能“懂夜的黑”，同时能让夜晚“黑”得更有质量。

久坐是现代人的魔咒 运动救一切

人类身体的进化，远远赶不上生产力的进步，当代人的身体和日出而作日落而息的农耕时代几无差异，但是城市里的很多人都已经变成了“社畜”，每天埋头于方寸间的办公桌，原本需要劳作或狩猎的白天变得过于安静，身体有时便分不清交感神经和副交感神经谁该当班了，也就导致了该醒的时候浑浑噩噩，该睡的时候却无法平静。而且久坐还会造成很多身体上的问题，最终影响睡眠。在白天安排适时适量的运动，不仅可以帮助我们找回一些正常作息的感觉，也让整个身体机能保持在相对较好的状态。同时，运动过后体温逐渐降低的过程，也能帮助我们召唤睡意。但应注意运动不要安排在睡前两小时以内进行。

建议老板们选择采光面积大的办公室或者多去户外办办公

道理和久坐是一样的，白天总处于室内，尤其是自然光采光条件较差的环境，人的身体也容易迷失在昼夜节律的更替中。人的视网膜对光的感受，直接影响了大脑对昼夜更替的判断，这并不需要直视阳光，只要身处阳光之中，就能让大脑知道这是白天，再对比黑夜，人就更容易进入睡眠状态了。

坏情绪会偷走睡眠 不要放大没睡好的后果

当糟糕的情绪作用于身体时，会产生连环效应，滚雪球一般增加身体和心理的相互伤害，睡眠问题便是这个恶性循环中的关键点。试着放下“睡眠负债还不掉”“我这一天又完蛋了”“睡不好皮肤变差、腰围变粗”“睡得差会得癌症”这类想法，积极乐观地看待睡眠，相信我们的大脑能够利用下一晚“满血复活”，相信自己可以通过每次醒来后的下一天优化作息。不必执着于每天必须睡够 8 小时，也不要将不幸都归结于失眠。当你停止对睡眠的苛责，或许整个人就会开始向好的方向加速，让这一天被正向情绪填充，是最好的“安眠药”。

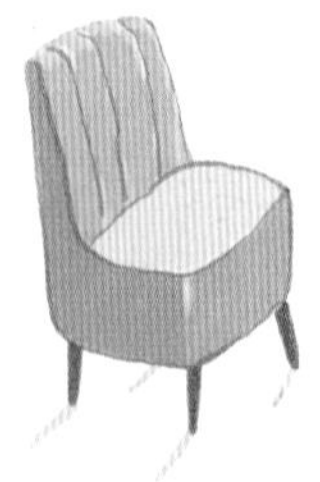

小睡有技巧 白天睡了不代表晚上睡不着

前一天晚上没睡好，白天又不敢补觉，导致下午工作效率低下，没做完的工作拖延到晚上，晚上带着工作的压力再次造成入睡困难。终结这个恶性循环的办法很简单，在困意最强烈的时候小睡一觉，时间尽量控制在 30 分钟以内，这样既得到了休息，又不会影响晚间的入睡。因为半个小时的时间还不足以进入深度睡眠，唤醒难度低，醒来后不适感轻微，却能有效地恢复精力。

优化工作安排
让大脑缓冲

斯坦福大学睡眠生物规律研究所所长西野精治建议尽量把需要大量思考的工作安排在上午，把重复性的、事务性的工作安排在下午。至少不要在天黑以后进行费心费脑的会议、策划、写作、计算、构建……让大脑早早从亢奋状态归于平静，让思考和太阳一起落山。

咖啡太好喝
但别喝太晚

如果询问一下咖啡爱好者，可能认为咖啡能提神的人要远远少于认为咖啡能影响睡眠的人。这看似是同一个问题的两种不同说法，但揭示了一个简单的道理：没好处的事可做可不做，有坏处的事能不做就不做。一般情况下咖啡因在人体代谢的时间是 6 个小时，因个体代谢速度存在差异，所以不建议睡前 6 小时内饮用含有咖啡因的饮料，如果已经存在睡眠问题并希望借助咖啡在白天提神，建议中午过后不要饮用，不注意时间反而会让睡眠问题越来越恶化。

戒烟吧
这里又多一个理由

白天抽的烟，都会在夜里来追债。尼古丁（导致睡眠潜伏期延长、夜间警觉性提高和维持睡眠困难）的作用和咖啡因相似，会加快脑波、呼吸和心跳，增加应激激素，吸完一支烟后，这些刺激作用会持续几个小时，让人难以入睡；同时也更难睡得安稳，因为吸烟也会刺激咽部，加重咽炎，导致鼾症更加严重。

戴错了时间
墨镜也会让你失眠

有睡眠问题的人要尽量避免在早晨和傍晚戴墨镜，早晨不要戴墨镜很好理解，我们已经知道了尽早清醒对一天的重要性，但傍晚不戴墨镜也同样重要。如果过早剥夺了应有的光照强度，可能会给身体发出误导信号——天已经黑了，导致困意可能提前出现，实际上并不是我们习惯的休息时间。这就容易错过最佳的入睡时机，等真正需要上床睡觉时，反而不困了。

床的秘密

撰文 秦经纬　图片来源 视觉中国　插画 Judy

想要酣睡一夜到天明，床的重要性不言而喻，而想要布置出一张好睡又好看的床一点也不难，看完接下来的内容就行啦！

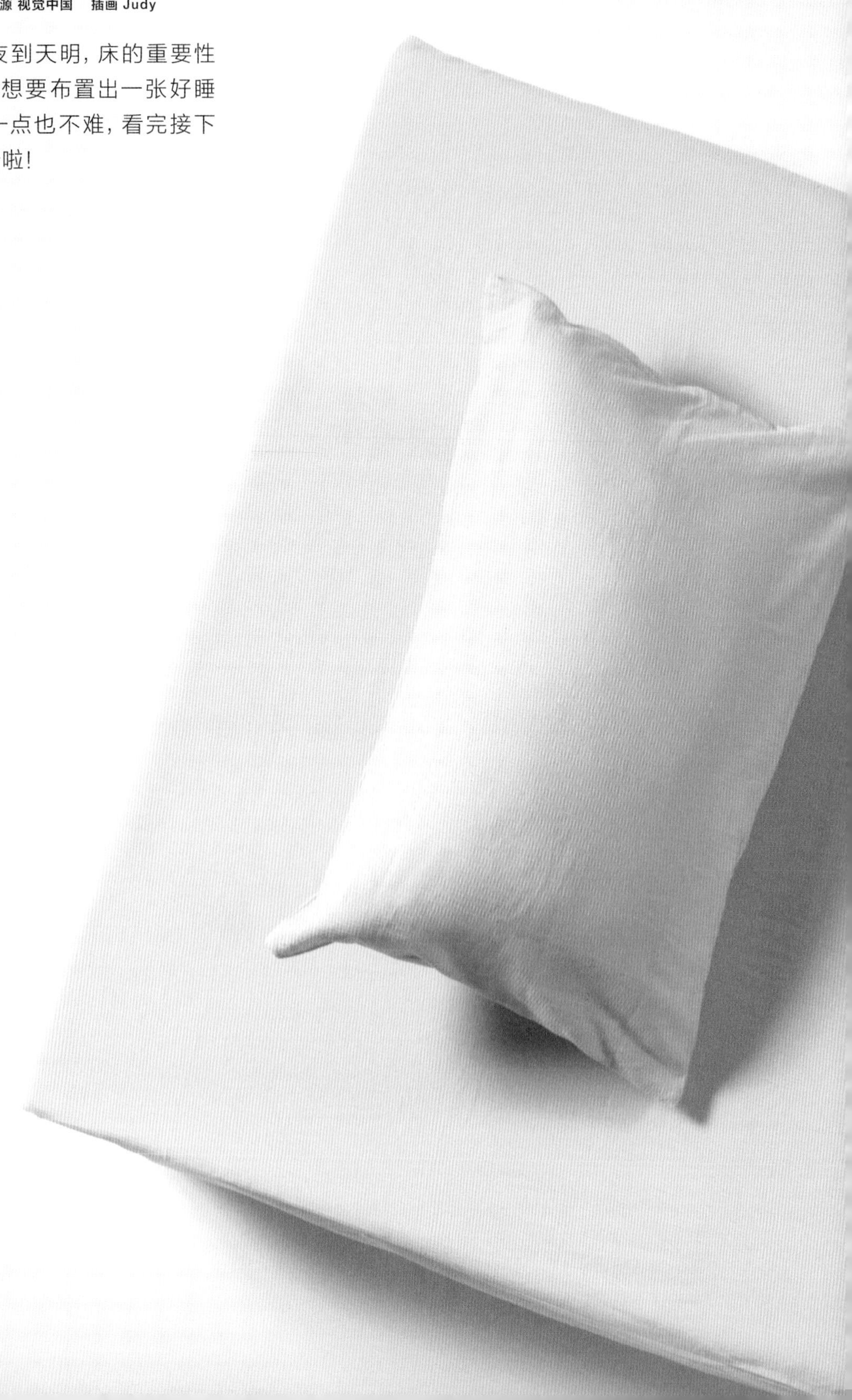

现在越来越多人开始重视自己的睡眠环境，甚至不惜花重金集齐各种“高级货”——比如看起来很高科技的电动床架、欧洲皇室都在用的特供床垫、号称能防螨的纯天然乳胶枕、重磅真丝四件套……但我想说的是，即使这样做也不一定真能获得“极致”的睡眠体验，有时甚至会适得其反，尤其是对于有睡眠问题的人。

前面已经说过，放松平静的大脑、适宜的外部环境是决定我们能否顺利又迅速入睡的关键。因此对于经常被睡眠问题困扰的人群来说，挑选那些能让人放松舒适、透气性良好、符合人体生理曲度的寝具用品是很有必要的。

基于这个原则，我们在仔细分析了市面上常见的寝具的特性、原理后，梳理出了针对每种寝具的挑选方法，相信你在看完这部分内容后，也能布置出一张最适合自己的床。

床垫怎么挑?

首先，我们要明确一个认知：床垫的支撑度是否足够和软硬度是没有太多关系的，关键要看它是否能很好地贴合我们的生理曲度，并让身体保持在一条平滑自然的直线上。

像是“老人应该睡硬一点的床垫”“睡硬床能让青少年的骨骼发育更好”这类说法并不太靠得住；同时，对于判断一张床垫是软还是硬，每个人的感受也不尽相同，因此想要挑选适合自己的床垫，一定要亲自试过才知道。

市面上常见的床垫从结构上可以分为支撑层和舒适层，支撑层顾名思义就是主要起承托作用的部分，比如弹簧层、纯棕垫等；舒适层是为了让我们躺上去体感更好而存在的，常见的材质有乳胶、记忆棉、羊毛、棉层等等。

现在复合材质的床垫（支撑层 + 舒适层）会比单一材质的床垫（只有支撑层或者舒适层）更常见也更受欢迎，综合来看，拥有优质舒适层的、偏软一些的弹簧床垫在舒适性、透气性上都比较理想，相对来说更适合有睡眠问题的人群。

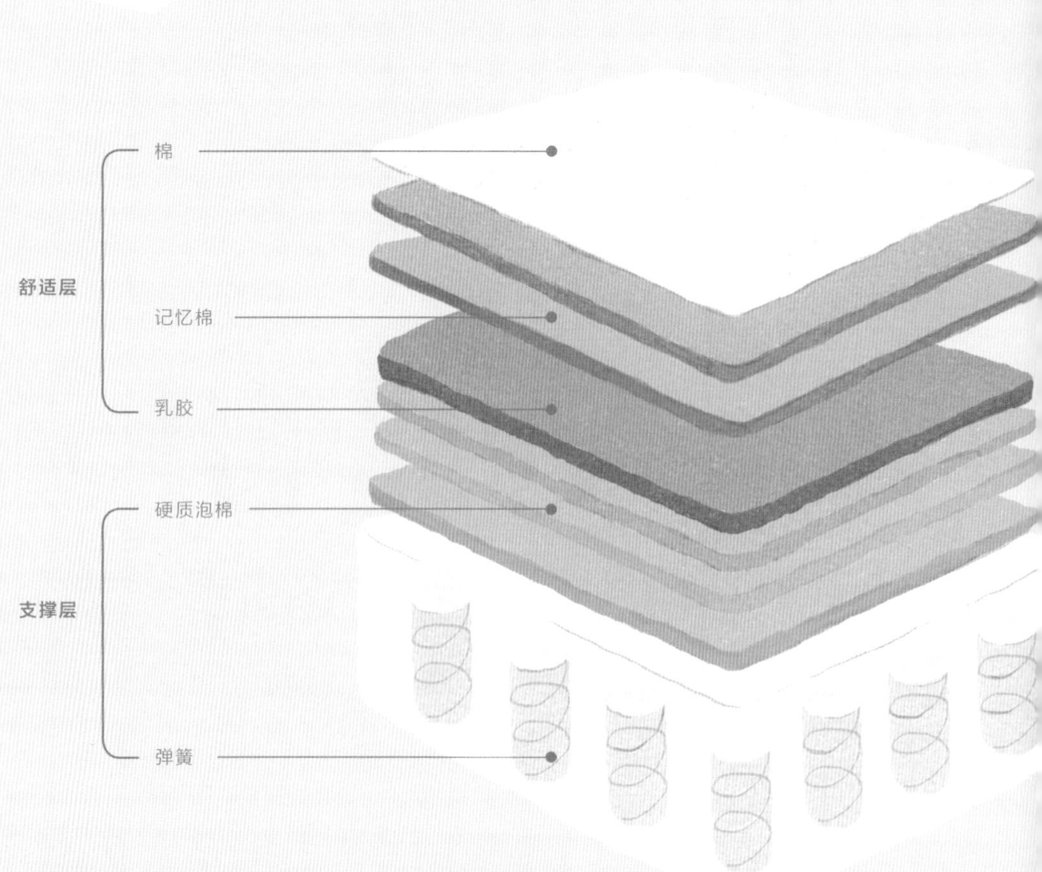

舒适层

乳胶

/ 优点 ////////////////////////////

天然乳胶弹性极佳，发泡后带有气孔，透气性良好，不易滋生螨虫，承托力与其他舒适层材料相比较好；人工合成乳胶除了弹性尚可外，就没有其他天然乳胶的优势了。

/ 缺点 ////////////////////////////

使用单一乳胶材质制成的床垫可能对喜欢睡软床的人来说偏硬，并且抗干扰性稍差。

记忆棉

/ 优点 ////////////////////////////

最大的特点是慢回弹，包裹性和压力舒缓能力不错，可以根据不同人的身材提供理想的支撑力，贴合人体生理曲度，如果同时搭配记忆棉枕头效果更佳。

/ 缺点 ////////////////////////////

- 透气性不理想，同时体感比较软。
- 寿命偏短，一般在 10 年左右。当它的回弹性变弱，或者出现凹陷时就意味着需要更换了。
- 记忆棉对温度比较敏感，冬天温度低时会变硬，夏天又会变得太软并且比较闷热，想要保持理想的睡眠体验，最好能让室温维持在 18℃~23℃。

支撑层

连锁弹簧

/ 优点 ////////////////////////////

连锁弹簧床垫的弹性和透气性都很好。它的每根弹簧都与其周边弹簧相互扣在一起，可以将每个点受到的压力传导、分散到其他区域。

/ 缺点 ////////////////////////////

抗干扰力较差，非钛合金等高强度金属材质的连锁弹簧支撑性较差。

独立袋装弹簧

/ 优点 ////////////////////////////

每个弹簧是独立受力，抗干扰性很好，同时贴合人体生理曲度。

/ 缺点 ////////////////////////////

独立袋装弹簧可能会有受力不均的问题，选择有弹簧分区技术的床垫能更好地适应人体不同部位所需要的支撑力。

棕垫

/ 优点 ////////////////////////////

整体透气性不错。市面上常见的棕垫材质有山棕和椰棕，其中山棕床垫是由生长于山地的棕榈的鞘纤维制作的，抗水耐腐性强，弹性及韧性也比较好；椰棕床垫由椰子的果皮纤维制成，弹性和韧性都不如山棕床垫。

/ 缺点 ////////////////////////////

- 比较容易滋生螨虫，尤其是在温暖潮湿的地区。
- 体感偏硬。对一般人来说，尤其是处于生长阶段的儿童、青少年，棕垫的硬度过高，不能很好地贴合人体生理曲度。选择添加更厚、更柔软舒适层的复合棕垫会好一些。
- 添加剂可能较多。不论是山棕，还是椰棕，在压制成床垫时如果使用了复合胶水做黏合剂，会释放甲醛等物质。最好选择天然乳胶作为黏合剂，或者用热压成型无胶水工艺制作的棕垫。

榻榻米

/ 优点 ////////////////////////////

透气、光滑、色泽自然而且自带天然清香。席面材质主要分为蔺草面和纸席面，内芯又分为稻草芯、无纺布芯、棕芯、木板芯、竹炭芯等。

/ 缺点 ////////////////////////////

偏硬且需要定期养护。在比较潮湿的地区或雨季容易霉变生虫，需要经常暴晒、通风。

挑选技巧

01 尺寸选大的

在条件允许的情况下，尽量买大一点的床垫，尤其是双人床垫，至少要宽 180 厘米才够用，尺寸越小抗干扰性、舒适性越差。

02 体重原则

体重轻的人适合偏软床垫，体重大的人适合偏硬床垫。不同体形的两人同眠，应根据身材更高大、体重更重者选择床垫。

03 一定要亲身体验

挑床垫一定要亲身体验，在床上以侧卧姿势试躺，让同伴或店员拍下照片：在不枕枕头的情况下，如果当头部、颈部、脊椎保持一条直线时，头部和床垫有明显距离，达到 6 厘米间距（双手交叠高度），说明床垫过硬；如果完全没有间隙且身体下陷，说明过软。

04 根据睡姿挑选

习惯仰卧的人，可以选中等硬度的床垫；习惯侧睡的人则要选偏软一点的；而喜欢伏卧的人，中等偏硬的床垫会更适合你。

如何保养床垫？

每隔半年头尾旋转一次，除非品牌方有特别加入无须翻转床垫的设计。

有条件的话，在春秋两季将床垫暴晒、通风。

添置可拆卸床垫套，定时清洗。

每次换洗床品时用吸尘器等工具清洁床垫。

及时更换。不少商家都保证说自家的床垫质保期 10 年，而这个质保期甚至还可以更长，比如宜家的床垫大部分的质保期都在 25 年。但这并不意味着一张床垫就必须要睡到保质期才够本，还是要根据自身生活习惯、身体情况、居住环境来决定是否需要更换。打个比方，如果你白天也习惯躺在床上看电视、玩手机，或者喜欢在床上享用早午餐、喝饮料的话，在 10 年的时间里，即使经常清洁，床垫也会暗藏不少污渍和尘螨。

对于体重较大的人来说，床垫可能会更早出现形变和磨损，双人床垫更是如此——想想它要每天默默承受两个人加起来好几百斤的重量长达 7、8 个小时甚至更久，压力确实很大呀！

代表产品

01 席梦思（Simmons） 荣爵记忆棉独立袋装弹簧床垫

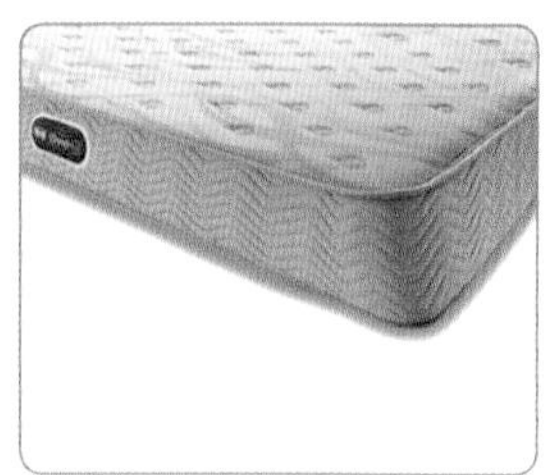

世界上第一张弹簧软床垫和独立袋装床垫都诞生于席梦思。这款床垫不但能提供良好承托，同时搭配高效凉感记忆棉和负离子纤维科技，可以让负离子在使用者翻身时不断释放，带来更加舒适的睡眠体验。

02 丝涟（Sealy） 皇室尊享乳胶连锁弹簧床垫

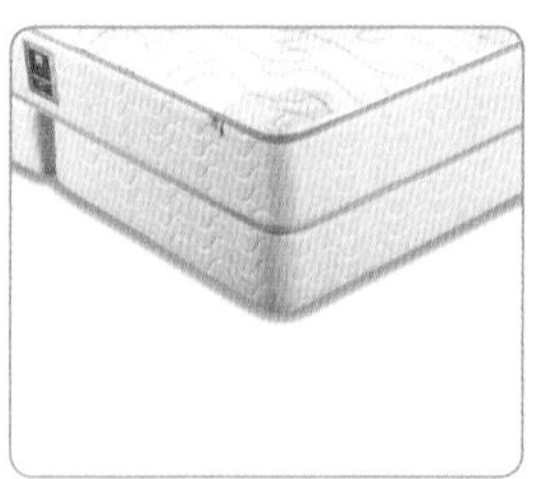

全球多家五星级酒店，包括北京盘古七星酒店、迪拜帆船酒店等都选用了丝涟床垫。这款床垫的支撑层采用钛合金感应连锁弹簧，支撑力足够；舒适层有 8 层，由高密度泡绵、乳胶、海绵组成，柔软度适中。

03 穗宝 棕情时光棕垫

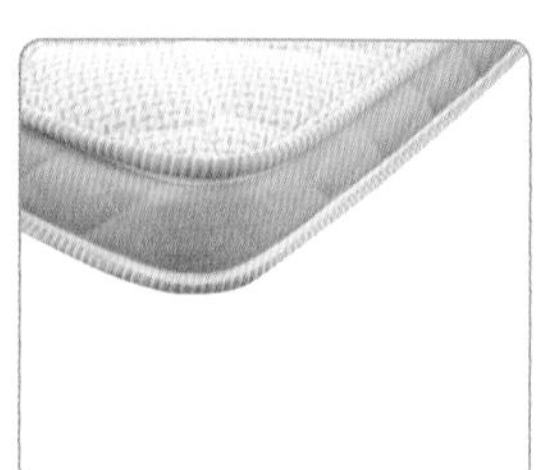

穗宝的这款棕垫中的山棕是用产自云贵川一带、树龄在 8 年以上的山棕树制成的，同时添加透气棉层、乳胶，清爽透气。它是高硬型床垫，适合喜欢睡硬床的人群。

04 宜家（IKEA） 黑德拉桑乳胶独立袋装弹簧床垫

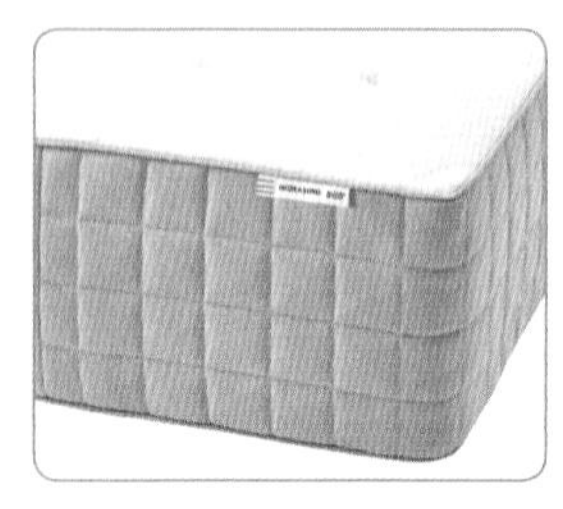

这款弹簧床垫是宜家床垫中目前最贵的一款，在舒适层中添加了 85% 的天然乳胶、椰壳纤维、棉和羊毛等天然材料；作为支撑层的独立袋装弹簧分为 5 个区域，能更好地贴合人体生理曲度。

床架怎么挑？

相比床垫来说，床架并不是一个卧室中的必要存在，或者说，如果你已经有了一张不错的床垫，那么在躺下去时它已经可以提供足够的支撑性和舒适度。不过大多数人还是习惯将床垫放在床架上，而不是直接放在地板上使用，这是因为床架除了能装点卧室外，还有如下好处：

- 当我们躺下时，有了床架就可以和地板保持一定距离，防止灰尘、害虫等污染床铺。
- 床架可以让床垫的透气性更好。
- 在天气寒冷时，床架能让我们睡得更温暖，因为暖空气是向上流动的。

挑选技巧

对于睡得不好的人来说，挑选床架时应注意以下几点：

01 选择材质相对安全的

举例来说，用胶合板制作的床架就最好不选，因为它里面用来胶合的胶黏剂中可能含有大量甲醛。如果实在要选，一定要提前做好除甲醛处理并经常给卧室通风。

02 挑选床底板足够坚实、平稳的

整块的床板通常比鱼骨架更结实，而鱼骨架床板中，板条数量更多、更厚、韧性更好的更结实。床板很可能会在使用较长时间后产生形变、开裂，要注意及时更换。

03 慎选有床幔和顶篷的床

这类床看起来很好看，或复古或华丽，但非常容易积灰，需要花时间经常打理，视觉上也比较压抑。它的产生是基于过去取暖的需要，不太适合现代人日常使用，尤其是有睡眠问题的人，除非你非常喜欢睡在封闭空间里并且有能力经常清洁。

04 电动床架更适合有特殊需求的人群

比如久站的人，在睡觉时可以把脚部调高，有利于血液循环；或者有某类眼部疾病的患者，睡觉时需要让上半身抬高，避免血液流向眼睛；需要经常卧床的老年人也比较适用电动床架，它的调节功能可以在靠、卧时有更多角度，体感上更舒适。

普通人基本不需要购买电动床架，而且它在使用上会比较受限，例如由于电动床架是需要改变床垫形状的，所以不能用有弹簧的床垫，基本上只能配合乳胶垫使用。

什么样的睡姿更好？

人的基本睡姿大致分为三种：俯卧、仰卧、侧卧。相比较而言，像婴儿一样的侧卧睡姿（双手交叠于身前，膝盖自然弯曲）更理想。当采用这种睡姿时，脊柱、颈部、臀部可以成一条平滑自然的直线，同时也能减少呼吸暂停、打鼾的情况发生。

仰卧会让我们的喉部肌肉过于放松，导致呼吸阻塞发生；俯卧也不利于我们正常呼吸，而且长时间维持这个姿势会带来腰背、颈部疼痛的现象。

什么是生理曲度？

我们的脊椎是有生理曲度的，在正常情况下，从身体侧面看是一条呈“S”形的自然曲线：颈椎和腰椎是生理性前凸，胸椎是生理性后凸。所以能够提供足够支撑力的床垫不一定很硬，而是要能很好地贴合我们的生理曲度，太硬的床垫会在我们躺下时给肩背、臀部带来很大压力，同时无法让腰部得到足够的支撑。

枕头怎么挑？

客观来说，枕头是作为床垫的补充而存在的，如果床垫完全能符合自己的生理曲度，让身体不论在何种睡姿下都可以保持一条直线的话，甚至可以不用枕头。

但实际情况下，单靠床垫往往无法完全满足我们的生理需要，而合适的枕头也可以让我们在睡觉时更舒服。尤其是对于有睡眠问题的人来说，选择一个透气又能令人放松的枕头还是很有必要的。

市面上常见的枕头从材质上可以分为传统填充类和一体成型式新材料类，它们各自的特性可以参见下面的表格。

	传统填充类		一体成型类	
	软物填充	硬物填充		
代表	鸭／鹅绒、鸭／鹅毛、羽绒、棉花、化纤	荞麦、茶叶、决明子	乳胶	记忆棉
软硬度	偏软	偏硬	偏硬	偏软
透气性	偏低	偏高	天然乳胶的透气性较好，人工合成的较差	较差
支撑性	填充物越多支撑性越好，但过多会让枕头太过紧实，牺牲舒适性	材质几乎没有弹性，枕头形状很难随睡姿改变，令肩颈部得不到足够支撑，虽然硬但支撑性一般	弹性很好，回弹快，能给予头颈良好的回弹和反作用力，从而提供不错的支撑性	可以随头颈形状变化，贴合度、承托力都很好，即使频繁改变睡姿也能让头颈得到稳固支撑
舒适度	1. 天然材质的填充物比化纤类舒适 2. 填充物越多，本身弹性、蓬松性越好	1. 除非能长时间保持一个睡姿，否则舒适性不佳 2. 添加其他柔软材质、减少硬填充物的比例会更舒适	喜欢睡荞麦枕等硬枕头的人，或者对承托力要求很高的人会觉得乳胶枕非常舒适	包裹性好，回弹慢。习惯睡羽毛枕、棉花枕等软枕头的人，更适合选记忆棉枕头
致敏性	高，易过敏人群、有呼吸问题人群最好避免羽绒类、化纤类材质	较高，这类填充物易吸收头发、皮肤分泌的汗液、污垢，需经常拆洗、晾晒，否则易引起过敏现象	较低，天然乳胶本身不容易滋生螨虫，但发泡成型后会产生内部气孔，容易积聚污垢，需要定时用吸尘器等工具清洁	较低，记忆棉的学名是聚氨酯慢回弹海绵，这种材料致敏性较低，但不排除致敏可能

除了单一材质，枕头也和床垫一样，出现了更多采用新型复合材质的款式：

席梦思的意梦睡枕（Italian Dream），从结构上来看也分支撑层和舒适层，支撑层由 60 个小独立袋装弹簧组成，搭配由中空涤纶纤维和聚氨酯制成的舒适层，支撑性、舒适度都很不错。

舒达（Serta）的 360 度呵护型凝胶枕，内芯由 45% PU 胶和 55% PU 海绵制成，睡起来既有记忆棉的柔软，又不闷热，外部的凝胶层让它枕起来非常凉爽。

弹簧枕

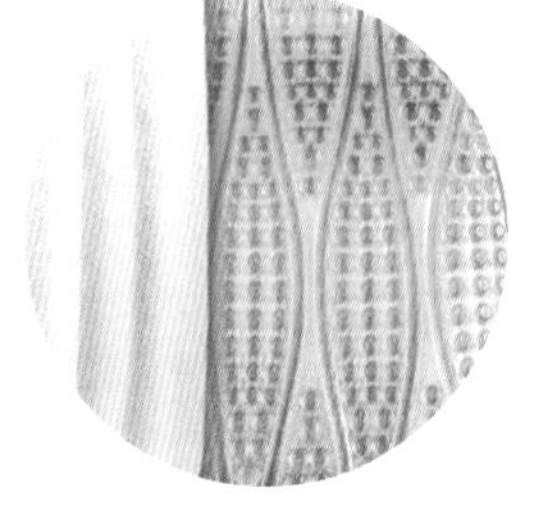

凝胶枕

从形状上来说，枕头又可以分为以下四种类型：

（1）普通型。两边低、中间略高，最为常见。

（2）B 形枕。两个宽边的高度不同，在乳胶枕、记忆棉枕中比较常见。以邓禄普（DUNLOPILLO）的波浪乳胶枕为例，习惯仰卧的人可以睡较低一边，习惯侧卧的可以睡较高一边。

（3）蝴蝶枕。侧边凹陷，专为趴睡设计。以泰普尔（TEMPUR）的蝴蝶枕为例，两边的凹陷可以让手部轻松放到枕头背后，而下面的凹陷则能缓解趴睡对颈部、脸部带来的压迫感。

（4）分区枕。有分区隔断，可以通过调整填充物的多少，来为不同区域提供不同的承托力。以可可唛（COCO-MAT）的分区枕为例，有多个分隔区域，填充物是碎乳胶颗粒。

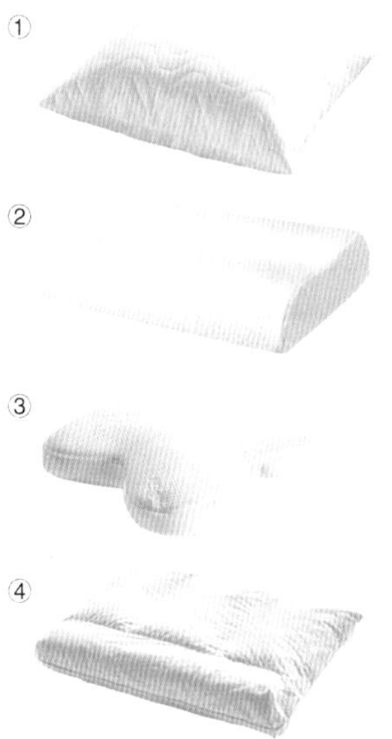

挑选技巧

01 根据睡姿选择

习惯侧卧的人对枕头的承托力、高度要求最高，因为侧卧时头颈离床有半个肩膀的距离；其次是仰卧，离床的距离和肩膀厚度相同；趴睡对于枕头的承托力、高度要求最低，因为趴着睡时，我们的脊椎本身就是自然凸起的。

在选枕头时，需要结合床垫的软硬度、承托力综合考虑。举例来说，如果床垫较硬，又习惯侧睡，选择偏厚的乳胶枕就比较合适；如果床垫较软，又习惯仰卧或俯卧，那么选偏薄的棉、记忆棉枕头会更舒服。

02 合理“避坑”

枕头的透气性取决于填充物本身的结构，在表面人为打孔并不能增加它的透气性。

类似于“乳胶蛋白能够抑菌防螨”这种说法有夸大不实之嫌，乳胶蛋白确实不易滋生螨虫，但并不能抑制、防止螨虫及其过敏原产生。

有的商家会将枕头，尤其是海绵、记忆棉枕特意做成凹凸不平的表面，然后声称这样做可以让枕头有按摩作用，其实这些柔软的小凸点很难在头部的重量下产生足够的反作用力，也就谈不上有按摩效果了。

03 多久换一次？

总的来说，枕头的寿命和填充物本身的特性、使用者的睡眠习惯和所处环境都有关。以乳胶枕为例，由于其感温的特性，很有可能因为温度过冷或过热导致性能减退，因此当它回弹变得越来越快，出现变硬、凹陷的状况时就需要及时更换。

床品怎么挑？

有睡眠问题的人群在挑选床品时，可以主要从透气性、肤感、放松这三个方面来考虑。

选透气的

现在我们已经知道，合适的室温有助于我们快速入眠，而床品作为直接接触我们身体的部分，它的干爽度至关重要，尤其在天气炎热的时候，更需要用吸湿透气的材质制成的床品。

如果按照季节划分，总的来说适合其他三季使用的床品同时也适合冬季，所以如果不想按照季节区分床品的话，可以从纯棉、贡缎棉、亚麻、真丝、棉麻这些四季通用的材质中选择。

细分到每个季节，真丝、亚麻、水洗棉、天丝都是更适合夏季使用的床品材质；棉磨毛、针织棉床品在春秋两季用很合适；而法兰绒、棉磨毛床品在冬天睡起来会更舒服。具体到每种材质的干爽度可以参见下面的小纸条。

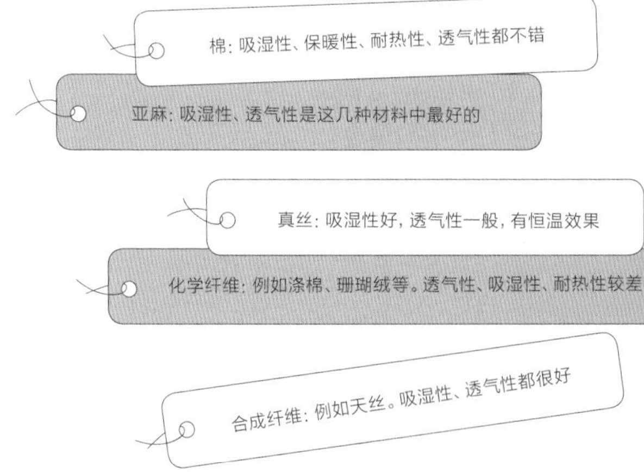

	平纹梭织	斜纹梭织	缎纹梭织	提花梭织	针织
示意图					
顺滑度	较容易起皱	比较顺滑	非常顺滑、有光泽	图案部分通常是凹凸不平、有立体纹路的	容易起球，较松散
柔软度	相对较硬，弹性一般	比较柔软	非常柔软	根据提花工艺不同柔软度也不同	非常柔软
耐磨度	支根数较高的较耐用	支根数较高的较耐用	较易被钩破、磨损	相对易被磨损，尤其是图案部分	容易变形、抽丝、磨损

选肤感好的

接触皮肤时令人感到柔软、顺滑、亲肤不刺激的面料通常会带来良好的肤感，除了材质本身的原因外，还取决于它的制作工艺：支根数和织法。

支根数是指编织面料纱线的支数（S）和根数（T）。其中支数代表纱线粗细，支数越高意味着纱线越细，常见的支数有30支、40支、60支、80支、100支，通常比较高档的面料的支数在60支以上。

根数代表纱线的密度，每平方英寸能容纳的经纱和纬纱越多，根数越高，面料也就越紧密，通常300根以上的就是比较高档的面料。

商家经常会用“高支高密”来形容自家的面料品质好，其实支根数不一定越高越好，但越高越贵。过高的支根数可能意味着面料过硬、过厚、不耐磨。日常使用中，支根数在60支、300根以上的床品品质就非常不错了，即使裸睡也非常舒适。

当然，一些低支根数的床品在其他工艺和制作方法的帮助下也可以达到轻薄柔软的肤感，比如多层棉纱织类床品，虽然每层棉纱都是低支低密，但也正因为如此每层都非常透薄，同时将几层这样的布料叠在一起，就会既透气又亲肤。

不同的织法也会带来不同的肤感，具体到制作床品的面料上，常见的织法有5种：平纹梭织、斜纹梭织、缎纹梭织、提花梭织和针织，它们各自的特点可以参见左边的表格，总体来说，采用斜纹梭织、缎纹梭织、针织工艺制作的床品更加亲肤。

选视觉上能让人平静放松的

在关于床品的颜色和图案选择上，素色会比印花图案更“单调”，因此更利于大脑平静。如果实在偏爱印花床品，尽量选择采用活性印染，而不是涂料印染的面料，同时最好避开有复杂立体装饰的床品。这是因为涂料印染是通过使涂料附着在纤维上着色的，肤感相对僵硬，容易褪色；而活性印染是通过活性反应使纤维变色，从而令染料和纤维成为一体，颜色鲜亮还不易沾染灰尘、散发异味。

如何清洁保养床品？

✦ 去除尘螨

尘螨以及它的排泄物、残骸碎屑，对于皮肤敏感、有呼吸道问题的人群而言是十分容易引发病症的过敏原之一。

尘螨喜欢黑暗又温暖潮湿的环境，所以想要减少尘螨数量，除了经常晾晒被褥外，还要定时清洗床品，一般来说一周至少要更换一次。如果白天也经常在床上待着，甚至在床上吃东西、工作，那么清洁频率应该更高。

以60℃或更高的水温清洗超过10分钟就能有效去除大部分尘螨，对于有特殊需要的人群也可以选购高密度面料或防螨床品来防止尘螨积聚，市面上常见的品牌有依沃龙、帕雷丁、康敏宁等。

✦ 关注水洗标

尽量选择可以机洗、支持60℃水温洗涤、可反转干燥、可使用漂白剂、可高温熨烫的床品，更方便清洁和打理。

✦ 日常勤维护

早上起床后让床品整体“透透气”——打开窗户、拉下被子，让接触身体一整晚的床单、被套在阳光和流动的空气中透一会儿气，而不是立马铺床；添置床罩或毯子，铺完床后将它盖在整张床上，既防尘又美观。

✦ 收纳有讲究

保持收纳床品的橱柜干燥和清洁很重要，可以在每次换季时彻底清理一次，然后打开柜门通风。尽量不要使用松木柜、干花、香片、香水，它们都有可能产生腐蚀性物质和气味，导致面料泛黄、损坏、变色。

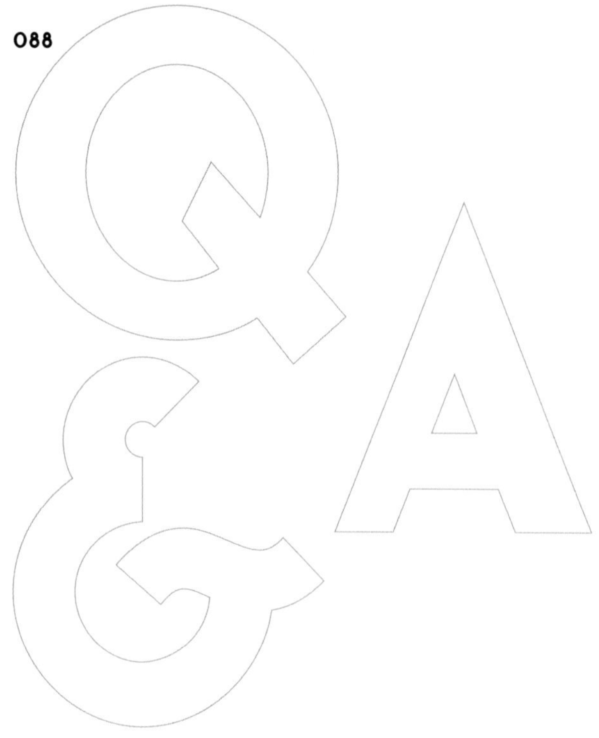

人造材质一定不如天然材质？

我们一般说到天然纤维，指的是那些取材于植物、动物的纤维，比如棉、麻、羊毛、蚕丝等，而人造纤维则指的是合成纤维和化学纤维。但事实上，人造纤维的原料同样来源于自然，比如石油产物、木浆等；而天然纤维也需要经过大量的化学和人为处理，才能被制作成床品。

人造材质不一定就不好，而天然材质也不一定就更环保。其实在购买运动服装时，很多人已经达成这样的共识——那些高科技运动面料无一不是人造材质，却有着天然材质无法比拟的优势：更透气、速干、轻薄、弹力十足，甚至制作过程也更加环保。而人造材料的床品，功能性往往更强，在防螨、排湿、保温等功能上表现更好。

例如天丝（Tencel），也就是莱赛尔纤维（Lyocell），是一种由取自木浆的纤维素聚合物所制成的面料，它在生产中使用的溶剂可被回收精制重复使用，整个回收系统形成闭环循环，生产过程基本没有废气排放、环境污染。从肤感上来说，它既爽滑柔软，又排湿透气，经常被当作真丝的替代品来使用，但价格比真丝便宜得多。

普通家庭至少需要购入几套床品才能满足日常所需？

至少准备三套床品。其中两套用来日常更换，再留一套应急备用，例如当家中有亲友留宿，或者不小心弄脏床品时就不会手忙脚乱。

被子怎么挑？

在选择被子时，保暖性、透气性都是我们要首先考虑的因素，市面上常见的被子按被芯材质可以分为 4 种：棉被、羽绒被、蚕丝被、人造材质被，它们各自的特点可以参见以下表格。

	棉被	羽绒被	蚕丝被	人造材质被
保暖性	较好	好	较好	好
透气性	好	好	较好	一般
重量	较重	轻	较轻	轻
其他特点	不能水洗，需要经常晾晒，长时间使用易板结导致保暖性变差，在潮湿环境下易受潮发霉	干爽蓬松，又轻又暖，可水洗，但不适合对羽绒材质过敏的人群使用；这类被子中，鹅绒被更保暖舒适	柔软、恒温、排湿，但一般不能水洗，或需要专业方式清洗；暴晒后容易让蚕丝变质变硬；价格较贵	好清洁，通常价格比较便宜，不易受潮，但有的人造材质可能透气性较差

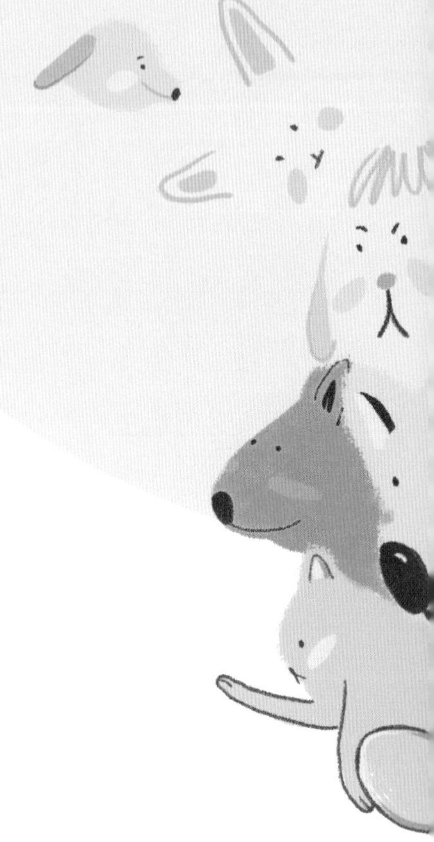

如果按季节分类，又可以将被子分为春秋被、冬被和夏被三种，其中蚕丝被更适合春、夏、秋季使用，而羽绒被、棉被更适合在春、秋、冬季使用，人造材质被则在四季都可以使用，只要根据需要选择不同的厚度、克重就可以。

如果不想购入多条被子，市面上也有四季通用的被子，例如宜家的罗特帕（RÖDTOPPA）四季被，它的被芯材质由莱赛尔纤维和聚酯纤维组合而成，吸湿透气，能够在不同季节保持睡眠时的干爽度。这款被子实际是由两条被子组合而成，可以按需分开。其中一条重 1390 克，适合夏季盖，一条重 1840 克，适合春秋盖，将两条被子合在一起，就变成了一床暖和的冬被。

娃娃怎么挑？

许多人喜欢抱着娃娃等东西睡觉，除了触感令人觉得舒服，它们也能带来安全感和抚慰作用。

一般来说，选择自己最想抱着睡的东西就好，不过要想让它们不至于打扰到睡眠，有以下几点需要注意：

（1）绒毛过长、装饰物过多的不要选。

（2）娃娃的眼睛、鼻子等部分如果是单独缝上去的零件，不要选。

（3）太大、太厚、不够柔软的不要选。

（4）定期清洁，用吸尘器或者蒸汽类清洁家电都可以，或者选能直接机洗的产品。

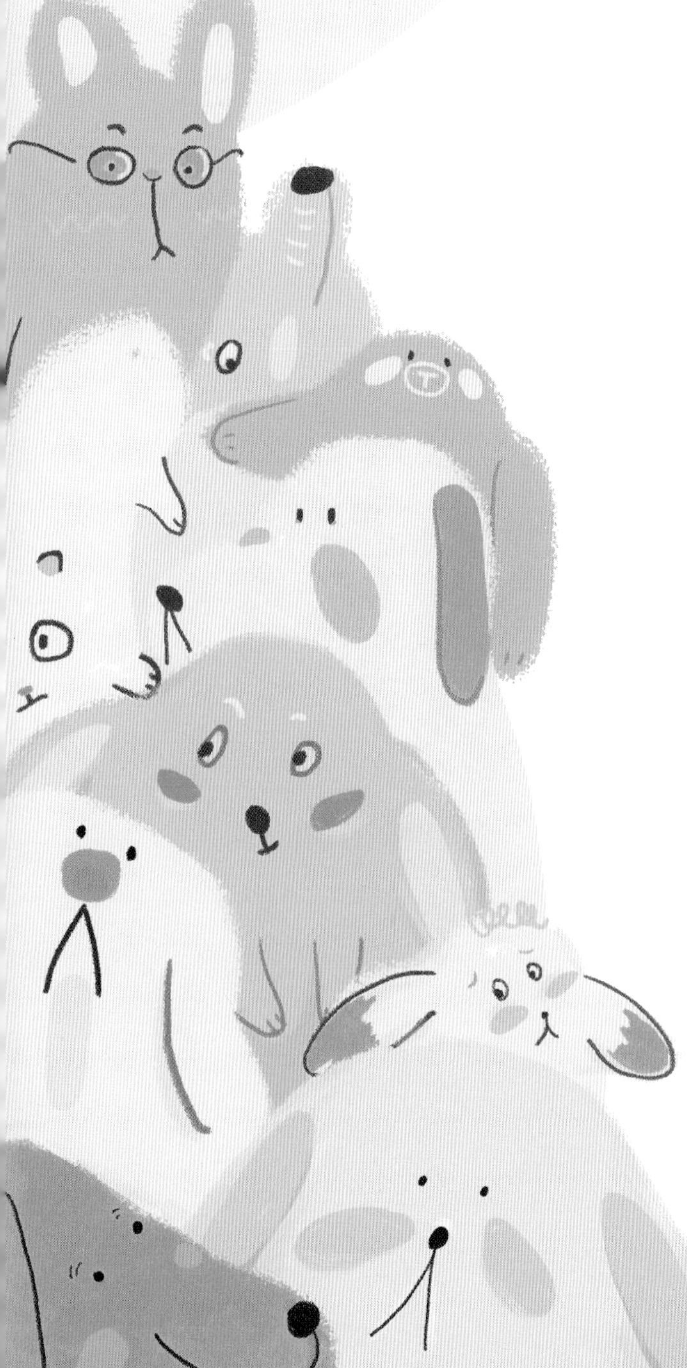

睡衣怎么挑?

这里说的睡衣特指睡觉时穿的衣服，家居服不算作此列，也就是只有当你钻进被窝时才会穿的衣服。不过，在讲怎么挑睡衣之前，我们想强烈建议大家先试试裸睡。

裸睡都有哪些优点?

裸睡的好处真的很多。首先，不穿衣服能让我们更快、更好地入睡。由于皮肤是人体重要的散热器官，清醒时体内温度会比体表温度高 2℃左右。当体表温度和体内温度的差距越小时，人越容易入睡。如果穿着衣服睡觉，会对皮肤的环境温度感知能力产生影响，继而阻碍散热，令体表温度难以下降。

其次，裸睡可以让皮肤更好。不穿衣服可以增加皮肤与空气的接触面，有利于血液循环，促进皮肤的代谢、分泌、排泄功能。

不过需要注意的是，患有特应性皮炎等皮肤病症的人群，或患有心血管疾病的老年人不适合裸睡，以免让症状加剧。

穿睡衣睡也有讲究

不想裸睡的话，在挑选睡衣时可以留意以下几点:

1. 和挑选床品的原则一样，面料上最好选择穿轻薄、透气、吸湿、亲肤的衣服睡觉，比较推荐的材质有棉、麻、真丝、莫代尔。

2. 挑合身、简便的款式，不要选装饰过多、过长的。相对于带袖套装、长睡裙，更推荐吊带、背心类睡衣。

3. 颜色上首选淡雅的素色。

4. 睡觉时不要戴文胸，即使是无钢圈内衣依然会让胸部受到过多压力和束缚，不但不能保持胸形，反而会影响它的正常形态，对于处在发育期的青少年更为不利。长期佩戴文胸睡觉，还可能增加患乳腺疾病的风险。

也许你需要来点睡前仪式

撰文 / 摄影 舒卓

对于不能想睡就睡的人来说，除了安眠药，几乎没有什么确切的方式方法能够将人在规定时间内带入梦乡。想从根本上解决问题，还是要让大脑找到想睡的感觉，睡前来点“规定动作”，训练大脑进入“备眠”状态，或许能够帮助你找到理想的作息规律。

我们抛点砖，举一些能够帮助放松的例子，希望能启发你的灵感，为自己找到有效的规定动作。当然你也可以直接从中摘出适合自己的一种或几种，今天就行动起来。

01 沐浴

看似生活中的基本项目，但要注意时间的把握和控制。假设要在 0 点睡觉的话，那最好在 22 点开始在浴缸里泡上 15 分钟，22 点 20 分结束整个沐浴过程，大约一个半小时后，这时的体表温度和体内温度的差距最适合入眠。

小贴士
体温对我们一天的生理活动影响很大，体表温度与体内温度缩小，更容易使我们产生困意。

02 泡脚

如果没有时间泡澡，淋浴也可以达到相似的目的，但其实还有一个更快的体温变化开关，那就是泡脚。足部是效率很高的散热器官，泡脚能够加速血液循环，提高局部散热能力，可以很快地帮助身体缩小体表温度和体内温度的差距。

03 按摩

按摩能够让我们放松和加速体表血液循环，和家人相互按摩，还可以顺便聊一些轻松的话题，排遣压力。

04 瑜伽

选择适合在床上练习的睡前瑜伽，动作简单，不但有利于睡前放松，也会帮助我们提高睡眠质量，让第二天醒来时神清气爽。除了注意动作尽量到位，更为重要的是保持深度的腹式呼吸，用意识放松每一寸肌肉。

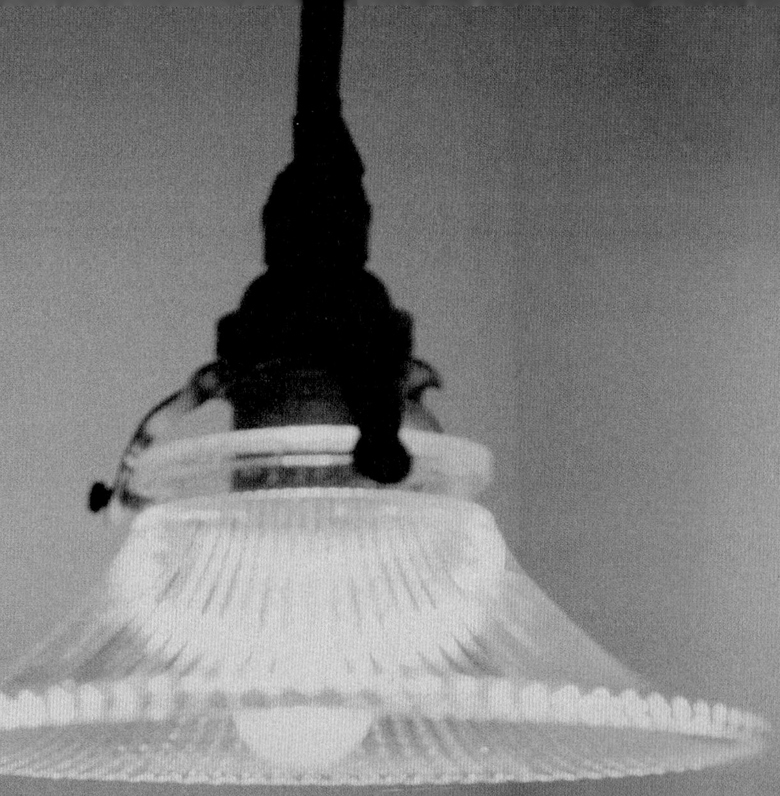

05 看书与音乐

书的内容最好是描述平静，放松的内容，不用太多思考也没有紧张的情节。音乐也同理，睡前尽量听一些舒缓的旋律，最好选择没有歌词的轻音乐。

06 助眠 ASMR

近年来 ASMR* 大热，虽然有些触发内容存在争议，但确实有很多人通过它获得了心理上的舒适感，但最好提前找到适合的内容作为睡前放松的小仪式，如果睡前广撒网去寻找有趣的内容，可能会适得其反。

07 香薰

香薰可以和音乐配合，睡前也可以在床单和枕头上使用一些助眠类香薰产品，用心感受香气带来的放松感。

08 离开电子产品

现代人对电子产品的依赖是影响睡眠的重要原因，可以为自己准备一个小盒子——一个电子产品的卧室，把电子产品放进去，让它们比你更早一步进入睡眠状态。

09 爱的抱抱

与你爱的 Ta 来个爱的拥抱，爱人、家人、孩子或是宠物，用“我爱你”的语言或者动作结束一天，带着对方的体温，浸入一种安全且舒适的状态。

*ASMR（Autonomous sensory meridian response），即自发性知觉经络反应，指人体通过视、听、触、嗅等感知上的刺激，在颅内、头皮、背部或身体其他部位产生的令人愉悦的独特刺激感受，又名耳音、颅内高潮等。

8 分钟睡前瑜伽体式

◆ **抬腿**（2 分钟）
① 臀部距离墙壁 / 墙头柜约 15 厘米；
② 抬腿，如果感觉拉伸强度过大，可以增加臀部与墙壁的距离；
③ 手掌朝上，轻轻地呼吸，感觉你的双腿、背部的伸展。

◆ **坐姿扭转**（1 分钟）
① 坐在床上盘腿，右手放在左膝上，左手放在尾骨后面的床上；
② 轻轻地扭转身体向左，视线往后，深呼吸，然后返回正面，换另一侧做相同动作。

◆ **卧蝴蝶式**（2 分钟）
① 背部躺下，膝盖弯曲；
② 将足底面对面靠在一起，膝盖往外打开，让腿形成一个菱形，在膝盖下面垫枕头；
③ 手臂自然打开放在床上。

◆ **婴儿式**（2 分钟）
① 坐在脚跟上；
② 躯干向前弯曲，胸部靠在膝盖上，手臂自然往前，额头舒服地贴在床上。

◆ **摇摆式**（1 分钟）
① 背部躺下，将膝盖抱到胸口；
② 左右摇动身体，轻轻按摩你的腰背部。

家用睡眠仪器图鉴

/

睡眠仪器
不仅可以监测睡眠状况，
还能帮我们入睡和苏醒。

爱恨交加安眠药

/

对于失眠，
不要轻视，
也不要恐惧。

褪黑素，
可能你根本没吃对

/

外源性褪黑素产品
只对于特定人群
有一定效果，
且不宜长期大剂量服用。

解决睡眠，其实可以不吃药

/

认知行为疗法
是目前国际上首选的
治疗慢性失眠的方法。

睡眠医学中心就诊指南

现在确诊的与睡眠相关的疾病有将近 90 种，但就诊率可能不足 30%。

让孩子好好睡觉

睡不好不仅会影响身体发育，还会对性格、心理等方面带来负面影响。

床的历史

想要深入了解任何事物，历史总是一个不错的切入点。

偶尔熬夜，该怎么办?

如果偶尔熬夜无法避免，那熬夜之后可以做什么?

3

解密

REVEAL

- 有哪些家用仪器可以监测我们的睡眠，帮助入睡和苏醒？安眠药真的都会产生依赖性吗？褪黑素保健品可以长期服用吗？有不需要吃药的治疗慢性失眠的方法吗？如果失眠、打鼾、嗜睡已经严重影响生活，该如何就医确诊？这一章节为你解答。

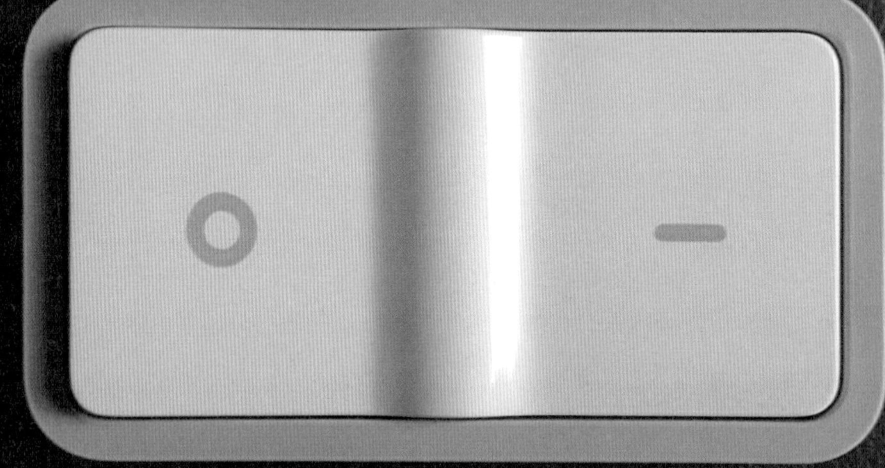

电子降噪

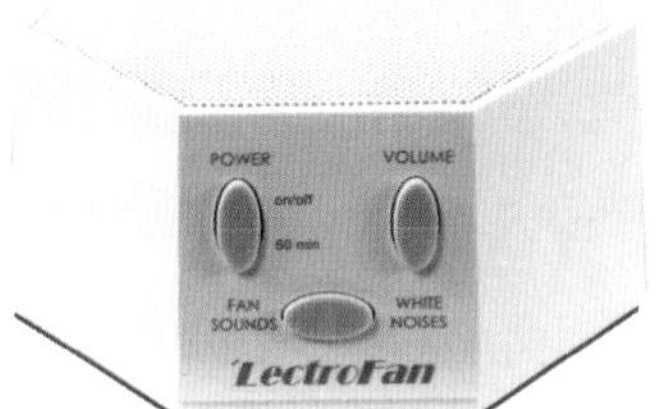

01 LectroFan 除噪助眠器

与市面上其他的电子降噪类产品不同，LectroFan 除噪助眠器所播放的白噪声并不是录音的循环播放，而是利用专利演算法，随机产生白噪声讯号组合。因此每次的白噪声都不同，听起来非常自然，没有巡回断点，能达到比较好的助眠效果。

它能够播放 20 种不同的助眠声，主要分为风扇声和其他白噪声两大类，各自有 10 种不同的声音变化可供选择。并且内置的均衡效果器（EQ），可以在不同环境下自动调整声音的品质，听起来更加温和自然。

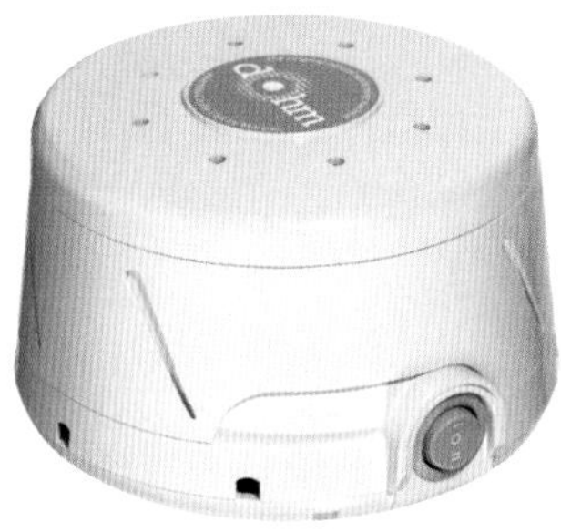

02 Marpac DOHM 白噪声睡眠仪

Marpac 成立于 1962 年，已经有 50 多年的历史，它的 DOHM 白噪声睡眠仪被美国国际睡眠组织认定为官方助眠机，在美国亚马逊上也获得了4.5 的高分评价。

经过大量的市场调研和技术创新，DOHM 白噪声睡眠仪能发出听上去十分自然的白噪声，而且都是经过用户体验和实验，证明确实能帮助睡眠的声音。除了白噪声，它还内置了同样有助于舒缓的背景音乐，可供不同需求的人选择。

如果你常常因为一些细小的声音从睡眠中惊醒或无法入眠，那你可以尝试使用电子降噪类的产品来改善这个问题。

在睡觉时，我们的听觉系统仍会处于警戒的状态。如果环境里的声音有了变化，听觉系统就会向大脑发出警报，让你从睡眠状态中醒来。所以有时候吵醒你的声音并不是因为它的音量有多大，而是大脑察觉到了周围环境声音的变化，让你不自觉地翻身，甚至醒来。

目前市面上的电子降噪类产品，主要利用的是白噪声的掩蔽效应。通过不断播放例如风扇声或电视雪花声之类的白噪声，掩盖来自外界细小声音的变化，达到一定的消除杂音的效果。再加上白噪声极其平稳，所以非常容易被我们的大脑自动过滤掉。在一个稳定的声音环境里，自然也就睡得更香了。

古代人们遵循日出而作、日落而息，身体会根据太阳光的变化调节褪黑素的分泌。但到了现代，太阳光不再是唯一的光源，大量的人造光和厚重的窗帘会让身体感受不到光线的变化，也就不能在合理的时间加强或减少褪黑素的分泌，这也使我们的入睡和起床都变得十分困难。

而可以模拟光照变化的唤醒灯，能够给身体发出正确的信号，让身体做好入睡或苏醒的准备。

模拟光照

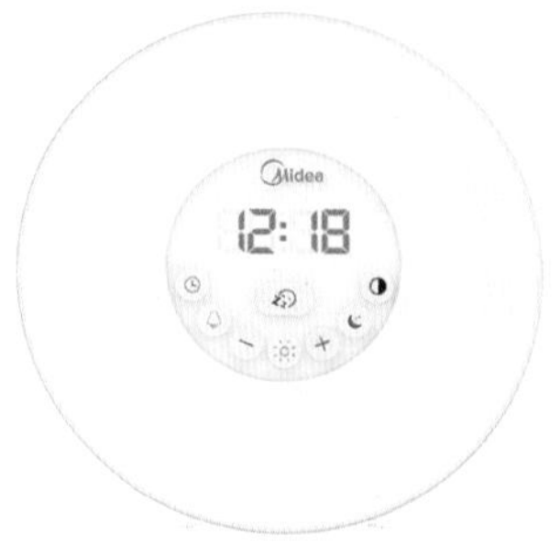

01 美的（Midea）曙光唤醒灯

美的的这款唤醒灯可以模拟清晨的阳光，在设定的闹铃时间前 30 分钟，唤醒灯会从 10% 的亮度慢慢变亮，通过逐渐增强的亮光让身体自然苏醒。

内置的 LED 屏幕可显示当前时间和功能状态，有 10 种光照强度可以选择。既能做普通的床头阅读灯，还能调成七彩自动转换模式做氛围灯，满足你的各种需求。

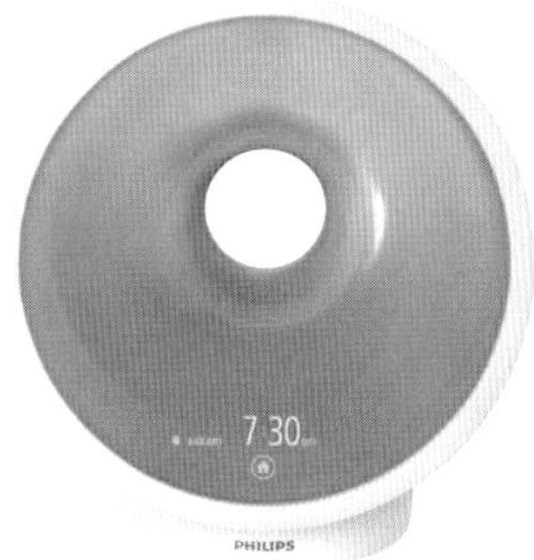

02 飞利浦（Philips）Somneo Connected 唤醒灯

飞利浦的 Somneo Connected 唤醒灯比同类产品更加智能，首先单从唤醒功能来说，它增加了从红色到橙色再到黄色光的颜色过渡，可以提供更有效的唤醒体验。

除此之外，它还增加了两个新功能：手机智能控制和监测环境。它自带的应用程序 SleepMapper，可以控制唤醒功能和日落功能、设置闹钟和选择不同的音乐，并记录睡眠时间。而传感器 AmbiTrack 是安装在灯的背面的，可以监测房间内的湿度、温度和亮度，并记录夜间噪音。

通过应用程序和传感器所收集到的数据，飞利浦 Somneo Connected 唤醒灯还可以给出提升卧室环境的建议，从而改善你的睡眠质量。

睡眠监测

我们自身对于睡眠的感知是非常有限的，所以在必要的时候，可以通过一些专业仪器来更全面、更准确地了解我们的睡眠情况。

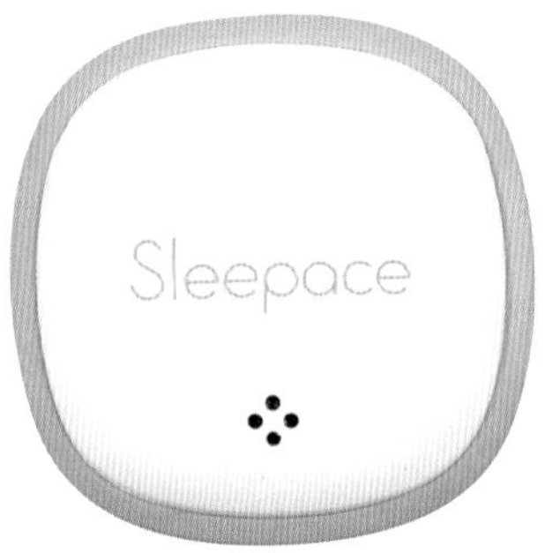

01 享睡（Sleepace）B502T 纽扣智能睡眠监测器

麻雀虽小，五脏俱全。这句话用来形容享睡的这款纽扣睡眠监测器真是再合适不过。

这款睡眠监测器直径只有 3 厘米，重量才 15 克，把它磁吸在枕头边上，轻敲两下就可以开启监测，使用非常简单。

它内置了高精度的运动传感器，通过监测体动来分析使用者的睡眠时长和睡眠效率，结合自身研发的一套算法，得出睡眠报告并提供改善建议。

除了睡眠监测，享睡纽扣睡眠监测器还可连接 App，播放助眠音乐和设置智能闹钟，并且它的价格不到百元，可以说是性价比相当高的一款产品了。

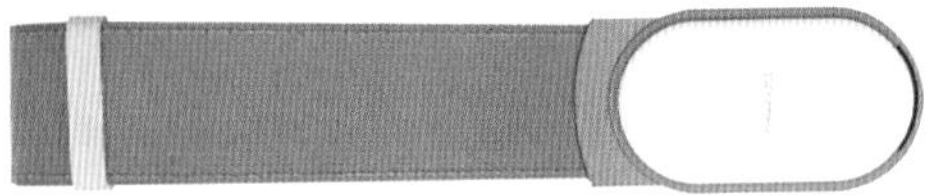

02 享睡（Sleepace）RestOn Z400T 智能睡眠监测仪器

享睡 RestOn 是一系列铺在床单下的家用睡眠监测产品，仪器的监测带只有 2 毫米厚，躺在上面你几乎感觉不到它的存在。

它的原理是通过压电薄膜传感技术监测胸腹腔的震动，测量出睡眠时的心率、呼吸率、体动，根据这三个参数来分析不同时期的睡眠状况，得到比较全面的睡眠质量分析报告和睡眠改善建议。

而最新款的 Z400T 智能睡眠监测仪器新增加了温湿度监测的功能，使用者可以根据监测数据来调整更合适的睡眠环境。

1 第一代镇静催眠药物
巴比妥酸（Barbituates）

1864
德国有机化学家阿道夫·冯·贝耶尔（Adolf von Baeyer）首次人工合成巴比妥酸。

1903
拜耳公司推出佛罗拿，成为有史以来第一种作为商品出售的巴比妥酸类安眠药。

1904
德国化学家埃米尔·费歇尔（Emil Fischer）与内科医生约瑟夫·冯·梅林（Joseph von Mering）首次认识到巴比妥酸衍生物具有镇静催眠的药理作用。

不过因为安全性较低，并且容易使机体产生抗药性和依赖性，目前已经极少用来治疗失眠。

爱恨交加安眠药

撰文 高龙

通常情况下，生病吃药都是一个人对自己健康负责的表现。不过，当你面对的是失眠和安眠药时，你可能需要三思而后行。作为一名普通人，我们到底应该以怎样的态度面对失眠和服用安眠药？北京大学第六医院睡眠医学科副主任医师，有着十四年临床经验的孙伟博士和我们分享了他的看法。

2 第二代镇静催眠药物 苯二氮䓬类（Benzodiazepines）

1957

化学家莱奥·施特恩巴赫（Leo Sternbach）意外发现苯二氮䓬衍生物具有镇静催眠的药理作用。

到目前为止，苯二氮䓬类药物是全球使用量最多的镇静催眠药。不过相较第一代，这类药物的成瘾性并没有显著改善。除此之外，因为同时具有松弛肌肉的作用，腿软摔伤的状况也时有发生。

1960

瑞士罗氏制药推出利眠宁，苯二氮䓬类镇静催眠药就此问世。

1963

第二个苯二氮䓬类镇静催眠药地西泮投入临床使用，也就是我们熟悉的安定。

清单：在为这篇专题搜集资料的过程中，我发现无论是专业文献还是新闻报道，其中最常出现的一个词就是"镇静催眠药（sedative-hypnotics）"，这个和我们常说的安眠药是一回事吗？

孙伟：是一回事，镇静催眠药是学名，安眠药算是俗称。

镇静催眠药物是一类中枢神经系统抑制药，一种用来诱导和维持睡眠的镇静剂。传统的镇静催眠药包括巴比妥类、苯二氮䓬类和非苯二氮䓬类三种。近年来，抗组胺药、褪黑素受体激动剂和食欲素受体拮抗剂等药物也被用于治疗失眠，现在也被看成镇静催眠药的一部分。不过严格来说，除了巴比妥类和苯二氮䓬类，其他"镇静催眠药"只有催眠效果，没有镇静作用。

之所以叫作镇静催眠药，而不是单纯的催眠药，因为一般而言，镇静药和催眠药并无严格的区别。镇静催眠药对中枢神经系统的作用具有由量变到质变的变化：小剂量时能使过度的兴奋恢复到正常，称为镇静作用；中剂量时能诱导、加深和延长睡眠，称为催眠作用；较大剂量时能解除骨骼肌强烈的抽搐，称为抗惊厥作用；大剂量时能使意识感觉消失，但易恢复，称为麻醉作用；中毒剂量时能使机能活动停止，不易恢复，称为麻痹作用。

清单：据我了解，目前我国临床常用的镇静催眠药是苯二氮䓬类和非苯二氮䓬类药这两种。针对两者，美国食品药品监督管理局曾先后向全美医生发出如下警告：要求在使用苯二氮䓬类药物治疗失眠时，建议治疗时间不应超过四周；同时要求唑吡坦（Ambien）、扎来普隆（Sonata）和右佐匹克隆（Lunesta）这三种非苯二氮䓬类镇静催眠药在其说明书上添加黑框警告。

中国对这两类镇静催眠药的使用有没有类似的限制？使用时一般又会遵循怎样的用药指南？

孙伟：有，也没有。因为国情的不同，我国和美国在药物安全方面的标准并不完全相同。就我所知，我国目前并没有专门针对非苯二氮䓬类药物做出如此严重的警告。

不过，这并不代表我国的相关医生就会因此忽略两种镇静催眠药可能存在的副作用。我国对使用镇静催眠药治疗失眠一直采用按需、间断和短期的总原则，其中具体对药物治疗的次序、调整、终止都有着详细的规定，所以只要严格遵照医嘱，患者就能最大程度避免副作用对人身产生危害。

至于用药指南，我认为患者需要注意以下三点。一是患者应摆正心态。以科学的态度对待镇静催眠药，既不要因其副作用而

3 第三代镇静催眠药物 非苯二氮䓬类(Non- Benzodiazepines)

1987

美国塞普拉柯(后更名为Sunovion)公司研制出首个非苯二氮䓬类镇静催眠药——佐匹克隆。

1988

唑吡坦上市。不过因为使用后梦游症发生率较高,唑吡坦仅限于严重睡眠障碍患者的治疗。

1999

扎来普隆上市。

避而远之,也不要幻想药到病除,应该查明原因,对症下药。

二是注意合理用药。尽量避免长期用药或长期单一用药,应选择几种交替使用,以减少依赖性;药物使用超过两周不能突然停药,症状减轻后,应在医生指导下逐渐减量;在使用苯二氮䓬类药物时要严密注意药品各自的禁忌证和副作用,有异常反应要随时就诊,在医生的帮助下及时调整剂量或换药。

三是多种疗法同时干预。消除不良的睡眠习惯,同时积极采用药物治疗以外的方法配合治疗,如认知行为疗法等。坚持综合治疗,重建正常的睡眠规律。

清单:所以,是不是可以得出这样一个结论:综合考虑有效性、安全性和成瘾性,目前还没有一种理想的镇静催眠药?

孙伟:基本可以说是的。虽然与第二代苯二氮䓬类相比,第三代非苯二氮䓬类镇静催眠药在有效性、成瘾性和安全性方面都有了不小的进步,但遗憾的是不仅成瘾性依旧存在,而且异常睡眠行为也时有发生,例如梦游、睡眠驾驶及在未完全清醒的状态下参加日常活动等。这些异常睡眠行为甚至可能发生在从未出现过此类行为的患者,或是在最低推荐剂量下服用药物的患者,以及仅服用过一次此类药物的患者身上。

清单:那在您看来,一种理想的镇静催眠药需要具备哪些特点?

孙伟:从有效性和安全性两方面考虑的话,一种理想的镇静催眠药至少要具备以下几个特点:

实现快速入睡;

不会破坏正常睡眠结构;

无残余效应,不会造成次日功能损害;

不会影响记忆功能以及呼吸功能;

不会与酒精或其他药物产生相互作用;

不存在滥用风险;

不存在戒断反应。

清单:除了临床使用的处方类镇静催眠药之外,市面上还有不少使用抗组胺成分的非处方类睡眠改善药,如日本白兔制药的"DREWELL"。不知道您怎么看待这类睡眠改善药?它和我们通常用来治疗过敏的抗组胺药是一类药物吗?

孙伟:是同一类药物。因为抗组胺药非处方药的属性以及可以导致昏睡的副作用,经常被失眠患者用来进行自我处理。不过根据最新版本的《中国失眠障碍诊断和治疗指南》,我国临床上并不推荐定期使用抗组胺药来治疗失眠。至于原因,一是药效不明确,

2019 年，美国食品药品监督管理局要求唑吡坦、扎来普隆和右佐匹克隆这三种抗失眠药物在其说明书上添加黑框警告[1]，同时对用药指南做出修改和警示。

2005

塞普拉柯公司开始以 Lunesta 的名字销售右佐匹克隆——S 型佐匹克隆。不仅有效性和安全性更高，而且成瘾性明显低于苯二氮䓬类镇静催眠药。

目前还没有充分的临床数据支持；二是副作用明显，第二天容易疲倦和眩晕。

清单：治疗失眠的推荐药物中还包括多塞平（Doxepin）这样的三环类抗抑郁药[2]。据我所知，和普通抗组胺药一样，这类药物也是通过抗组胺作用达到治疗失眠的目的。两者的差别在哪里？

孙伟：两者原理相同。区别在于在治疗失眠上，普通抗组胺药的药效并没有得到临床验证，而像多塞平这样的处方抗抑郁药则有充分的临床数据证明它的药效。所以，我们推荐使用具有镇静作用的抗抑郁药治疗失眠，特别适用于伴有抑郁或焦虑障碍的失眠患者。

对于失眠，不要轻视，也不要恐惧。
在保证及时就医和遵照医嘱的前提下，
充分考虑药物之外的治疗方式。

① 黑框警告，是美国食品药品监督管理局对上市药物采取的一种最严重的警告形式，出现在说明书的最前端，旨在以醒目的标志提醒医师和患者在药物使用过程中潜在的重大安全性问题。

② 三环类抗抑郁药，是抗抑郁药的一种，因其化学结构中有三个环而命名。因为具有抗胆碱，能和抗组胺作用，所以会产生嗜睡、困倦、镇静等副反应，可以用来帮助治疗失眠。

褪黑素，可能你根本没吃对

揭示“暗夜荷尔蒙”的秘密

撰文 秦经纬　摄影 舒卓

褪黑素可以助眠、抗老？

提到安眠药，不少人对它的态度都比较消极，觉得它会让人记忆力下降，一旦吃上就会依赖。尤其是在看到一些负面报道之后，例如滥用安眠药会出现精神问题、服药过量导致死亡等，对它就更是“谈药色变”了。

但很多人对褪黑素的看法完全相反，甚至会把它当保健品经常服用，因为它可以“助眠、美容、健脑，帮助倒时差，甚至还能减缓衰老”。

但褪黑素真的有这么神奇吗？先说结论吧：外源性褪黑素，包括市售非处方药类的褪黑素产品，在助眠、抗老方面的效果并不明确，且持续有效时间短；处方药类的褪黑素受体激动剂类药物，在提高睡眠效率和克服昼夜节律失调的睡眠障碍上有一定效果。同时，褪黑素类药物和保健品在一定剂量范围内短期服用副作用不大，但长期服用是否有害尚无明确结论。

褪黑素是什么？

褪黑素又被称为“暗夜荷尔蒙(the hormone of the night)”，是由大脑中的松果体分泌的。当外部光线从眼睛到达主生物钟所在的视交叉上核时，它会将光信息传达到松果体，而松果体会随着光线变化有规律地调整褪黑素的分泌量：在我们入睡前大量分泌，为肌体做好睡眠准备；随着光照越来越强，褪黑素也就产生得越来越少，帮助我们顺利醒来。

褪黑素需要通过激活受体来发挥生物作用，人类的褪黑素受体有 MT1、MT2、MT3 三个亚型，其中 MT1 有抑制生物钟、诱导睡眠起始的作用；MT2 主要涉及昼夜节律的调节；而 MT3 的作用目前还不明确。也就是说，如果使用的褪黑素产品不能激活对应受体，那么就很可能是无效的。

外源性褪黑素有用吗？

常见的外源性褪黑素一般是人工合成，或者从动物的松果体中提取而来，当我们服用后能否精准激活褪黑素受体，并达到理想效果目前还不十分明确。而我们在市面上能买到的褪黑素类产品，例如汤臣倍健（BY-HEALTH）和健安喜（GNC）的褪黑素片、维塔芙（Vitafusion）的褪黑素软糖都属于这一类。

而且褪黑素并不遵循典型的剂量－效应曲线，因此吃得多并不代表就能更有效。同时，对于并不缺乏褪黑素的人群来说，人为从外部补充的效果也不确定，还有可能让大脑对这种激素降低敏感性。而且由于褪黑素半衰期短（大约 10 分钟），作为保健品使用浓度会高于生理浓度，长期使用对自身内源褪黑素分泌可能产生影响。

在《外源性褪黑素对睡眠作用的荟萃分析(Meta-Analysis)》一文中，徐婷娟等研究者们对 276 个受试者做了荟萃分析后发现：外源性褪黑素可以使睡眠潜伏期缩短12.69分钟，睡眠效率提高5.15%，总睡眠时间延长7.6分钟。该研究的结论是，外源性褪黑素对治疗睡眠可能有一些作用，但更针对本身夜间褪黑素缺乏或分泌不足的老年人，对于最佳给药剂量和时间还有待研究。

而多个其他单项研究都表明，褪黑素在抗老、美容、维持睡眠方面的效果并不显著，并且将它作为保健品长期或大量服用还可能有副作用。

例如在白昼较短的冰岛，每年冬季都有占相当比例的人患有冬季抑郁症，而这些患者体内分泌的褪黑素含量是正常人的2.4倍。因此褪黑素服用过量有可能令人白天也昏昏欲睡，继而影响肌体本身正常的昼夜节律和睡眠效率，导致失眠等睡眠障碍发生，甚至引发抑郁症。

虽然外源性褪黑素在长期改善睡眠方面的效果不确定，但对于某些特定情况，在短期使用还是有一定效果并且相对安全的。比如，它对于轮班工作带来的节律失调型睡眠障碍、跨越多个时区后的时差反应是有改善作用的，但这方面的研究在临床应用上仍无一致性结论。

也就是说，当你准备做一次跨越5个或更多时区的飞行时，在目的地于睡前时间服用褪黑素可能会减少时差反应，但也无法让你直接将时差倒过来。

褪黑素在抗老、美容、维持睡眠方面的效果并不显著，并且将它作为保健品长期或大量服用还可能有副作用。

褪黑素类药物对哪些病症有效？

褪黑素受体激动剂，如雷美替胺（Ramelteon），目前已经被美国食品药物监督管理局批准用于治疗失眠，但这种药在国内还处于临床试验中。它的原理是通过模拟人体内源性褪黑素，选择性作用于MT1、MT2受体上，起到治疗作用。

这种药主治由于入睡困难、昼夜节律失调导致的失眠障碍。它可以缩短患者睡眠潜伏期，但仅在第一周增加总睡眠时间，同时对于睡眠结构没有显示出有临床意义的改善，常见的副作用有头痛、疲劳、嗜睡等。

也就是说，这种褪黑素受体激动剂可以让患者短期减少入睡时间、调整昼夜节律，但长期使用效果并不明显。

总的来说，外源性褪黑素产品只对特定人群，如褪黑素缺乏的老年人、需要改善时差反应的人有一定效果，但不宜长期大剂量服用；而褪黑素受体激动剂对某些失眠病症有治疗作用，但长期使用无法有效提高患者的睡眠质量，而且需要在医生指导下选药服药。同时，褪黑素类产品虽然短期服用副作用小，但并不排除长期使用的风险，如果有睡眠问题，还是要及时就医，并从改善自身生活习惯着手。

解决失眠，其实可以不吃药

撰文 张婧蕊　插画 毛毛虫虫　部分图片摄影 舒卓

当我们面对失眠，首先会想到的解决方式可能就是服用安眠药。但其实除了药物治疗，以心理学为基础的认知行为疗法才是治疗慢性失眠的首选方法。

想要治疗失眠，首先要知道我们为什么会失眠。

1987 年，心理学家斯皮尔曼（Spielman）提出的 3P 模型将造成失眠的主要原因归纳成了三个因素：

3P 模型

因素	表现	结果
1/ 易感因素 天生性睡眠生成系统功能低下或有高度觉醒反应	● 有家族失眠史 ● 性格敏感，容易过度焦虑	与生俱来容易失眠
2/ 诱发因素 失眠发生的诱因	● 家中出现变故 ● 人际关系矛盾 ● 工作、学习压力过大 ● 慢性疾病	导致出现急性失眠
3/ 维持因素 为了应付失眠，所采用的各种不良应对策略	● 晚上过早上床 ● 白天频繁补觉 ● 睡前饮酒助眠	继而发展为慢性失眠

一旦出现诱发因素，我们就可能出现急性失眠的状况。急性失眠不可怕，但如果我们没有正确对待，反而用一些错误行为去刺激它产生维持因素，那急性失眠就有可能转变成慢性失眠。打个比方，有些人因为失业的压力而失眠，但找到了工作之后还是睡不着，这很有可能就是因为在急性失眠期采取了一些不当的睡眠策略，导致诱发因素转变成维持因素所造成的。

在床时间过多和卧室中与睡眠无关的行为增多是维持因素出现的主要原因，而失眠的认知行为治疗（cognitive-behavioral treatment of insomnia，简称 CBT-I）主要就是通过控制患者待在床上的时间和阻止卧室中与睡眠无关的行为的发生来消除维持因素，从而治疗慢性失眠。

简单来说 CBT-I 就是一种心理治疗，通过每天撰写睡眠日记，每周和医生见面约谈，利用刺激控制、睡眠控制等治疗方法，使身心重新回到一个健康的睡眠状态。

经过大量的临床数据验证，CBT-I 治疗慢性失眠的短期疗效（4 ~ 8 周）与安眠药相当，而长期治疗的效果更为突出，治愈率能够达到 80%，并且无任何副作用、安全性很高，是目前国际上首选的治疗慢性失眠的方法。

记录你的睡眠情况

CBT-I 治疗的第一步，就是要求患者写睡眠日记。医生会指导患者记录每天与睡眠有关的各种信息，比如：就寝和起床时间、大概过了多长时间才睡着、睡眠途中醒了几次、服用过什么药物、睡前吃了什么等等。

通过睡眠日记你可以了解自己每天睡眠的基本情况，同时也为医生研究你的睡眠规律及影响因素提供了素材。

睡眠日记

姓名：________ 天数：________ 日期：________

● 今天的用餐时间

早餐：________

午餐：________

晚餐：________

● 在每个时间段你有以下哪些行为？

	早餐前或早餐时	早餐后到午餐前	午餐后到晚餐前	晚餐后
含咖啡因的饮料				
含酒精的饮料				
抽烟				

● 今天用了什么药物？

药名	用药时间	剂量

● 白天小睡了________次

开始时间：________ 结束时间：________

● 上床的时间：________

熄灯睡觉的时间：________

多少分钟才入睡：________

最终醒来的时间：________

如何醒来：闹钟□ 吩咐他人唤醒□ 被吵醒□ 自然醒□

入睡后，夜间醒来的次数：________

醒来的总时间：________

醒来的原因：________

● 自我评级

睡眠质量：非常差 0 1 2 3 4 5 非常好

起床后的情绪：非常紧张 0 1 2 3 4 5 非常平静

起床后的清醒程度：非常昏沉 0 1 2 3 4 5 非常清醒

重塑床与睡眠的关系

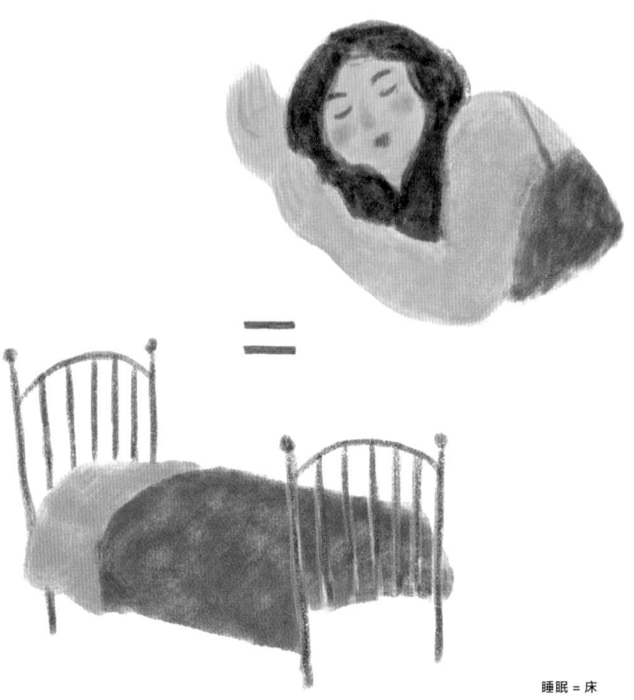

睡眠 = 床

看书、玩手机、打游戏……我们经常会在床上做很多与睡眠无关的事，但这些行为恰恰削弱了床与睡眠之间的联系，让入睡变得更加困难的同时也更容易从睡眠状态中醒来。

而 CBT-I 中的刺激控制疗法则通过某些指令来限制患者清醒时躺在床上的时间和行为，从而加强床与快速而稳定的睡眠之间的联系，比如：

① 当感到困倦时才上床；

② 除了睡眠和性活动外不要在床上进行其他活动；

③ 醒来的时间超过 20 分钟时离开卧室；

④ 再次有睡意时才能回到床上；

⑤ 不论睡眠量多少，在一周七天内保持一个固定的起床时间；

⑥ 日间不要打盹。

其中③和④可重复进行。

一旦床与睡眠重新建立联系，大脑中形成条件反射，那我们上床之后很快就会感到疲倦，迅速进入睡眠状态。

压缩在床时间
提高睡眠效率

假如你每天晚上 11 点上床，第二天早上 10 点起床，在床的时间有整整 11 个小时，但如果除去睡眠潜伏期和中途醒来的时间，实际入睡的时间只有 5 个小时的话，显然，你的睡眠效率是很低的。

为了提高睡眠效率，医生会通过延迟就寝时间来控制在床时间，再保持一个固定的觉醒时间，这样就能使在床时间和平均总睡眠时间尽量接近。然后再逐步将就寝时间往前提，慢慢增加总睡眠时间，这种治疗方法就是睡眠限制疗法。

明明都没有得到足够的睡眠，却还要延迟睡觉的时间？睡眠限制的治疗方法虽然看似矛盾，但其实它是化零为整，将短的睡眠整合成一段长的睡眠；另外，延迟就寝时间还能够有效增加睡眠驱动，从而提高了睡眠的稳态性。睡觉时间虽然推后了，但你的睡眠总时间并没有因此减少，反而更加完整且稳定。

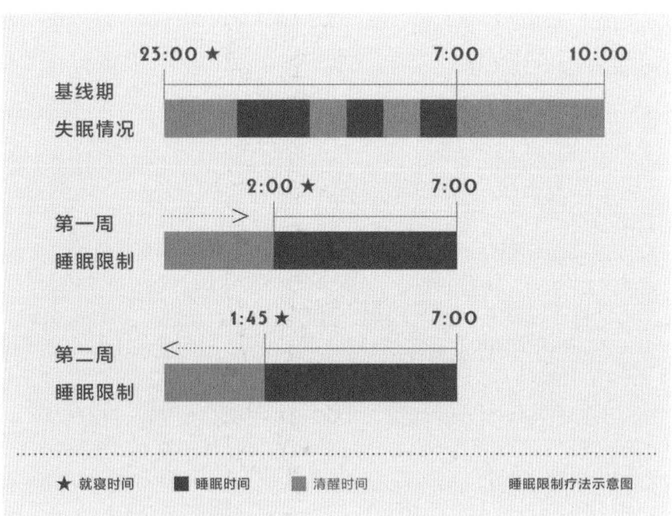

睡眠限制疗法示意图

除了上述提到的几种主要的治疗方法，还有一些例如认知疗法、放松训练等辅助疗法，具体的治疗方案可以根据自己的实际情况，在医生的指导下进行。

与药物治疗相比 CBT-I 可能需要投入更多的时间和精力，效果也没有药物治疗来得直接，很多人会因此半途而废。所以对于 CBT-I 来说最宝贵的就是坚持二字，积极配合治疗、严格遵循医嘱、坚定自己的信念。如果能做到这三点，战胜失眠也许并没有那么遥不可及。

一旦床与睡眠重新建立联系，
大脑中形成条件反射，
那我们上床之后很快就会感到疲倦，
迅速进入睡眠状态。

本文授权转载自公众号“渡过”

治疗失眠，重在激活自身睡眠能力

撰文 萱草　编辑 张婧蕊　部分图片摄影 王海森

调整了对睡眠的认知之后，

我减少了对失眠的焦虑和恐慌，

状态慢慢越变越好。

去年 3 月，我因严重失眠去广安门医院就诊，被诊断为抑郁状态，开始吃抗抑郁药和佐匹克隆。

除了抑郁带来的各种躯体症状，困扰我的最大敌人便是顽固且严重的失眠。

那个冬天，我一夜夜躺在床上辗转难眠，整晚睁眼到天亮。吃安眠药也只能睡几个小时，甚至完全睡不着。严重的失眠让我的心跳失去正常速率，精神无法集中，手不自觉地抖，整个人处于严重的绝望和焦虑之中。

最严重的那个月，佐匹克隆吃下去也只能睡 3 至 5 个小时。那些天，每到快睡觉时，我看着安眠药就紧张。我还这么年轻，不知道依赖药物的日子何时是尽头。

安眠药吃到第二个月，睡眠仍没有明显改善，一旦不吃，就又恢复到整宿不睡的状态。

这时，我的精神科医生王健问我，是愿意继续吃安眠药，还是参加他主持的 CBT-I 失眠认知行为疗法的项目，慢慢戒断安眠药。

他告诉我，CBT-I 在美国做了十几年了，被证明几乎是最有效的对抗顽固慢性失眠的方法。在中国刚开始不久，如果愿意，我可以成为这个项目的志愿者，参加 8 周的治疗。

了解睡眠、认识睡眠

出于信任，我加入了项目组。

第一次治疗是团体课，大家坐在一起由医生讲解如何认识慢性失眠，以及治疗原理是什么。

我了解到，慢性失眠是由易感因素、社会因素，以及维持因素造成的。CBT-I 治疗手段从失眠的维持因素介入，学习应该如何入睡，如何应对夜醒、早醒等问题。整个治疗过程中，团体课共 5 次，主要是纠正对睡眠、失眠的错误认知；此外，每周见一次自己的医生，讨论对睡眠的认知。

疗程最主要的内容是每天写睡眠日记，用医生给的表格记录每天几点入睡、用了多久入睡、几点夜醒、夜醒多久离床、早上几点起床等一系列数字。医生会根据第一周的数据，规定每天上床准备入睡的时间，以及起床时间。并告诉我，必须严格每周去见一次主治医生，跟他讨论自己的执行情况，影响入睡以及夜醒、早醒的原因。医生用总睡眠时间除以总在床时间得出睡眠效率，当睡眠效率在某个数值以上时，就会把上床的时间提前 15 分钟。

人天生具有睡眠能力，通过限制在床时间激活身体的睡眠能力。不可以早上床，要熬到困得不行了再上床。躺下一旦超过 20 ~ 30 分钟无法入睡，千万不能继续躺着，一定要离床，离开卧室，去做一些枯燥无聊的事情，比如读英文的电器说明书（以防止看到有趣的读物或者电视剧越来越兴奋），有困意再返回卧室去睡觉。如果 20 ~ 30 分钟还是无法入睡，继续重复这套流程，直到睡

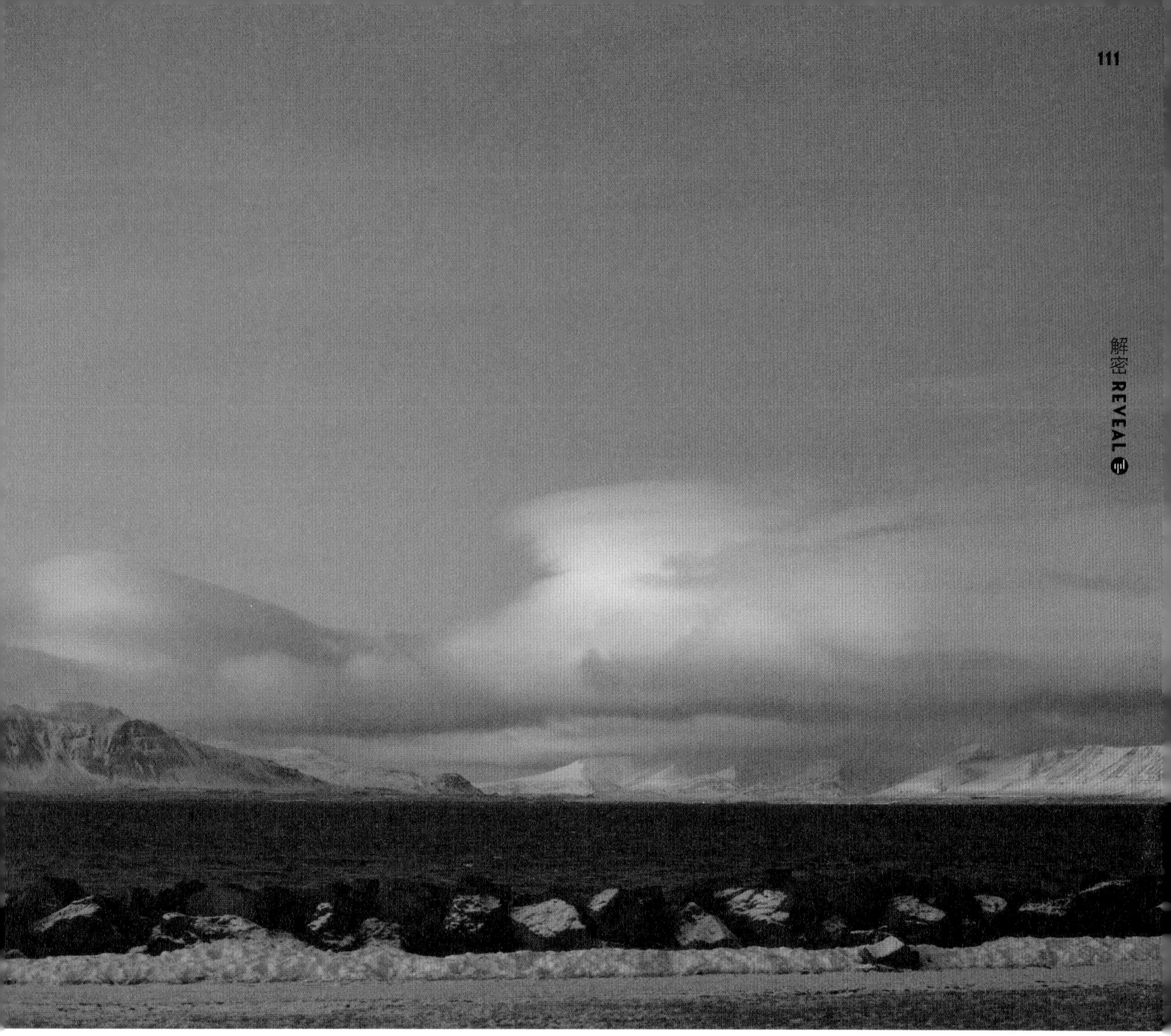

着为止。夜醒之后的应对方法亦是如此。

此外，除了睡觉，不要在卧室里逗留。除了规定的上床时间，其他时间要站着或坐着，不能躺在沙发或者其他地方。这样做的目的是让人对床和躺着的状态形成明确的条件反射：只要躺在床上，就是入睡状态。

失眠不可怕

在运用 CBT-I 疗法治疗失眠的同时，我也跟随老师学习了很多有关睡眠的知识，调整了我原先对于睡眠的错误认知。

我总结了一下，大致包括以下内容：

（一）失眠是个问题，但也不至于太可怕，并不意味着患有其他重大疾病。现在很多养生节目过于渲染失眠的危害性，让患者对失眠过度焦虑，这往往是“越睡不着越焦虑”的主要心理根源。

（二）子午觉没有科学依据，不睡子午觉不会对身体产生危害。

（三）睡眠时间因人而异，“睡不够 8 小时就是慢性自杀”等类似的宣传是伪科学。即使每天睡 3 ~ 4 个小时，只要自我感觉不影响第二天的生活，也不应焦虑，要接受自己睡眠时间少的现实。

（四）人人都会做梦，如果醒了记得自己的梦，只是说明自己在睡眠的“快速眼动期”醒来，并不代表睡眠质量差。

通过这些对失眠认知的矫正，大大减少了我对失眠本身的焦虑，接纳了自己的真实状态。

入组第三周，我就成功戒掉了佐匹克隆。后面的时间，都是在医生的指导下调整睡眠规律，改善睡眠质量。

这当中，也有失眠反复。比如频繁夜醒后睡不着，中间仍伴随抑郁的躯体症状：半夜醒来心律失常，上肢疼痛，大汗等。在使用 CBT-I 疗法的同时，我也通过正念观呼吸等方式调整自己。

最主要的是，调整了对睡眠的认知之后，我减少了对失眠的焦虑和恐慌，状态慢慢越变越好。

现在我已经完全摆脱了失眠，逐渐走出抑郁状态。通过战胜失眠和抑郁，对控制自己的情绪和身体积累了经验和信心，整个人的状态好了很多。

我想，治疗失眠最重要的是不断探索自己的内心，学习控制情绪的方法，让自己的心态和状态越变越好。这应该是失眠和抑郁带给我生命的一份礼物。

睡眠医学中心就诊指南

撰文 曹鑫　编辑 张婧蕊　插画 毛毛虫虫

如果你的睡眠问题已经严重影响到了日常生活，并且给你的身心都带来极大的困扰和痛苦，那么此时选择去睡眠医学中心就诊，接受专业的医疗帮助是非常有必要的。

普通门诊 1

初步诊断睡眠相关疾病、开具相关检查

睡眠医学中心 2

多导睡眠监测 3-1

多导睡眠监测的方法主要包括两种：

第一种是患者在睡眠中心做整夜的多导睡眠监测，监测内容包括脑电、肌电、眼电图、气流、呼吸、血氧饱和度、心电、音视频等指标。

第二种是家庭睡眠监测，指患者将睡眠呼吸监测仪带回家，在家里进行整夜的睡眠呼吸监测，第二日再将监测仪送回睡眠医学中心，进行数据下载。监测内容包括睡眠结构、睡眠期间的呼吸、血氧饱和度、鼾声等指标。

用于诊断睡眠相关呼吸障碍，排除异态睡眠、睡眠相关肢体运动障碍等疾病。

睡眠日记 3-2

睡眠日记是通过每日记录关灯准备入睡、睡眠、卧床、起床等情况，来了解睡眠质量、睡眠节律的方法。

体动仪监测

通过体动监测仪记录的腕部活动的数据变化，推测出睡眠和清醒的时间。

用于诊断失眠、节律障碍

多次小睡试验和醒觉维持试验 3-3

进行 4 ~ 5 次小睡，分别测试入睡情况、维持觉醒的能力，监测内容包括脑电、眼电、下颌肌电、心电图等，以分析睡眠结构。

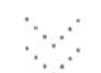

用于判断日间嗜睡状况

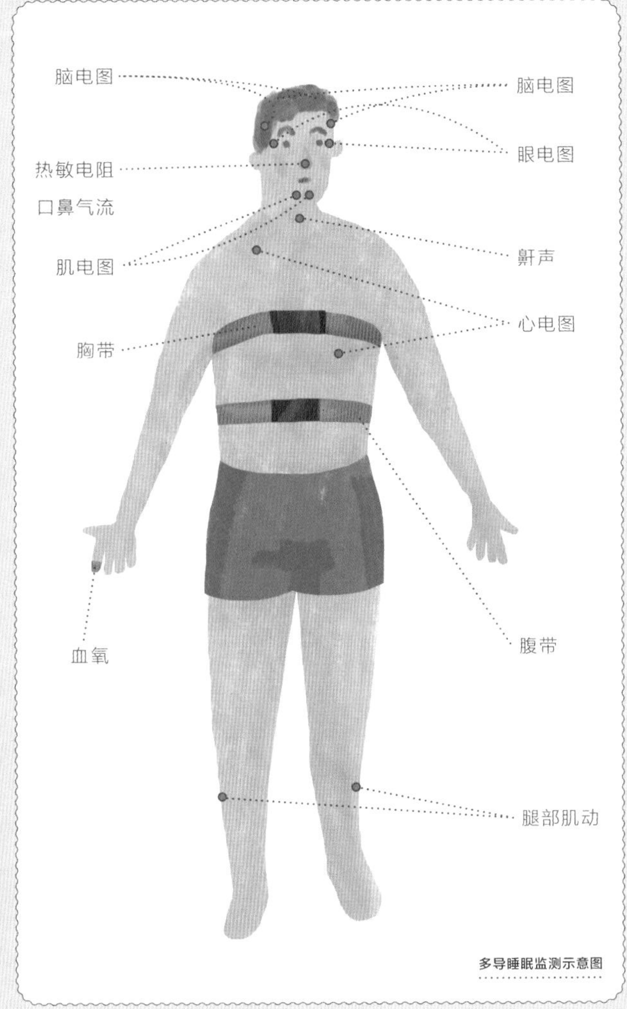

多导睡眠监测示意图

什么是睡眠医学中心？

在大众的认知里，我们好像很少把睡不好当成一种病。但实际上，现在确诊的与睡眠相关的疾病有将近90种，主要可以分为两大类：睡眠本身失调的疾病（如失眠、睡眠增多、节律障碍等）和在睡眠中并行的疾病（如睡眠呼吸障碍、异态睡眠、睡眠相关运动障碍等）。

就像当我们的心脏出了问题，需要去做心电图；我们骨折了需要去拍X光片、做CT检查一样，当我们的睡眠出了问题，也需要通过一系列检查来帮助我们确诊睡眠疾病，而睡眠医学中心作为睡眠医学研究的基础实验室，就是用来诊断和治疗这些睡眠疾病的地方。

从20世纪80年代黄席珍教授在北京协和医院创立国内第一家睡眠呼吸障碍诊疗中心至今，我国已有5000余家不同规模的睡眠医疗中心，基本上各省市的三甲医院都会设立睡眠医疗中心。但根据睡眠医疗中心的级别不同，侧重诊疗疾病不同，所挂靠的科室也会有所不同，主要涉及的科室有呼吸科、精神心理科、耳鼻咽喉头颈外科、口腔科、神经内科以及心脏内科等。

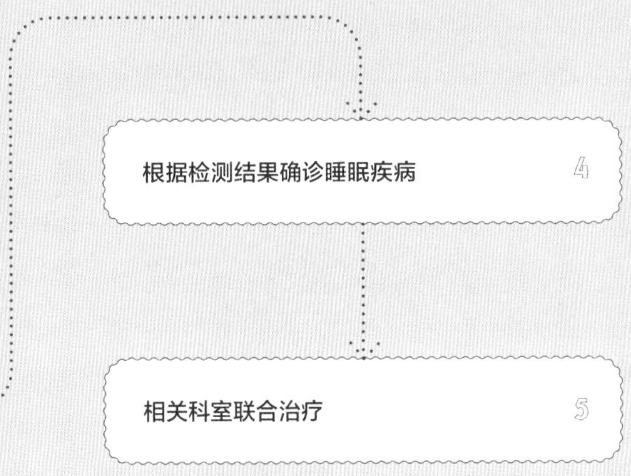

就诊过程

正因为挂靠在不同科室下的睡眠医疗中心侧重诊疗的疾病会有所不同，所以在前往就医前，可以先判断一下自己的睡眠问题属于哪一方面。如失眠、睡眠节律障碍疾病等可能需就诊于精神心理科睡眠医学中心，睡眠呼吸障碍可能需要就诊于耳鼻咽喉头颈外科、呼吸内科相关睡眠医学中心。

让孩子好好睡觉

撰文 / 摄影 舒卓　模特 Jieming

睡不好不仅会影响孩子的身体发育，还会对其心理、性格、社会性和家庭关系等方面带来负面影响。让孩子好好睡觉，更容易养出一个“好孩子”。

你需要重视孩子的睡眠

组建西北大学儿童纪念医院睡眠障碍中心的马克·维斯布鲁斯医生，在观察了一万多名孩子后，发现婴幼儿时期的睡眠习惯和质量会影响他们成年后的睡眠，如果不及时干预孩子的睡眠问题，一些习惯就很难根除了。

睡眠模式与孩子的脾气、哭闹行为是紧密相关的，对高速发育阶段的孩子来说，睡眠之于大脑，如同钙质之于骨骼。而且有些问题在长大后才会被发现，例如注意力不足、多动症、学习障碍、抗压能力差、缺乏好奇心和同情心，甚至是不懂幽默，都和年幼时的睡眠状况相关。

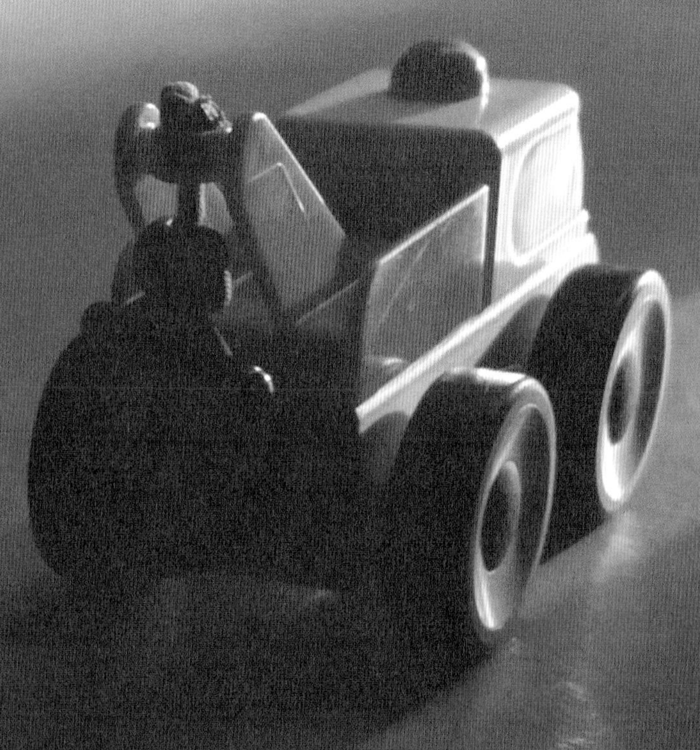

刚出生的孩子没有昼夜概念

孩子刚出生时是醒着的，然后会入睡，接着醒来，大约 10 小时后会再次入睡，这个阶段的醒 / 睡模式或者说节奏是自然发生的，与是否饥饿无关。不要害怕孩子因为睡太多，担心吃奶时间不够而去叫醒他们，谨记婴儿期睡眠比吃奶重要。

刚出生时是婴儿睡眠的甜蜜期（但如果婴儿晚于预产期出生，就会错过这个总在睡觉的安静时光了），他们的身体和大脑迅速发育，接着几天后一直到 6 周内，很容易出现哭闹、缠人的情况，这个几乎无法避免，也是“月子”里孩子难带的原因（我们传统的“月子”并不是 30 天而是 42 天，这也恰好吻合 6 周的时间）。

体温、皮质醇、褪黑素逐渐发挥作用

孩子的体温白天上升，晚上下降，6 周大时，睡着时的体温会大大低于临睡前，6 周后这一差距会进一步增大，同时睡眠时间也跟着延长了。也是在这个时期，哭闹行为开始减少，孩子对昼夜逐渐有了感知能力，开始形成夜间睡眠机制，等到 12 到 16 周大时，睡眠模式开始逐步成型。3 到 6 个月大时，皮质醇的分泌会逐渐规律，在清晨达到最高，午夜最低，这关系到孩子的情绪和行为亢奋与否。

新生儿体内褪黑素水平较高，这是由母体的松果体分泌并通过胎盘传输给婴儿的。出生一周内，继承自母体的褪黑素逐渐消失，约 6 周后随着自身的松果体发育，婴儿才开始自己分泌褪黑素，但量很微小，到 12 周到 16 周时，才能规律地在夜间达到峰值。

这些因素共同决定了孩子出生后的睡眠状况，同时养育者也要在这个过程中去摸索变化中的睡眠规律，尽量排除干扰因素，包括身体和环境方面的不适，更不要主动去破坏孩子的睡眠规律，避免在睡梦中叫醒他们。每一次干扰，孩子的身体都要花时间去调整，这也会反过来影响养育者的观察。

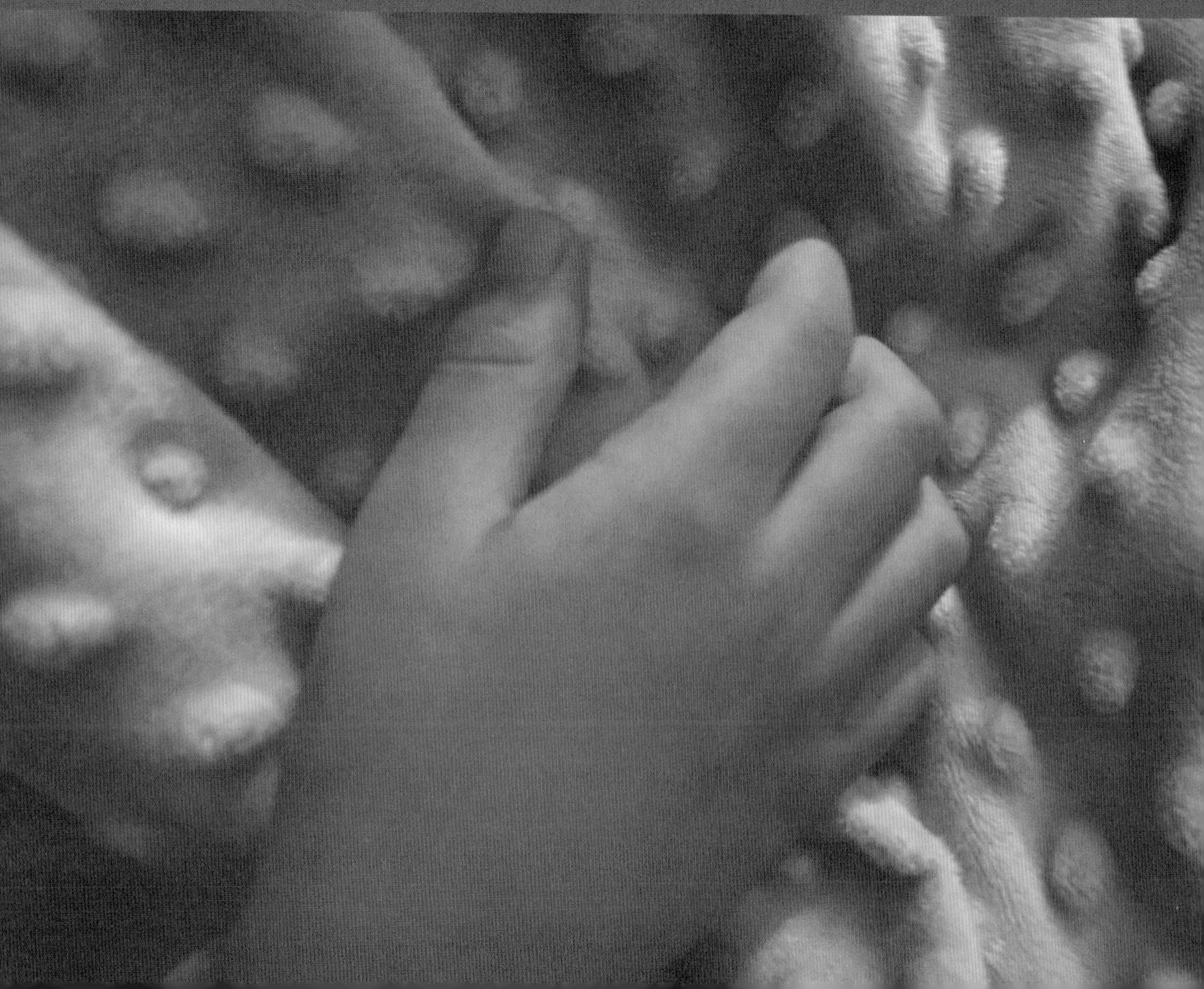

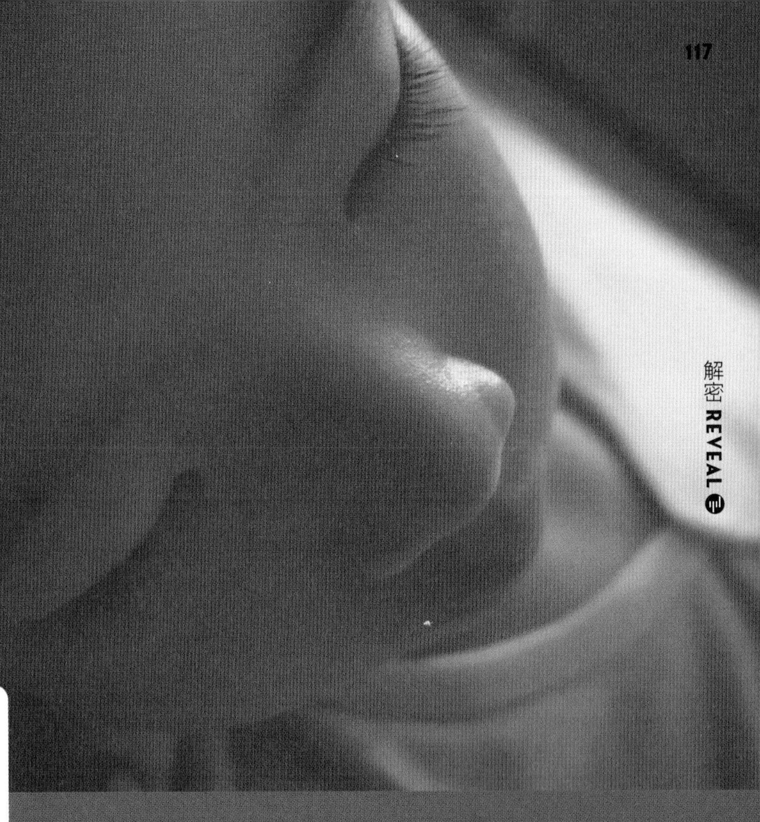

● 留意宝宝犯困的迹象

留意宝宝犯困的迹象
活动减少
行动速度放慢
话语（咿呀声）变少
吮吸动作越来越不明显，越来越慢
更加安静平静
对周围事物兴趣降低
眼神涣散不集中、眼皮下垂、哈欠

● YES or NO

说法	YES or NO
剥夺孩子白天的小睡	×
随意改变孩子白天小睡的规律	×
白天睡得好，晚上才能睡得好	√
有时早醒是因为睡得太晚了	√
白天睡觉拉窗帘	×
白天保证一定量的日光接触有利于形成昼夜规律	√
白天小睡保持绝对安静	×
在摇篮或汽车内睡觉	×
用奶嘴安抚情绪帮助入眠	√
整个睡眠过程都含着奶嘴	×
运动量越大、越消耗精力孩子睡得越好	×
注意观察宝宝的睡眠规律，睡前避免过于兴奋和高耗能的游戏	√
越累越困越容易入睡	×
孩子睡不好是因为母乳质量不好	×
养育者的情绪尤其妈妈的情绪会影响孩子的睡眠	√
妈妈不一定总是哄睡的最佳人选	√
当孩子出现哭闹、易怒、难哄的情况，常常是疲倦过度，错失了最佳哄睡时机	√

“哄睡”是个技术活

在生命初期这个特殊的阶段，孩子各方面都有待发育，不能够自主入睡，“哄睡”几乎是每个养育者都要面对的功课，不单需要心绪平静，更要有技巧。这些睡前程序，也许可以帮助你和孩子更好地度过“学习睡着”的阶段：

◎ 入睡前，尽量减少外界的刺激：噪音、灯光、玩耍等；

◎ 卧室保持安静，关闭灯光，温度与湿度适中；

◎ 洗个温水澡；

◎ 浴后轻柔按摩，同时涂保湿乳；

◎ 穿睡衣（避免宝宝踢被子后因为冷而提前醒来）并准备好干爽的小毯子；

◎ 喂奶，并拍出奶嗝；

◎ 轻拍宝宝或者把宝宝放进摇篮里轻柔摇摆（只推荐作为睡前仪式，在宝宝有了困意后最好把宝宝放进婴儿床）；

◎ 哼唱摇篮曲；

◎ 说一些宝宝喜欢听的词或短语，发出宝宝喜欢听的声音；

◎ 做有规律的哄睡动作，尽量避免奶睡，对于不太容易入睡的宝宝，拍睡时可用手臂或部分身体轻压宝宝；

◎ 如果宝宝必须在大人怀中入睡，那么把宝宝放在床上时的动作要尽量轻柔，最好是在入睡 15 分钟后再放下，针对易醒的宝宝,在放下后可用手臂或部分身体轻轻压在宝宝身上数分钟;

◎ 不要一听到宝宝发出声音就立刻冲过去看，避免这些行为导致宝宝彻底中断睡眠；

◎ 保证宝宝在白天有足够的小睡，抓住宝宝犯困的时机；

◎ 养育者需要有足够的耐心、信心和爱意，以及平和的情绪，这些能够给宝宝提供安全感。

床的历史

原来为了睡好，我们曾经这么努力

撰文 高龙　插画 毛毛虫虫

说起床，我们每个人似乎都知道不少。但说起这件陪伴我们人生近三分之一时间的物件，我们对床似乎又知道得不够多。

而想要深入了解任何事物，历史总是一个不错的切入点。

西方的床

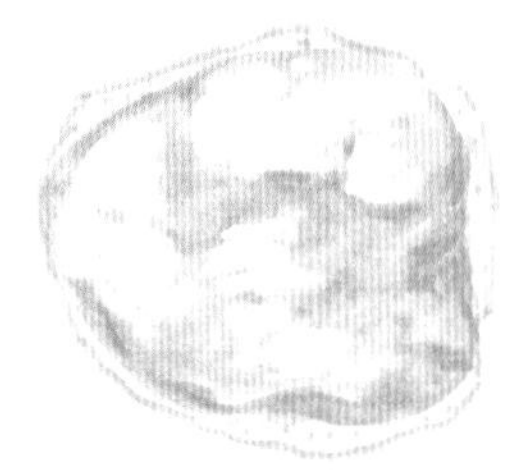

01

最早的床，是由草和叶子堆成的。世界上最古老的床可以追溯到77，000年前的南非夸祖鲁－纳塔尔省。本质上，它是一张由不同植物叠加而成的厚垫子，大约30厘米厚，2平方米大，可以容下整个家庭睡在上面。

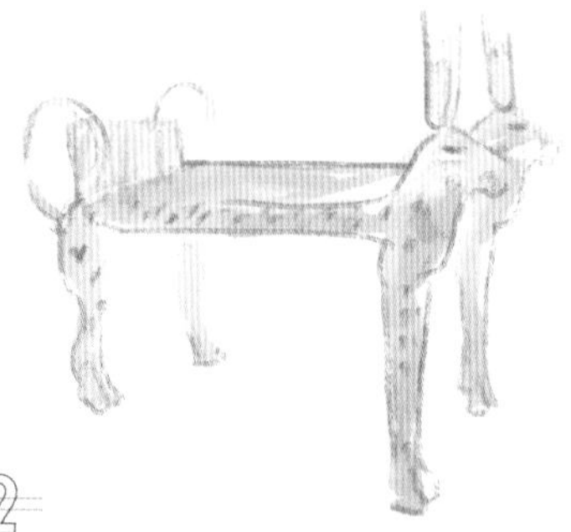

02

有一种床，叫作法老的床。床的发展，在古埃及时代达到了第一个巅峰，其中最具代表性的就是出自法老图坦卡蒙墓葬的哈托尔牛头灵床：包裹金箔的乌木床架，栩栩如生的牛头装饰和牛蹄床脚，现在看来依旧令人叹为观止。

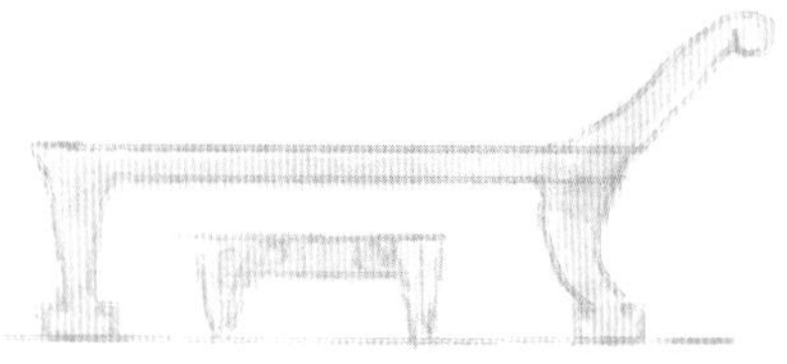

03

带靠背的卧榻——沙发？沿袭了古希腊人的生活方式，古罗马人也喜欢在卧榻上睡觉和进餐。于是富足而强大的古罗马人开始对自己的床进行升级：不仅在外观设计中大量使用镶嵌和浮雕工艺，还创新地为卧榻加入可以倚靠的靠背。这也成为现在沙发的雏形。

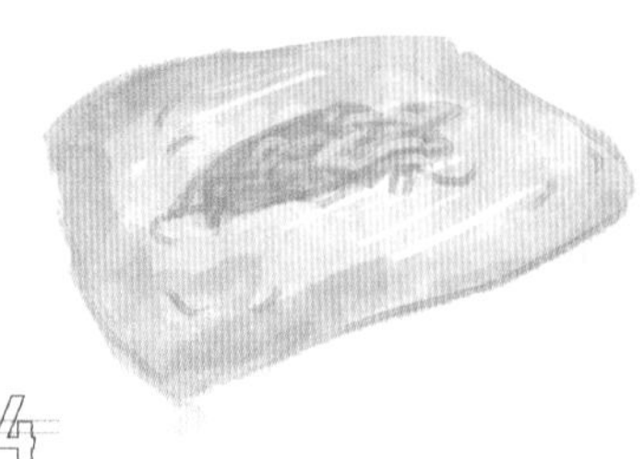

04

床垫的诞生可能与裸睡有关。进入中世纪以后，欧洲底层人民的起居标准一下退回新石器时代。以德国人为例，他们所谓的床就是在一堆叶子上铺上皮革。艰苦的条件以及裸睡的习惯孕育出现代床垫的雏形——一个填满羽毛、羊毛或头发的皮革袋子。

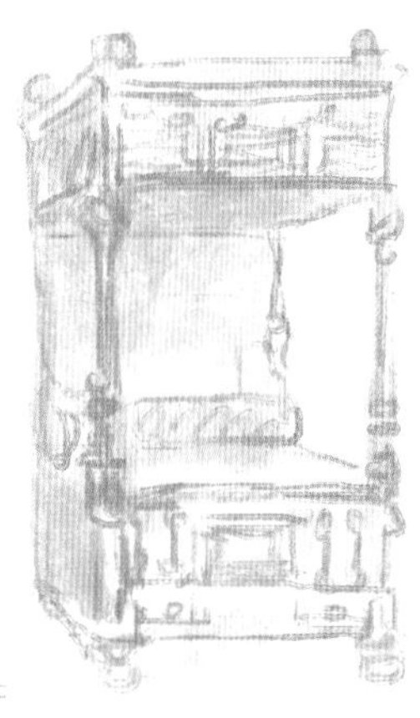

05

四柱床，既是贵重财产，也是隐秘空间。 12 ~ 14 世纪堪称古埃及之后床具发展的第二个巅峰，不仅床垫正式诞生，还出现了为了私密而生的四柱床。在当时，一张配有奢侈华盖、帷幔以及床罩的四柱床是让人称羡的贵重财产。

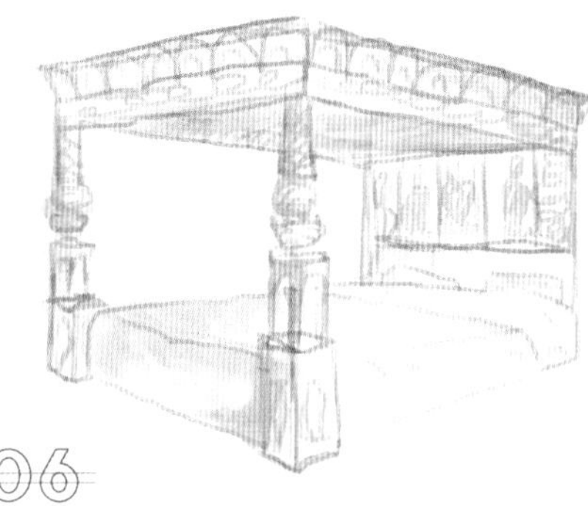

06

比特大号还大的床有多大？ 从 15 世纪开始，床的尺寸开始越变越大。15 世纪时，床的尺寸最大可达到 2.4 米 x 2.1 米，比现在的特大号还要大；到了 16 世纪，位于英国赫特福德郡的白鹿酒店（White Hart Inn）中甚至还出现了 3.38 米 x 3.26 米的超级大床，据说可以同时睡下 16 个人。

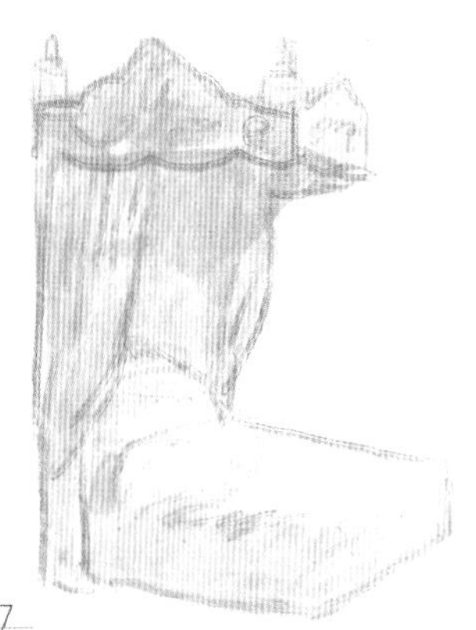

07

为床品而疯狂。 文艺复兴的 300 年，既是床的尺寸越变越大的 300 年，也是欧洲上流社会为床品疯狂的 300 年。人们对奢侈床品的无尽追求甚至催生了包覆师这个职业，他们的任务只有一个，那就是想尽办法让整张床密不透风，最大限度地保证温暖和舒适。

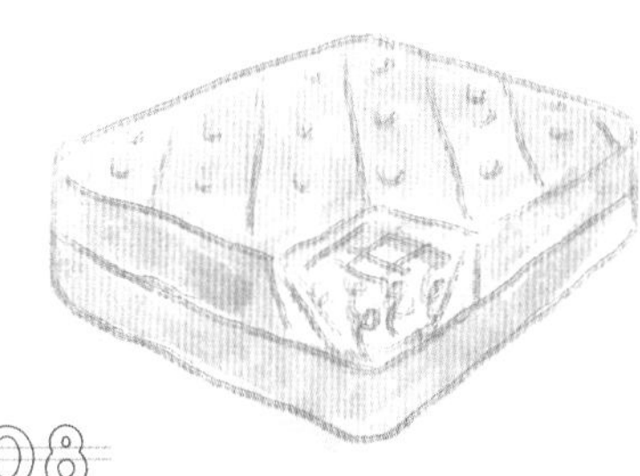

08

真正意义上的现代睡眠，从弹簧床垫的诞生开始。 1871 年，德国人海因里希·韦斯特法尔（Heinrich Westphal）发明了第一张弹簧床垫。不过由于采用牵连式弹簧结构，极易因为翻身而影响床伴的睡眠。直到 1899 年，英国机械工程师詹姆斯·马歇尔（James Marshall）发明了独立袋装弹簧床垫，大大改善了这种情况，人类自此彻底开启了舒适、安静的睡眠时代。

中国的床

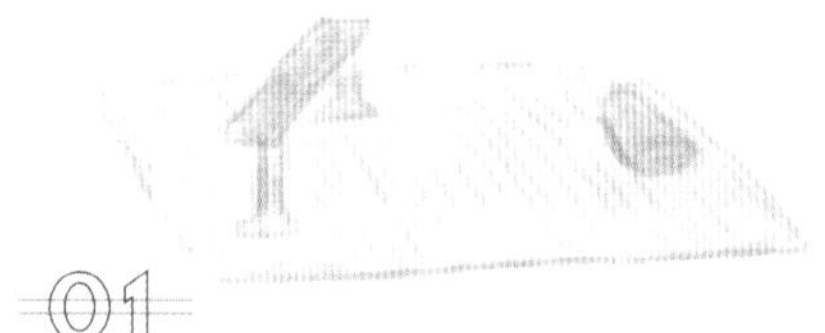

01

席地而睡的日子。虽然河南信阳出土的战国漆绘围栏大木床向我们证明，早在春秋战国时期就存在四面围栏并且做工精湛的木质高床，但对于汉代之前的中国老百姓来说，铺张席子睡在地上才是生活的日常。对他们来说，席地既是进餐方式和会客方式，也是睡眠方式。

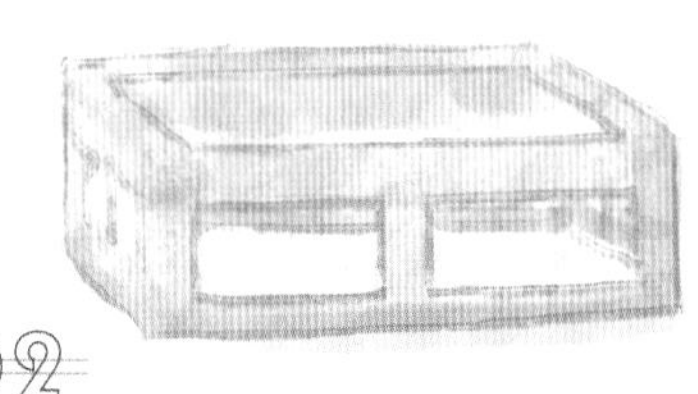

02

床榻和交椅。西汉后期，出现了榻。起初榻和床一样，兼具坐卧两种功能。直到魏晋时期，人们才开始专门用床指代睡觉用的卧具，用榻指代供休息和待客用的坐具；汉代还有一种名为胡床的高型坐具，你可能对它在宋代的名字更加熟悉：交椅。

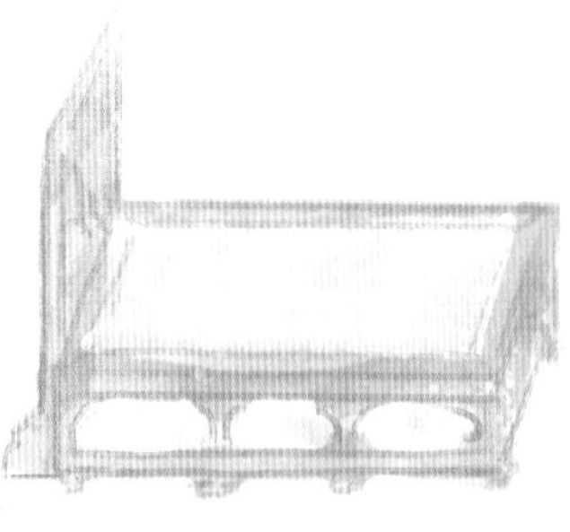

03

不爱跪坐的魏晋人民。在自由开放的魏晋，象征礼节的跪坐逐渐被更加随心所欲的箕踞坐和斜坐取代，而坐姿的改变也直接导致了高型坐具和卧具的诞生。某种程度来说，中国家具历史上最重要的一次变革，就是不爱跪坐的魏晋人民一手促成的。

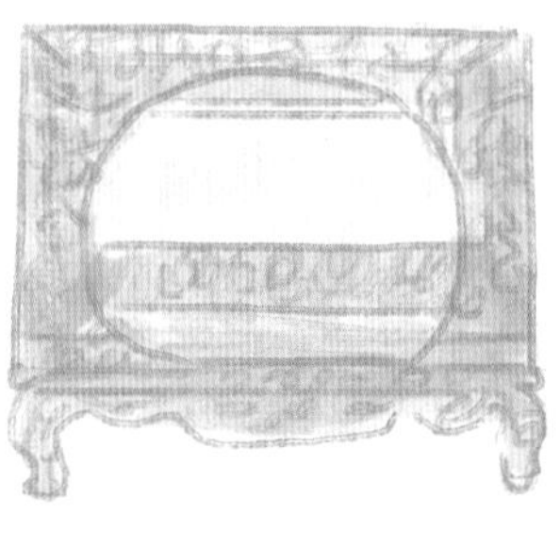

04

明代，中国古代家具的巅峰。始于魏晋的高型家具，在宋代初步定型，在明清达到鼎盛，并形成了以架子床、罗汉床和拔步床为主的三大类床具。不过，康熙之后的清代家具力求用料奢华和工艺繁复，如果只以功能而论，大方实用的明代家具就已经达到古代家具的巅峰了。

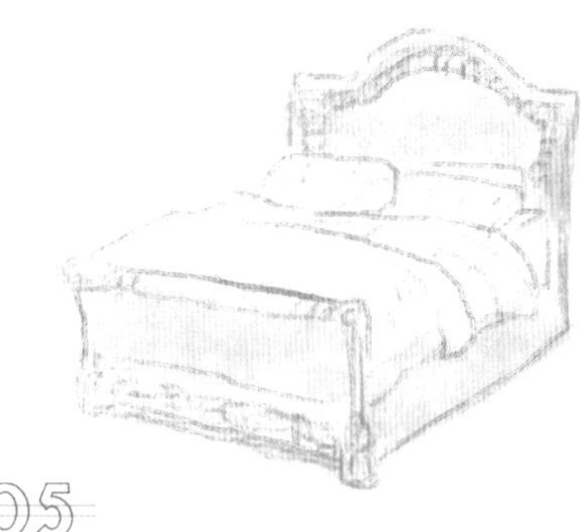

05

从广作到海派。鸦片战争之后，租界的出现直接导致了家具风格的西化，其中以广作家具和海派家具最为知名。广州因为接受西洋风气影响较早，所以起源于广州的广作家具历史更悠久；但上海因为列强齐聚，受其影响的海派家具则风格更成熟。

当代的床

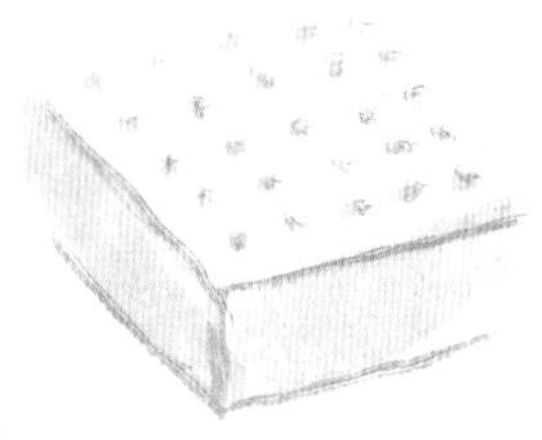

01

1929 年，英国化学家爱德华·阿瑟·墨菲（Edward Arthur Murphy）发明了发泡橡胶（Latex Foam）。

1931 年，世界上第一张乳胶床垫在英国诞生。优越的回弹性和支撑力更符合人体工程学，可以帮助矫正不良睡姿，适合不同体重人群使用。

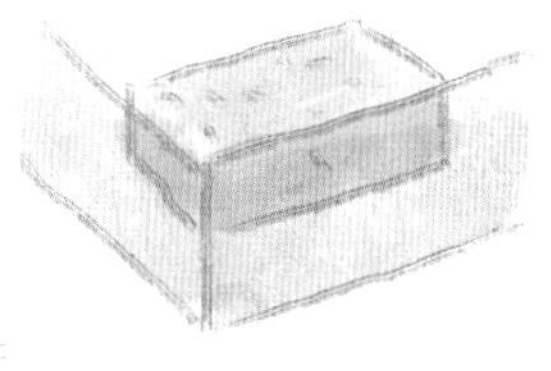

02

1966 年，美国国家航空航天局工程师查尔斯·约斯特（Charles Yost）研制出记忆棉。因为这种材料在受到外力压迫时会将压力均匀分散至整个接触面，并在压力消除时慢慢恢复到原来的形状，美国国家航空航天局将其应用于宇宙飞船座椅设计。

1991 年，世界上第一张商业记忆棉床垫诞生。

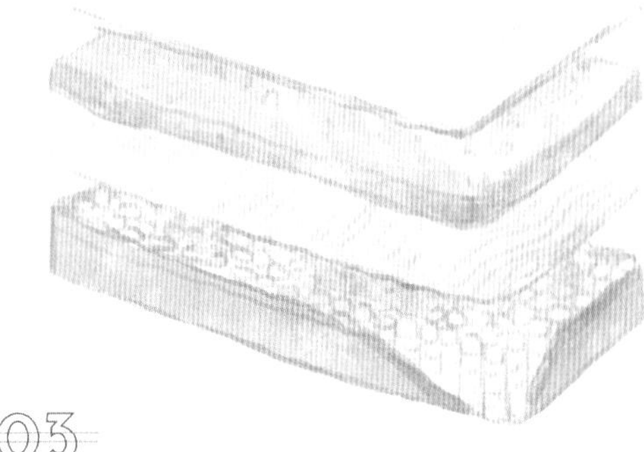

03

之后，乳胶床垫和记忆棉床垫不断更新换代，同时也出现了弹簧乳胶复合床垫和弹簧记忆棉复合床垫这样的新型弹簧床垫。除了材料方面的升级之外，为了应对都市人易患腰椎疾病的问题，分区床垫应运而生——根据人在床垫上的各个着力点的不同，在床垫的不同区域采取不同的结构。除了常见的支撑肩颈部、腰腹、腿部三大受力点的三区式，还有划分更细致的七区和九区式床垫。

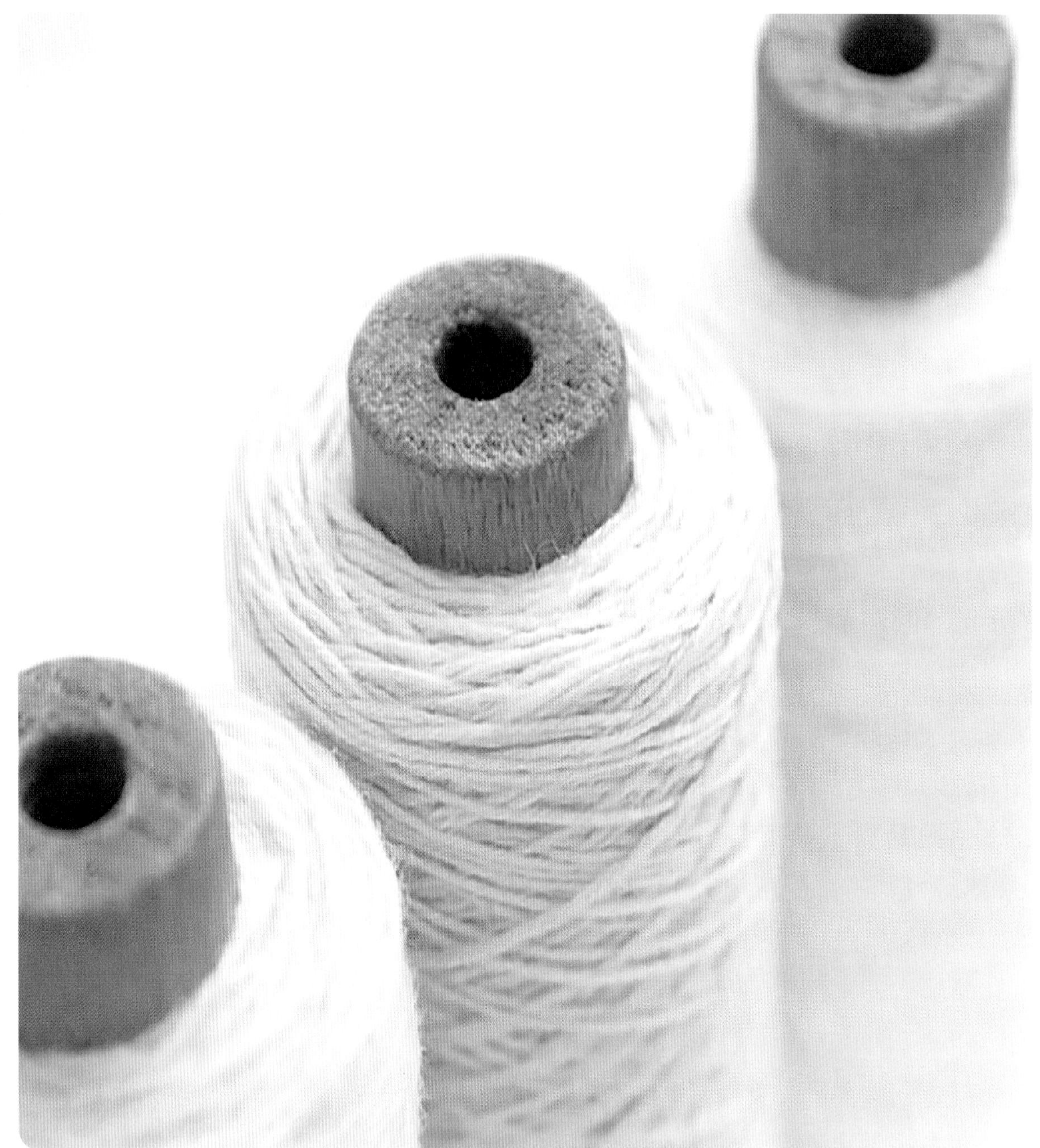

迷人的材料

撰文 高龙 部分图片摄影 Jean-Philippe Delberghe

那些改变人类生活的发明背后，可能是一种全新材料的发现。我们对发明喜闻乐见，却总是对材料的迷人之处视而不见。

棉和麻

即使在各式新型材料层出不穷的当下，

棉花依旧是综合表现最好、同时性价比最高的材料，

也是全球床品中最常用的面料。

每当我们同时说起棉与麻，我们总是习惯说成“棉麻”。其实按照出现的早晚，正确说法应该是“麻棉”才对。作为历史最悠久的两种天然纤维，棉的出现可以追溯到公元前 5000 年，亚麻的历史更在 2.6 万年以上。

不过棉麻的出现与种植是两回事——直到公元前 3000 年，印度河两岸的人们才开始种植棉花、纺纱和织布；亚麻的种植则更早一些，在公元前 8000 年的尼罗河流域。

正是这两种天然纤维的出现，人类才开始告别兽皮裹身的日子。虽然是粗布麻衣，却渐渐有了文明的影子。

不过我们习惯将棉放在麻前，其实与历史没有多大关系，更多是由棉花在现代社会的重要地位决定的。以美国为例，棉花不仅是美国目前附加值最高的农作物，每年与棉花相关的商业收入更是高达 1200 亿美元——70% 的牛仔服、衬衫和内衣，以及 60% 的床品都会用到棉花。

没错，即使在新型材料层出不穷的当下，棉花依旧是综合表现最好、性价比最高的材料，也是全球床品中最常用的面料。

从诞生之初，棉花就有“奇迹纤维”的称呼。它的三个组成部分：棉纤维可以用来纺纱织布，最终成为我们身上的衣物和日用的床品；棉籽则被做成供我们食用的棉籽油以及喂养牲畜的高蛋白饲料；而棉绒——轧棉后棉籽表皮上剥下的短纤维，更是可以用来制造胶片、纸张、塑料甚至火药。

除了能物尽其用之外，棉花远超同类的综合表现也是它被称为“奇迹纤维”的原因——吸湿耐热、柔软亲肤、耐久度适中、不易引发敏感，而且性价比极高。据统计，230 千克原棉可以制作 215 条牛仔裤、1200 件衬衫、750 张单人床床单、4300 双袜子或 680，000 个棉球。所以纯棉理所当然地成为制作床品的理想面料。

不过历史上纯棉床品的出现，是在轧棉机诞生之后。1793 年，伊莱·惠特尼发明了可以快速分离棉籽和棉绒的轧棉机，直接导致了棉花产量的提高以及棉质床品的诞生。

而棉质床品的普及，也让亚麻丢掉了保持了万年之久的“床品之王”的称号。

万年之久并不夸张。

事实上在古埃及时期，亚麻面料的制作技术就已经相当成熟。不仅出现了让人叹为观止的“空气编织”——每厘米超过 200 支的经纬密度，编织出来的长袍可以轻松地穿过一枚戒指；还诞生了可以比肩现代帆布的粗亚麻衣物。

与此同时，因为轻盈透气和抗菌抗虫等特性，亚麻还被认为是纯洁和神圣的象征。不仅祭祀时只允许穿亚麻衣物，就连木乃伊身上的裹尸布也是亚麻布料。而对于古埃及的平民来说，穿戴亚麻最大的原因就是凉爽——因为散热性好，穿戴亚麻时人的体感温度要比其他纤维低 3° C ~ 4° C，因此亚麻还有“自然空调”的美誉。

与棉不同，亚麻属于韧皮纤维，纤维强度高，不易撕裂或戳破。因此亚麻面料在诞生之初，就被用来制作床品。资料显示，中世纪时，欧洲人民会缝制一个填满羽毛和毛发的皮革袋子当作床垫，在上面缝上一块麻布又可以当作被子。

不过因为制作过程烦琐，亚麻面料的产量一直不高。直到在拿破仑 100 万法郎的悬赏之下，法国人菲利普·热拉尔发明了湿纺细纱机，亚麻纺织业才真正迎来兴盛。

发展至今，纯棉依旧是全世界最常用的床品面料，但亚麻也并没有退出人们的视野，反而随着“自然环保”生活方式的流行，成为越来越多都市人群购买床品时的首选。

随着科技的不断进步，针对棉麻面料各种特性的纺织技术也日趋完善。根据不同的纤维长度、织法和经纬密度，棉布可以拥有不逊于亚麻的耐久性；同样，极品亚麻也可以拥有不逊于海岛棉的柔软感。

乳胶

如果只是比较棉与麻，亚麻面料的抗菌性明显更优。但如果将比较的范围扩展至所有主流床品材质，那抗菌性最好的绝对非乳胶莫属。

1954 年，德国古藤伯格大学的西奥·莱美斯博士（Theo Lammers）证实："乳胶具有极强的抗菌性，从卫生学角度出发，乳胶是最理想的寝具填充料，优于现行所有材料。"

从那以后，乳胶床垫（Latex Mattress）逐渐成为奢华床垫的代名词，即使在 66 年后的今天，依旧霸占着世界寝具之王的宝座。

不过能被称为"寝具之王"，乳胶床垫靠的并不只是抗菌性能。事实上，天然乳胶的神奇属性以及乳胶床垫的制作工艺，让乳胶床垫成为一个几乎没有缺点的存在。

对于易过敏人群，它不易滋生真菌尘螨，同时几乎零气体挥发，拥有天然的低致敏性；对于易热和易冷人群，它不仅透气性佳而且排湿性强，可以自然调节体温，做到冬暖夏凉；对于体重较重以及睡姿不正人群，它优越的回弹性和支撑力，更加符合人体工程学原理，可以帮助矫正不良睡姿；对于睡眠较轻人群，它极强的静音能力最大限度地避免了因为伴侣频繁翻身而对自己睡眠可能造成的影响；对于注重耐用性的人群，它 10 年以上的使用寿命绝对算得上经久耐用。

即使说到缺点，乳胶床垫"唯二"的缺点也算不上真正的缺点——不够柔软和略显昂贵。

大部分天然乳胶床垫需要一个月左右的适应时间，在这段时间里床垫会逐渐由硬变软，直到保持在适合你体重的软硬度。

同时，因为天然乳胶的稀缺以及制作工艺的繁复，乳胶床垫的价格一直偏高。以邓禄普（Dunlop）旗下的植物极乐豪华床垫（PlushBeds Botanical Bliss）为例，这款全部采用全球有机纺织品标准（GOTS）认证材料制作而成的乳胶床垫最高售价 3998 美元（30 厘米厚），约合 28，545 元人民币。

而只要说起乳胶床垫，邓禄普就是一个无法绕过的名字。

1929 年，英国化学家爱德华·阿瑟·墨菲从蛋糕搅拌器上获得灵感，发明了发泡橡胶。直到今日，这套被称为"邓禄普工艺"的生产过程仍为世界上绝大多数乳胶制造商采用。

20 世纪 50 年代，塔拉利兄弟（Talalay Brothers）发明了新的乳胶制作工艺——塔拉利工艺。

与邓禄普工艺相比，塔拉利工艺采用先注模、后真空的物理发泡方式，最终成品为闭孔结构；邓禄普则是采用先发泡后注模的化学发泡方式，最终成品为开孔结构。相比之下，采用塔拉利工艺制作的乳胶床垫不仅乳胶含量更高，而且拥有更好的透气性和回弹性。不过因为制作工艺复杂，专利和设备成本太高，售价也远远高于邓禄普乳胶床垫。

乳胶床垫发展至今，无论是邓禄普工艺还是塔拉利工艺都已经发展得十分成熟。只要是正规渠道购买的知名品牌产品，工艺上基本不会产生问题。

至于乳胶本身，也没有必要太过迷信产地。东南亚固然有着全球最优质的乳胶来源，但这并不代表全球最优质的乳胶寝具就来自泰国、马来西亚。因为对于乳胶寝具来说，原料只是质量的保证，工艺才是真正决定级别的因素。

事实就是，东南亚不乏使用优质乳胶、性价比十分高的乳胶寝具品牌。但在世界其他地区，无论是欧美还是中国，同样有着众多以泰国、马来西亚乳胶为原料，制作工艺却比东南亚国家更出众的乳胶寝具品牌供你选择。如果你能破除迷信，很大可能会收获不小的惊喜。

事实上，天然乳胶的神奇属性以及乳胶床垫的制作工艺，

让乳胶床垫成为一个几乎没有缺点的存在。

图片来源 视觉中国

记忆棉

那些改变人类生活的发明背后，可能是一种全新材料的发现——弹簧床垫之后的床垫发展史，就是这句话的完美体现。

先有邓禄普轮胎公司的研究员爱德华·墨菲从蛋糕搅拌器上获得灵感，发明了发泡橡胶，直接促成了乳胶床垫的诞生；后有美国国家航空航天局（NASA）的工程师查尔斯·约斯特为了增强飞船座椅的保护性，研制出太空记忆棉（Memory Foam），间接促成了记忆棉床垫的问世。

如果说记忆棉的全称“太空记忆棉”道出了它的缘起，那它的别称“慢回弹泡沫”（Slow Spring Back Foam）则直接点明了它的特性。

当记忆棉承受压力时，这种材料的分子会发生“流动”以贴合施压物的接触面轮廓，从而将压力均匀分散至整个接触面。而当压力消除时，它就会慢慢恢复到原来的形状。数据显示，经过8万次的压迫测试后，记忆棉的磨损率小于5%，而其他高回弹材质的磨损率则约为10%～15%。

不过，太空科技的商用从来就不是一件简单的事。

直到20世纪80年代初期，也就是太空棉诞生20年后，美国国家航空航天局才将这项技术对外公开。而在众多从事太空棉商用的企业中，一家名为Fagerdala的瑞典公司脱颖而出，不仅在太空科技的基础上研制出“泰普尔（Tempur）”材料，还将其应用到床垫产品中，并在1991年生产出世界上第一张太空棉床垫。

完善了美国国家航空航天局的太空科技，太空棉床垫最显著的两个特点就是它的温感减压特性和慢回弹特性。

所谓温感减压特性，就是太空棉可以随着对体温的感应而逐渐变得柔软，同时吸收人体压力将睡姿调整到最舒适的状态。而对于下方未感应到体温的部分，太空棉依然保持充分的支撑力。

而慢回弹特性，就是太空棉能将不规则形状的压迫调节到更

均衡的状态，即缓慢变形适应人体，同时提供均匀的支撑力，让皮肤表面感受不到明显的压迫感，进而提高睡眠时的舒适度。

正是这种蚕茧般的包裹效果，让记忆棉床垫拥有无与伦比的舒适度，也让它成为越来越多肩颈、后背和关节痛患者的首选。

和优点一样显著的，就是太空棉床垫的缺点：容易变热和容易变硬。温感特性会让记忆棉床垫随着使用者的入睡而温度升高，对于生活在热带地区或本身就是易热体质的人来说，体验并不友好；同时也会让太空棉床垫随着温度的降低而变硬，回弹性变差。

而太空棉床垫之后的发展，就是解决这两个问题的过程。

席梦思公司的专利产品 AirCool® 记忆棉和 TempFlow 公司的专利空气流通系统（Airflow Transfer System®）就是专门针对过热问题研制的新品，有助于分散人体热量，保持最佳的睡眠温度；而针对过硬问题，解决方式则是将不同密度的记忆棉叠加使用，因为不同密度的记忆棉具有不同的温感特性，这样即使在低温环境中太空棉床垫也能保持正常的回弹性。

不过有趣的是，现实生活中“容易变热”和“容易变硬”的抱怨多出现在记忆棉床垫的真实使用者中，而在准备购买或最终放弃购买的人中，最常出现的抱怨却是“过软”。

如果说温感特性导致的容易变热和容易变硬是客观事实，那过软就是明显的主观感受了。

退一步讲，即使你的主观感受告诉你这张床垫过软，你也可以考虑单一记忆棉材质之外的选择——比如说，植物性记忆棉床垫（Plant-based Memory Foam Mattress）或复合材质床垫（Hybrid Mattress）。前者使用椰子、大豆以及其他植物成分作为原料，回弹性比传统记忆棉床垫更好；后者则在记忆棉之外添加弹簧、乳胶或凝胶夹层，保证慢回弹带来的包裹感，同时提供更佳的支撑性，特别适合觉得弹簧床垫太硬又觉得记忆棉床垫太软的人使用。

图片来源 视觉中国

偶尔熬夜，该怎么办？

撰文 高龙　插画 毛毛虫虫
部分图片摄影 舒卓

如果说熬夜无法避免，那我们至少应该知道在偶尔熬夜之后，如何让自己看上去没那么糟糕。

科学小睡

熬夜之后，很多人第一反应就是补觉。

不过，补觉真的有用吗？美国宾夕法尼亚州立大学关于睡眠的实验证明：补觉（在连续 4 晚每晚少睡 2 小时后连续两天每天多睡 2 小时）之后，虽然睡意和免疫系统回到了正常水平，但注意力的集中程度并没有完全恢复。也就是说，在理想状况下，补觉可以解决一部分问题，但绝不是全部。

不过，连续熬夜之后的补觉作用有限，并不代表偶尔熬夜之后的小睡也没有作用。睡眠研究表明，如果你只是偶尔熬夜（某一晚少睡或通宵），在第二天下午 3 点前小睡，可以让你更加精力充沛和全神贯注地度过这一天。关于小睡时间，最好控制在 30 分钟以内，以免进入深度睡眠，影响当晚的入睡。

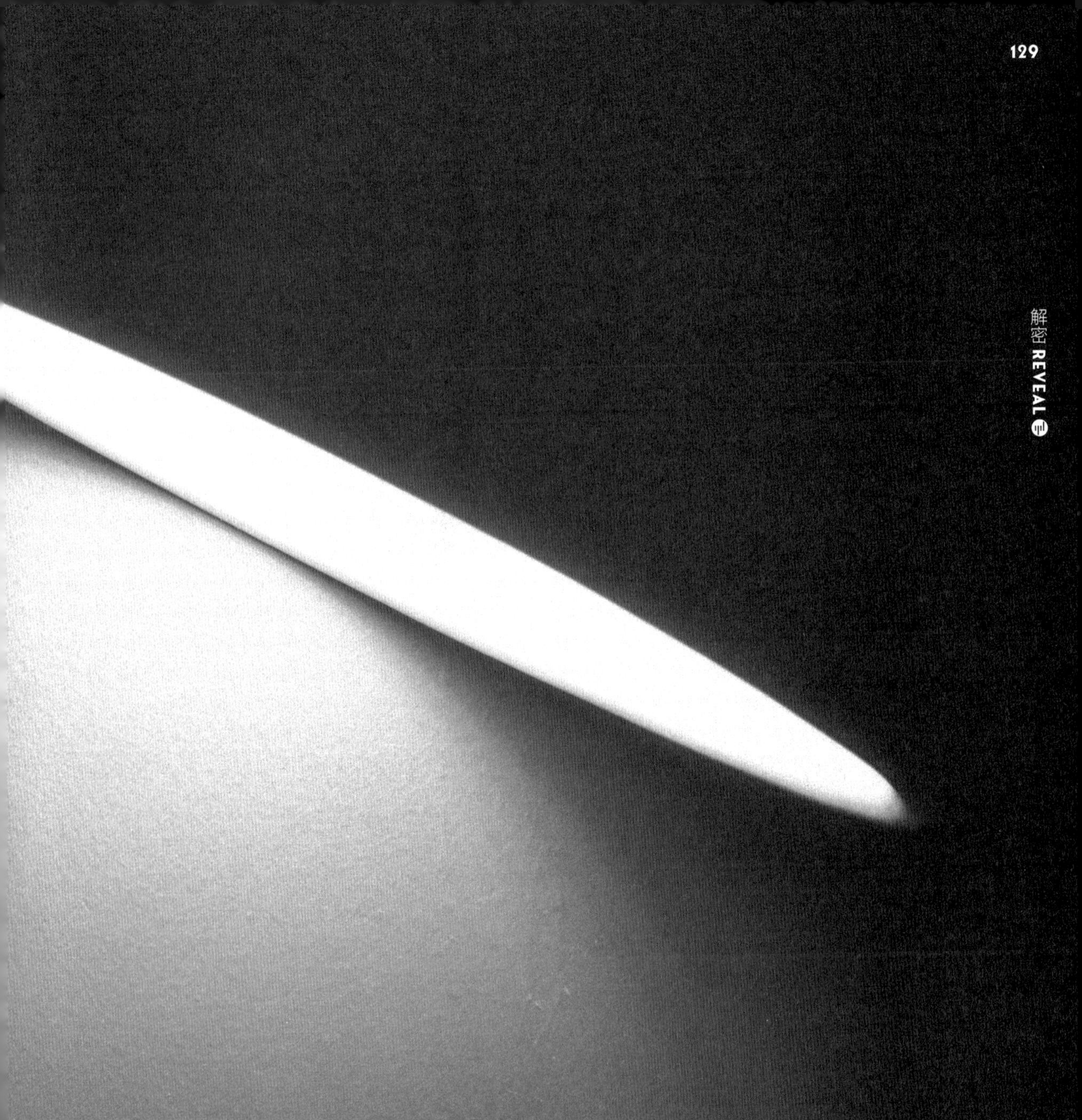

● **一定要小睡吗？**

小睡的目的不是弥补失去的睡眠，而是帮你撑过熬夜之后的第二天。所以，睡与不睡完全取决于熬夜次日你是否能够像往常一样社交和工作。可以的话，那就无须小睡。无法维持正常生活，那科学的小睡就可以帮你适当地补充精力，同时让你的精神更加专注。

● **为什么尽量要在下午 3 点前小睡？**

影响睡眠的重要因素之一就是睡眠动力，你可以把它理解为困意。连续维持清醒的时间越长，睡眠动力越充足，入睡也就越容易。所以，为了不影响第二天晚上的入睡，小睡的开始时间不宜超过下午 3 点。不过这条建议仅适用于偶尔熬夜但睡眠正常的人群，对于失眠患者，日间小睡反而会导致睡眠动力不足，加重失眠症状。

把精力吃回来

表面看上去，熬夜对人最直接的影响就是缺觉。其实在看不到的地方，我们的身体同样饱受摧残。这个时候，仅靠小睡还不够，我们还要合理地补充营养，把精力吃回来。

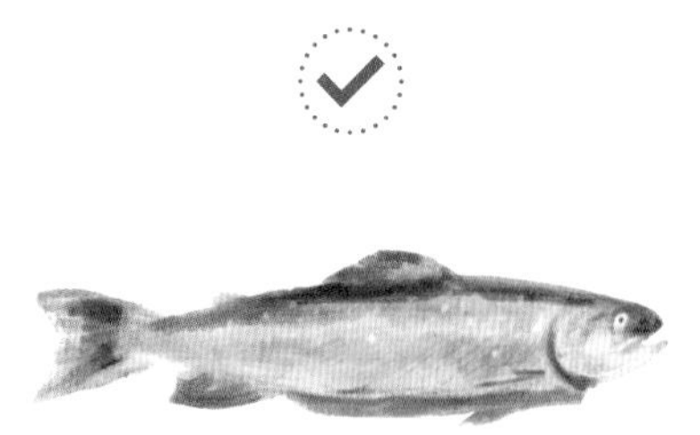

维生素 B 族

熬夜时，身体会消耗更多的维生素 B 族，其中就包括能量的主要来源之一——维生素 B_{12}。事实上，熬夜的诸多后果，包括筋疲力尽、注意力难以集中、情绪低落等都与 B_{12} 的缺乏有关。所以，想要在熬夜之后把精力吃回来，不妨从 B_{12} 保健品或富含 B_{12} 的食物开始，如动物肝脏、鱼类和蛋类。

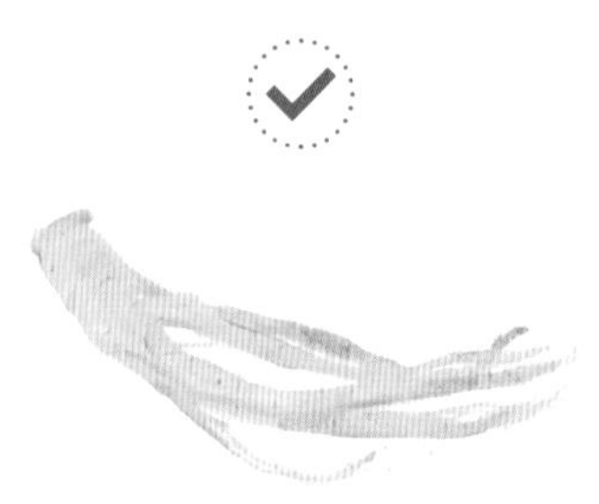

人参

皮质醇是肾上腺分泌的一种类固醇激素，用来维持压力状态下我们身体正常的生理机能。皮质醇水平通常在我们睡觉的时候（约凌晨 0 ~ 2 点）达到最低点，熬夜会使皮质醇水平升高，导致极度疲劳、血压升高、免疫力下降等问题。目前有些适应原草本植物可以帮助调节皮质醇水平，人参就是其中最有效的一种。

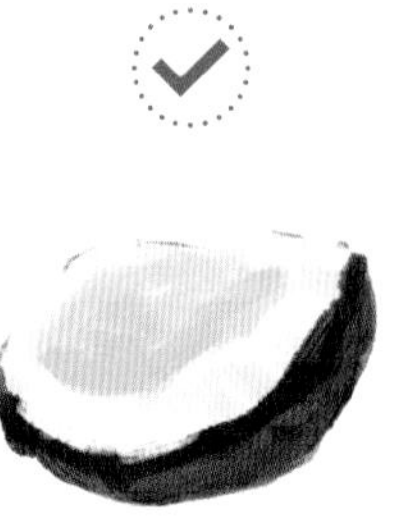

椰子油

额外摄入脂肪并不会让你在熬夜之后感觉焕然一新，但椰子油是个例外。它所富含的中链脂肪酸能被直接送入肝脏，并迅速转化为能量为我们所利用。所以，不妨在熬夜之后的早餐食谱里加入椰子油。你可以用它做菜，或者加一勺在你的果汁或咖啡里。

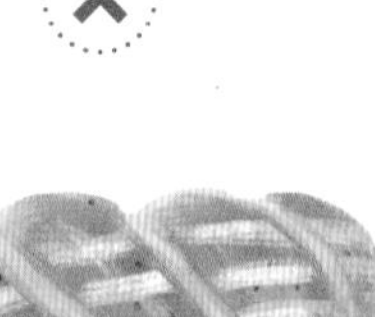

高碳水食物

因为能够快速提供能量，高碳水食物是不少人熬夜之后的首选。不过这类食物的问题在于，随着食物的消化人体的血糖会逐渐降低，反而会加剧筋疲力尽的感觉。所以，不要被高碳水食物的“高能”所迷惑，熬夜之后尽量选择用富含蛋白质、膳食纤维和不饱和脂肪酸的食物来补充能量。

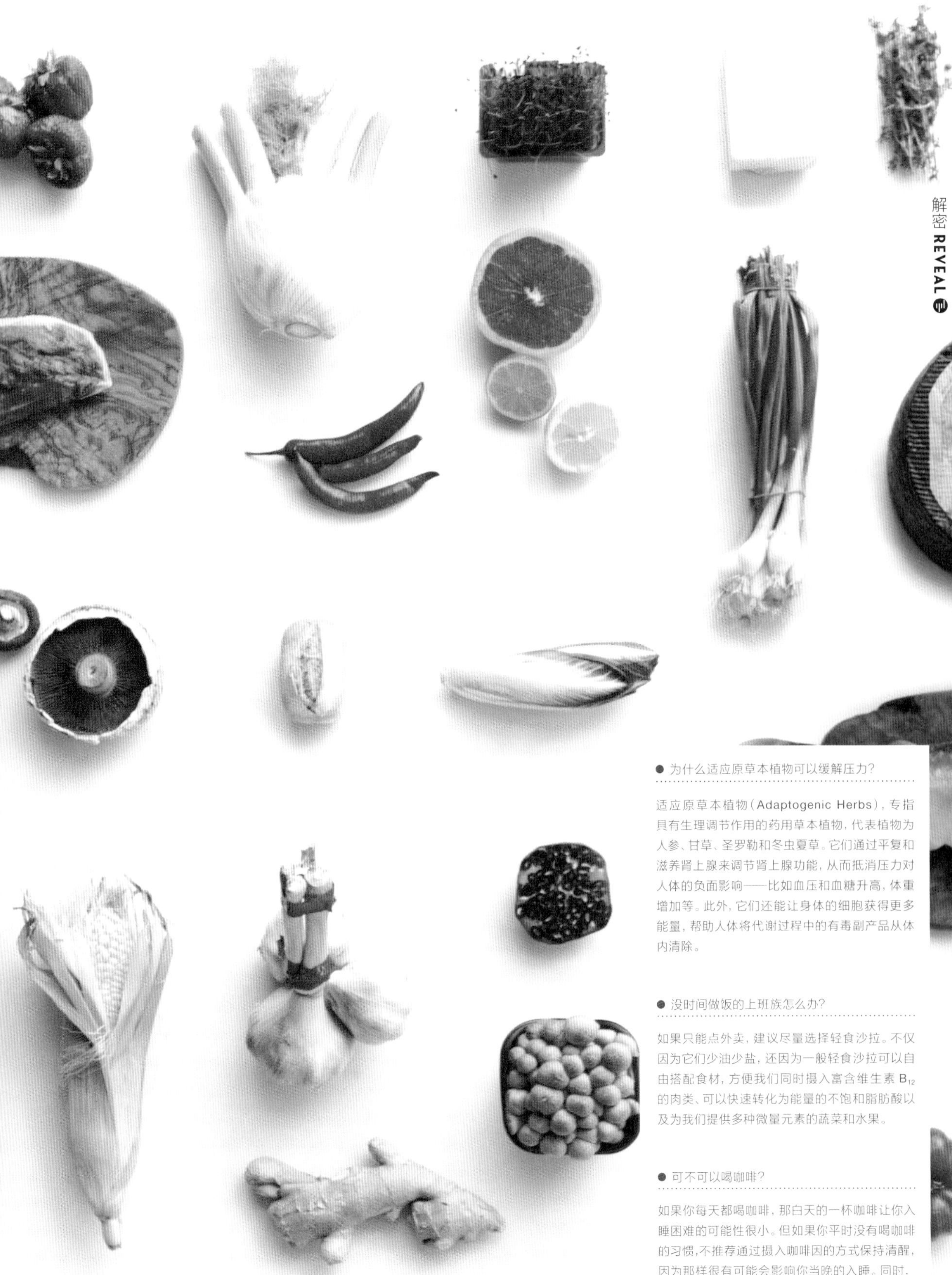

● 为什么适应原草本植物可以缓解压力?

适应原草本植物(Adaptogenic Herbs),专指具有生理调节作用的药用草本植物,代表植物为人参、甘草、圣罗勒和冬虫夏草。它们通过平复和滋养肾上腺来调节肾上腺功能,从而抵消压力对人体的负面影响——比如血压和血糖升高,体重增加等。此外,它们还能让身体的细胞获得更多能量,帮助人体将代谢过程中的有毒副产品从体内清除。

● 没时间做饭的上班族怎么办?

如果只能点外卖,建议尽量选择轻食沙拉。不仅因为它们少油少盐,还因为一般轻食沙拉可以自由搭配食材,方便我们同时摄入富含维生素 B_{12} 的肉类、可以快速转化为能量的不饱和脂肪酸以及为我们提供多种微量元素的蔬菜和水果。

● 可不可以喝咖啡?

如果你每天都喝咖啡,那白天的一杯咖啡让你入睡困难的可能性很小。但如果你平时没有喝咖啡的习惯,不推荐通过摄入咖啡因的方式保持清醒,因为那样很有可能会影响你当晚的入睡。同时,无论有没有喝咖啡的习惯,都不建议尝试含有高浓度咖啡因的能量饮料。

图片来源 视觉中国

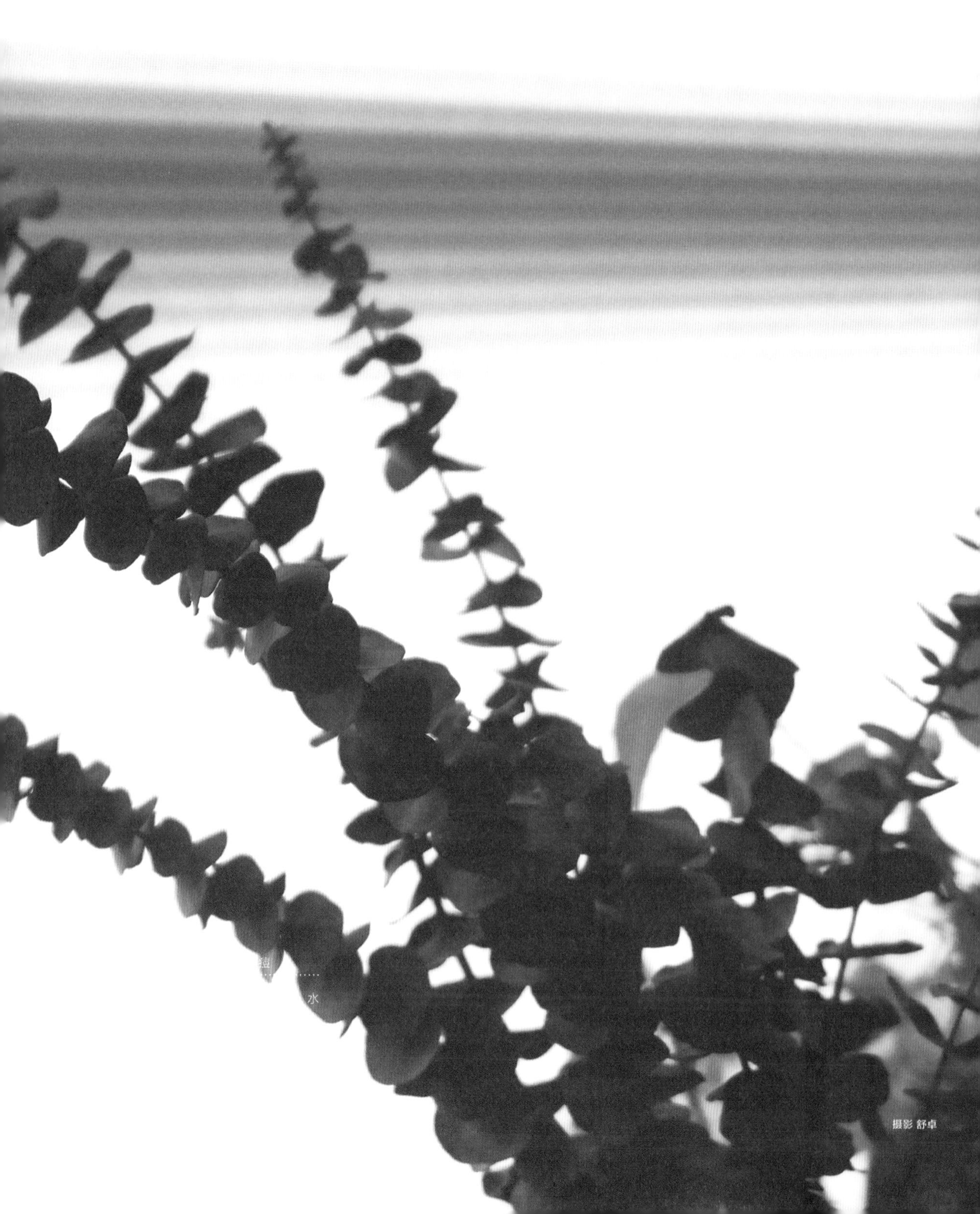

摄影 舒卓

急救护肤方案

熬夜对身体健康的伤害可能不会非常显性地表现出来，但它对皮肤的伤害第二天早上就能看个清楚。表现在外就是肌肤黯淡无光，也就是我们常说的气色不好，根本原因则是血液循环不畅导致的肌肤新陈代谢减缓，以及神经酰胺等保湿成分的合成异常导致的肌肤干燥。

好在这些问题并非无解。只要从清洁、补水和修复三方面及时补救，重新恢复好气色也不是一件难事。

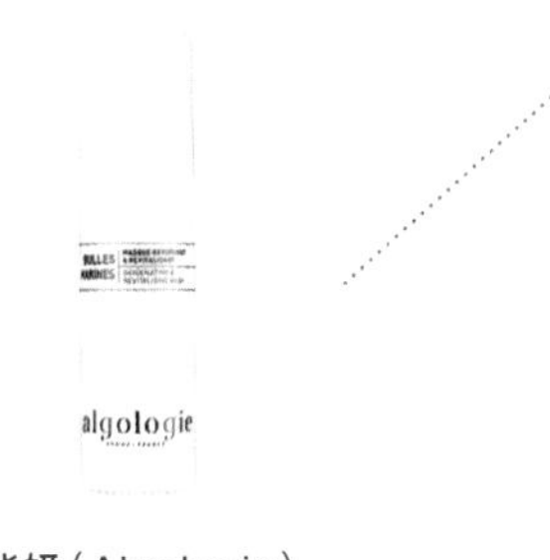

欧华妍（Algologie）
海藻精粹注氧面膜

深层清洁

熬夜，特别是通宵熬夜的时候，很少有人还会记得好好洗脸这件事。所以，恢复好气色的第一步，就是深层清洁。

这款注氧面膜的主要成分为海藻甘细胞，由 4 种珍稀海藻精粹复配而成。通过富氧发泡将精华成分导入肌肤，同时疏通毛孔，最终达到排浊去黄、改善气色的目的。

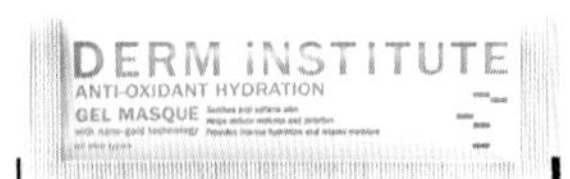

得因特（DERM iNSTITUTE）
急救补水面膜

高效补水

熬夜之所以会让肌肤黯淡，主要原因之一就是神经酰胺等肌肤保湿因子的合成受到了影响，再加上夜间失水本就高于白天，如果补水保湿又没做好，就很容易导致肌肤干燥。所以，深层清洁之后，还需要强效补水。

这款面膜通过活化 600 种肌肤保湿基因，在舒缓炎症的同时，恢复肌肤自身造水和锁水的能力，搭配纳米级导入科技，可将有效成分直接送入肌肤底层，解决干燥问题。

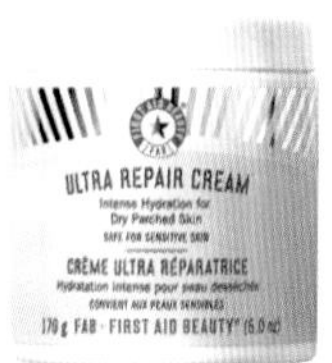

急救美人（First Aid Beauty）
强效急救修复面霜

快速修复

同样不可忽视的还有休息不足对肌肤自我调节能力的伤害。当肌肤的自我调节能力变弱，就容易导致泛红敏感，这个时候就需要使用具有镇静抗敏效果的产品，修复熬夜对肌肤造成的种种损伤。

这款面霜集合四大保湿成分——甘油、尿囊素、乳木果油和角鲨烷，两大抗炎成分——燕麦胶和桉树油，以及修复成分神经酰胺——可以为皮肤补充一定的脂质，达到平衡水油和修护肌肤的目的。它可能不是市面上效果最好的修复产品，却是其中口碑极好和性价比极高的产品之一。

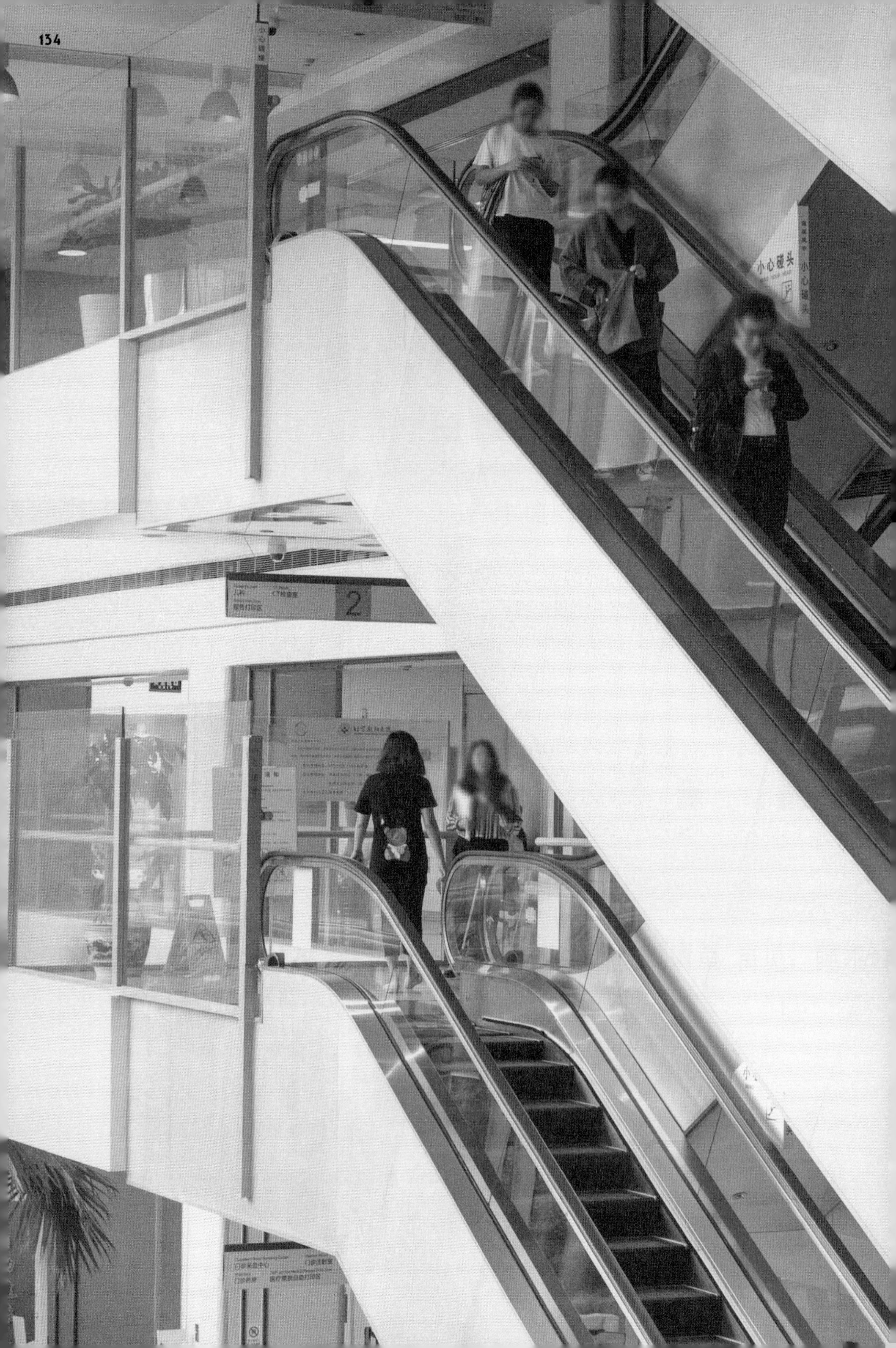
小心碰头
儿科
CT检查室
报告打印区
2

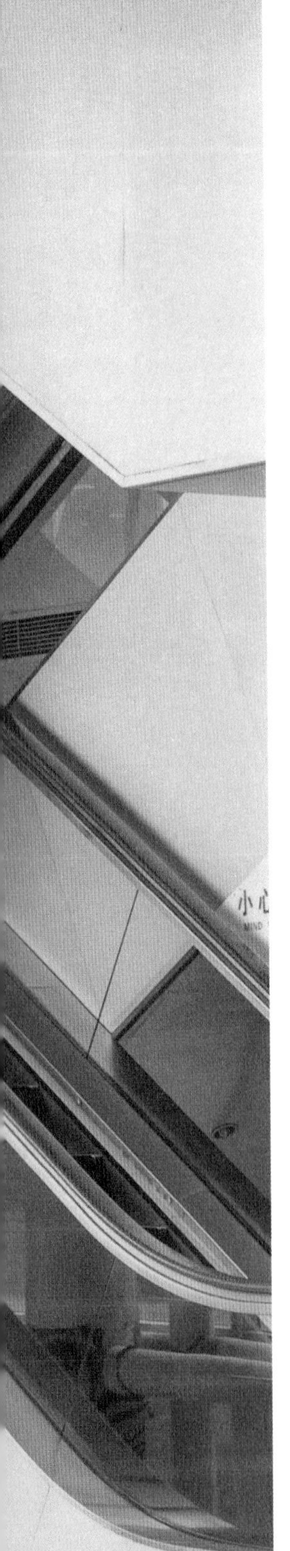

有一种工作，是为了让别人睡得更好

撰文 舒卓 张婧蕊　编辑 Tinco　摄影 高晨玮

并不是所有的医院都有“睡眠科”，治疗睡眠问题的科室有些归属耳鼻喉科，擅长治疗呼吸问题引起的睡眠障碍；有些归属精神科，擅长用心理学的手段化解失眠焦虑。也并不是所有睡眠障碍的患者都能找到适合自己的治疗方法，他们有些失眠长达几十年，有些连续几天睡不着，有些吃了好几种安眠药依然没有效果……

而对睡眠科医生和睡眠技师而言，工作也绝不仅仅是在门诊的时候看看病，他们常常要利用休息时间陪患者聊天，要连续十几个小时监测患者的睡眠情况再出分析报告，要教会他们回家后可以练习的助眠方法和放松运动，甚至在路上看到有呼吸暂停综合征先兆的陌生人也忍不住提醒他们尽早干预和治疗。

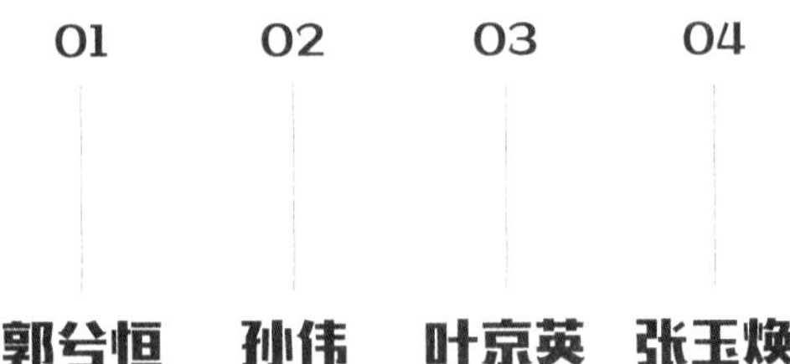

郭兮恒　孙伟　叶京英　张玉焕

37 年的经验，是他的“独门秘方”

曾在一档科普节目中，北京朝阳医院睡眠呼吸中心主任郭兮恒教授，被导演要求当场表演“秒睡”。在摄像记录下，带着脑电监测，闭目不到三分钟，郭教授就在众目之下进入了睡眠状态，被观众称为“睡神”。

大学最后一年，遇到了黄席珍教授

1982 年，当时还在协和医院轮转实习的郭兮恒，遇到了我国睡眠呼吸障碍诊治医学的开创者和奠基人黄席珍。那时国内对鼾症和阻塞性睡眠呼吸暂停综合征的临床与实验研究才刚刚开始，国内也就黄席珍教授一人在研究睡眠呼吸病学。有次查房，黄教授看郭兮恒对病人很有耐心且对这个病挺感兴趣，就说：“小郭你跟我一起观察患者吧。”从此，当年的小郭就一头扎进了睡眠医学中，截止到本书采访他时，已经是第 37 个年头。

“观察患者”就是对患者的整个睡眠进程进行监测，现在已经有了非常先进的多导仪器可以测出脑电、心电等身体指标，也有专门协助医生治疗的睡眠技师来做这个工作。而在当年，郭兮恒在患者入睡后，需要一直站在病床前，一手拿一根抽出长长棉絮的棉签举在患者面前，一手用秒表掐表计时，整宿都没有可替换的人手。那时也没有现在的血样检测仪，血压靠手工去量，血氧指数就是抽出血来去测。

病人睡时郭兮恒要观察病人，病人醒了要赶紧去做分析报告，上午做完报告立刻跑到食堂打饭，用最快速度吃完午饭，然后一头扎在床上睡两个小时。然后下午起来进行医院的例行工作，晚饭后再睡一觉，睡到别人要睡觉了，他再起来去病房观察病人。遇到特殊情况就利用零碎时间补觉，支离破碎的睡眠换来了一台“人肉睡眠监测仪”，也换到了大量原始数据和临床观察。

治疗睡眠问题，也是在跟死神赛跑

当年，国内对严重的阻塞性睡眠呼吸暂停综合征没有什么好办法，只能实施气管切开手术，但这是个很大的手术，很多人是不愿意承受的。当时一位女病人病情已经很严重了，百般劝说后她也不肯接受手术，出院回家后没多久，就传来了她的消息：某天睡着后去世了。这件事对郭兮恒影响很大，让他意识到了这

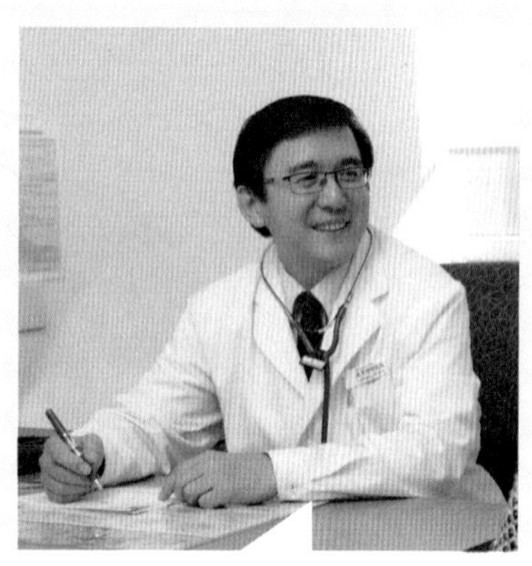

郭兮恒

郭兮恒教授 主任医师，睡眠呼吸病专家、北京朝阳医院呼吸睡眠中心主任、中国睡眠研究会睡眠呼吸专委会主任委员、全国睡眠呼吸疾病科学传播首席专家、北京睡眠与健康促进会会长、妇幼健康研究会妇儿肥胖控制专委会副主任委员、中国医师协会睡眠专委会常委、中华医学会呼吸睡眠学组委员、美国睡眠科学院委员、从事睡眠呼吸疾病专业诊治和研究工作 36 年，具有丰富的临床经验和独特的诊治技能。

当年观察患者，需要一直站在病床前，

一手拿一根抽出长长棉絮的棉签举在患者面前，

一手用秒表掐表计时，整宿都没有可替换的人手。

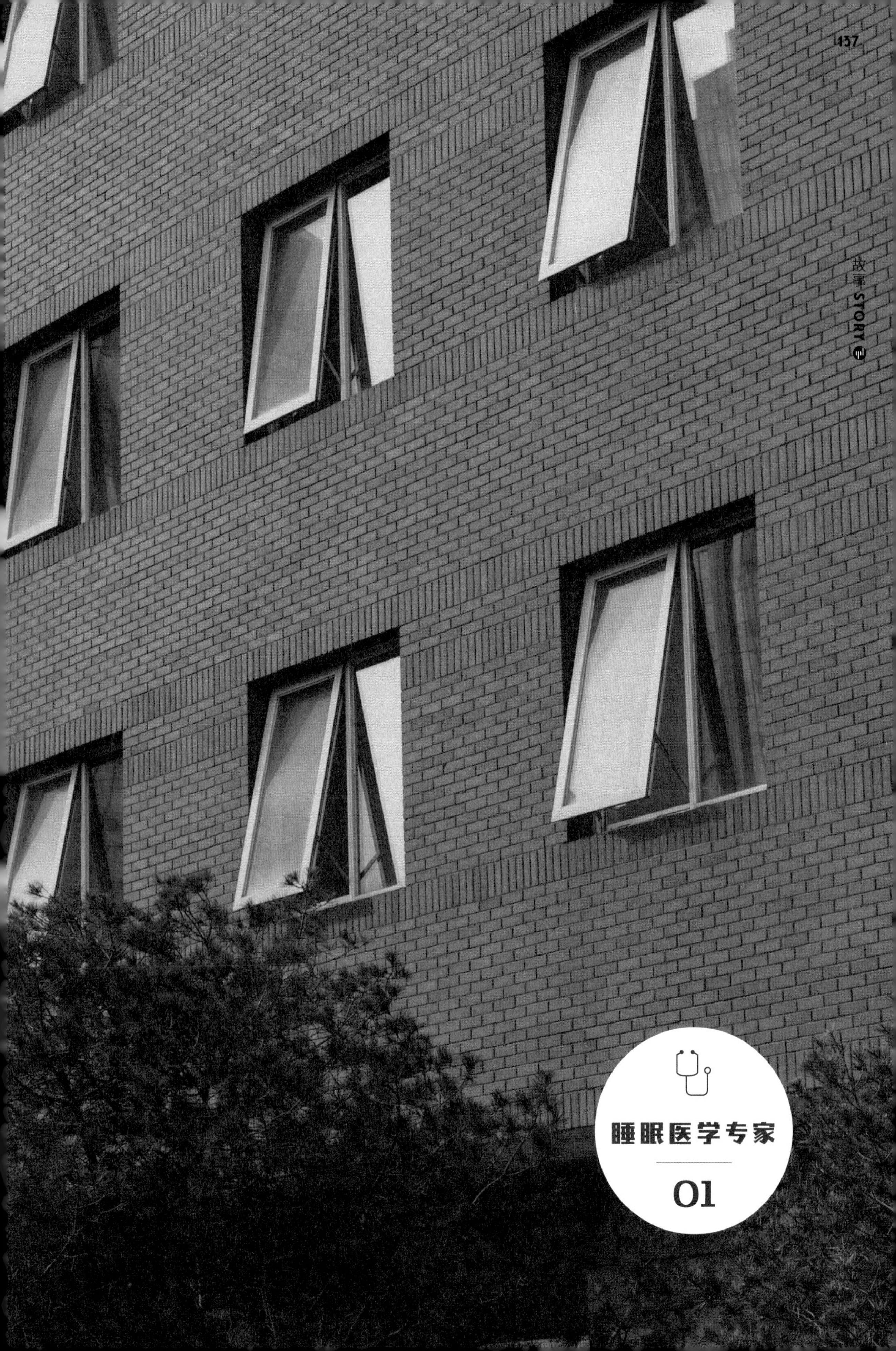

睡眠医学专家

01

个领域的研究价值，并下定决心要投入进去。寝室室友经常开他玩笑，说同专业的都是在研究肺癌、肺炎、气管炎，就他在研究打呼噜，可见人们意识里都没把打呼噜当成一种疾病。过程中他深切体会到了这个工作的艰苦，而且不是一日两日的艰苦，是经年累月，一眼望不到头的艰苦。后来也有他的同事陆陆续续加入，也有很多人因为身体实在承受不了陆陆续续退出，究竟值不值得，当时并不能得到答案。

除了跟呼吸系统相关的睡眠问题，也有各种其他睡眠障碍疾病在他的诊疗范围。常常遇到治了很多年尝试过很多办法都不行的病人，心理状态已经很崩溃了。郭教授说他这间门诊办公室里的凳子上，坐过太多沮丧到绝望的人。曾经有一个病人，眼神涣散地对他说："我已经跑了无数地方，我太痛苦了，郭大夫你这是最后一站了，你要治不好我，我就自杀。"还有一次讲座上，一个患者的电话反复拨进来，他觉得应该是事态紧急就只能暂停了讲座，接通后患者说："郭大夫我打电话就是想跟您说，我要走了，想最后跟您道个别。"遇到这样的患者，郭兮恒别无选择，只能和死神赛跑。

郭兮恒的特制"安眠药"

"效果"是顽症患者看到希望的启动键，详细了解病史找到突破口是关键。有病人试遍了医院能开的安眠药，倒背如流，上百片地吃，那就要从剂量、组合方式、服用时间等细节入手，传统中医的"望闻问切"恰是最有用的办法。

曾有一个病人说："我能在诊室里站一会儿吗？我就想听您说话，听您说会儿话我回去能睡个好觉。"从此郭兮恒就更加有意识地训练自己的语言状态，语速、音量、态度可能对病人来说都有疗愈作用。如果是骨折，医生靠嘴说是解决不了问题的，但很多睡眠问题可能被说好。他说病人从走进诊室开始，治疗其实就开始了，他走进来时心里堵得慌，走出去时感觉好一些了，这就是医生的语言起到了作用。很多病人都有缺乏关怀的孤独感与对疾病的恐惧，医者的真诚相待就成了良药。还有病人在看诊时脱口而出："您会算命吧"，郭教授笑说这是医学，不是玄学。没有什么捷径，想治病，就只有耐心细心，对病人的情况抽丝剥茧。

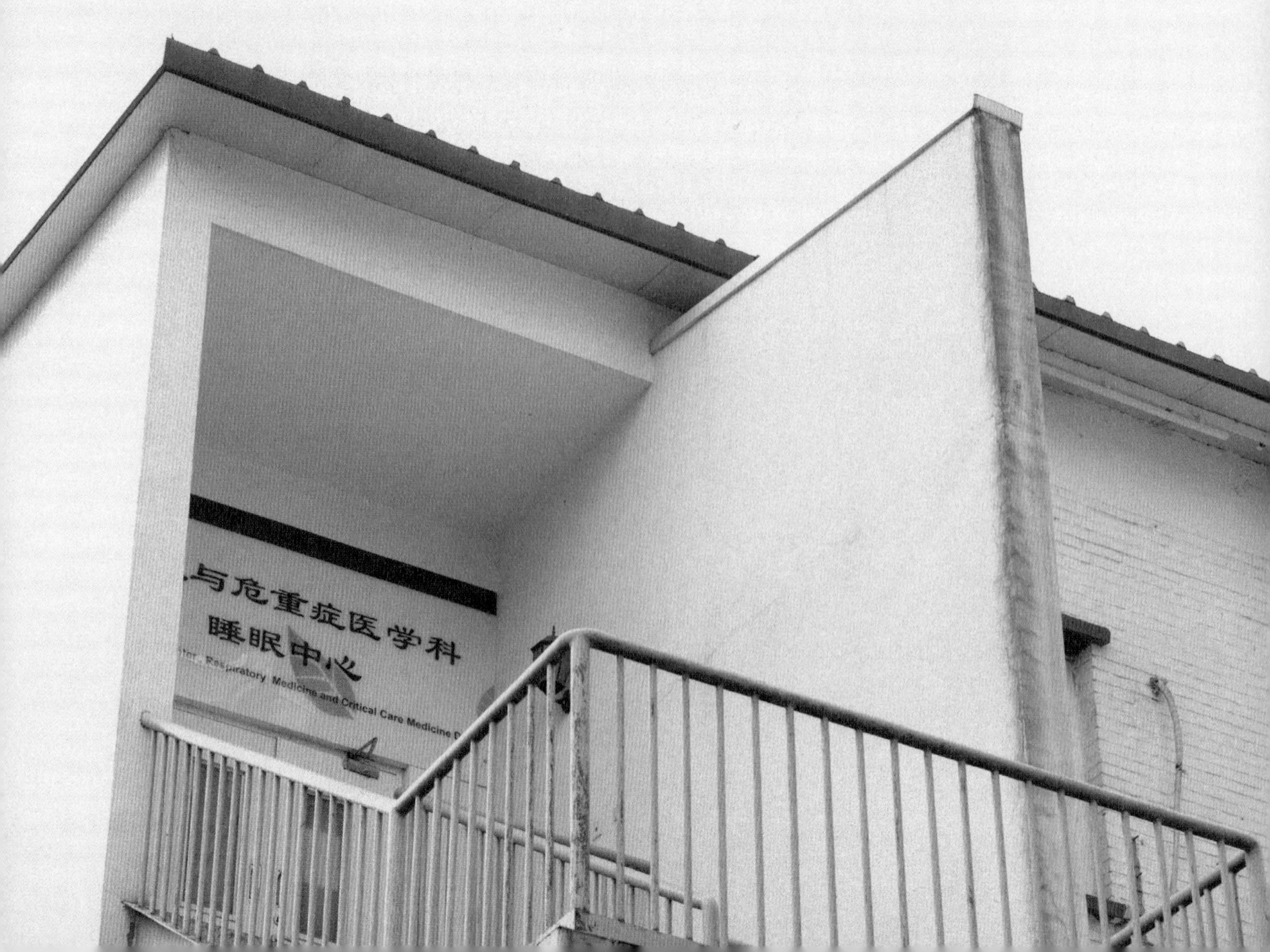

我国三甲医院医生的门诊量

可能是美国医生的十倍甚至数十倍。

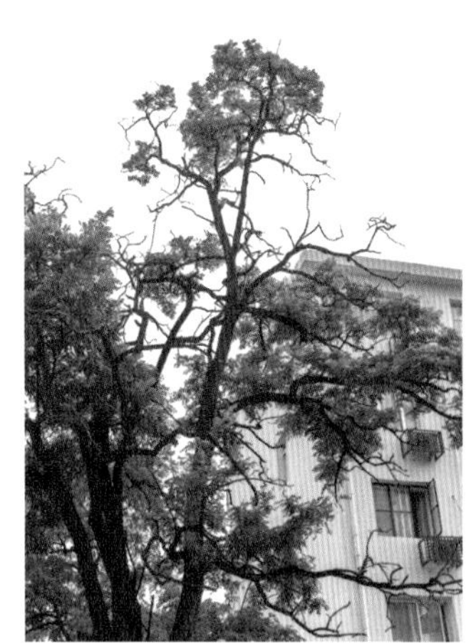

看不完的患者，不够用的时间

有一次郭兮恒在美国交流，当地睡眠中心的同行很自豪地说自己已经从事睡眠诊疗二十年了，郭兮恒说："我三十多年了。"但他没说的是每天门诊的接诊量，我国三甲医院的门诊量级可能是美国的十倍甚至数十倍。

朝阳医院开始组建睡眠呼吸中心那几年，他都是周一上班，天天晚上在医院，周五才下班。直到形成了这个学科的诊疗规范，有了成熟的团队，他才过上了接近正常人的生活："爱人的全力支持让我心无旁骛，不然我自己的睡眠可能也要成问题了。"

门诊时间永远不够用，睡眠门诊里的时间尤其短缺，医生要有轻轻松松不疾不徐的态度，详细的问诊和病人大段的故事都是消耗时间的因素。遇到必须听完"故事"才能治病的病人，郭教授会让他们在诊室外踏踏实实坐下，等到别的病患看诊完成后再进来，拿出半个小时甚至一个小时，好好听完那些不得不讲的病因。为了节省医患的时间和精力，除了改善自己的看诊方式和医院的就医流程外，郭教授还得积极去受众更广泛的媒体做科普，这个方面的工作在 20 多年前就开始了，包括后来参与影响力比较大的《养生堂》。

至于"睡神"的天赋异禀，郭兮恒觉得主要是"掌握自己身心的开关"，也就是调解自我的能力，要控制脑子里想什么。30 多年在睡眠科的经历，让他"必须"掌握利用零碎时间补觉的能力，与睡眠形成良好的默契，只要清除杂念告诉自己要睡觉了就能睡着。郭兮恒有时自嘲说这种"工伤"已经彻底融入了自己的生活，这也让他非常容易找到"秒睡"的感觉。他也会时常跟患者交流自己的方法，根据自己要面对的现实情况去调整，即便如他当年那样"艰苦"的作息时间，也能创造条件来睡觉。在招学生时，他也会先确认学生的睡眠情况如何，不仅要有热情、决心和坚持，也要具备基本的身体和心理素质，不能"还没医别人，自己先倒下了"。

编辑手记

采访过程中数次有患者进入打断，来看检查结果的，加号的，来说麻烦郭主任盯着住院费用走医保卡的（这并不在医生职权范围内）……但他始终保持微笑，甚至可以说是亲切的微笑，处理着每一次合理或不合理的要求，同解释病情一样温和平缓。

有个二十出头的女孩，很焦虑自己的病情，郭教授反复安慰她，临走问她："你还抽不抽烟了？"女孩抿抿嘴，像是收到了家长辈的叮嘱。还有个陪母亲来复诊的小伙子，不明白药物调整的原因，郭教授问他你做什么工作的，然后拿起笔和纸，按照小伙子能理解的方式画图写剂量，一目了然。

后来患者的事情处理得差不多了，他也好像更松弛了，捏起一个曲别针，边摆弄边说："医生得让患者感觉舒服，从早上第一个患者开始，保持到最后一个患者，同一个态度同一个节奏，从复杂甚至曲折的信息中理出头绪，难度挺大的。"喝茶喝咖啡能提神，但郭教授也不敢多喝，即便是口干舌燥的时候也不行，因为能上厕所的机会太少了。

人人都能理解的失眠疗愈行动指南

在诊治过的十万多例睡眠障碍患者中，北京大学第六医院睡眠医学中心主任孙伟博士遇到的年纪最小的患者，是一位因为考试成绩不理想被批评的初一女生；而失眠历史最长的是一位 82 岁的老先生，受失眠困扰达 55 年；还有一位曾经连续七天没睡觉的内蒙古患者，是被担架抬到医院的；还有位患者在试过很多方法无效后，最后竟然请了位“大师”在纸上写了“睡眠”二字，烧成灰吞服下去……

这些看似极端的案例，在失眠患者中并不算罕见，孙伟说他很难想象众多失眠患者都承受了怎样的煎熬。多年来他不断把自己心灵探索的成果和科学诊疗经验结合起来，用“CBT-I 结合正念”的开创性治疗方法，形成了一套人人都能理解的“标准化行动指南”，减少了许多患者的痛苦。

不睡觉也能休息——行走的生物钟

虽然人人都有自己的生物节律，但是能够严格而规律地奉行昼夜的起止时间，在现代社会中不是易事。孙伟常年恪守“晚十点半休息、早五点半起床”的作息规律，即便是出差飞机延误也不会破坏这一铁律。有一次飞机延误，已过晚十点但起飞时间还遥遥无期，于是十点半时孙伟准时闭上眼、盘起腿，就在候机大厅旁若无人一般进入正念冥想的状态。他说，如果没有睡眠条件，进入正念冥想，也是一种很好的休息，让大脑放松、清空，让身体放下劳累，不亚于真正的睡眠。

在嘈杂的环境中，如何能让自己心无杂念地进入可以比拟睡眠的放松状态？孙伟解释说，首先要认识到，我们睡眠的要义是为了休息，为了让大脑和身体从劳累中解放出来，然后让自己的意识专注地放在身体上，就能排除外界干扰。说起来很容易，这当然不是一下子就能做到的，但只要坚持练习一段时间，大多数人都可以达到一定的效果。孙伟说自己达到这样的状态，练习了约两年时间。这很有可能换来一生的健康睡眠和旺盛精力，所以他也更希望把自己的这个方法推广出去。

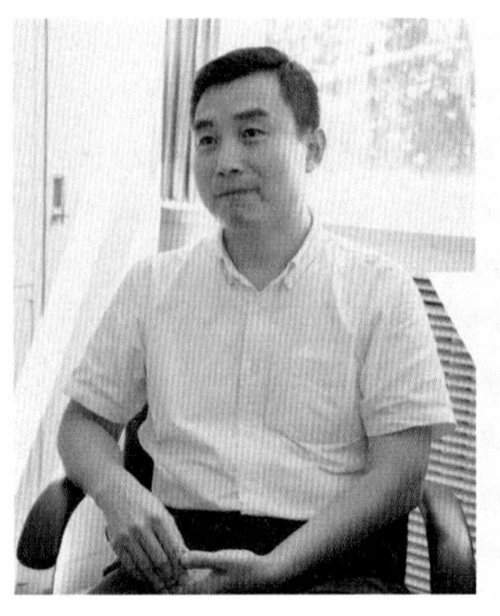

孙伟

北京大学第六医院睡眠医学科副主任医师、睡眠中心主任，中国医师协会睡眠医学专业委员会委员。著有《失眠疗愈》一书，拥有 14 年治疗失眠患者的临床经验。

患者的病根儿都在心里

孙伟有一套“改善睡眠三部曲”的理论：先行动改善，再药物辅助，最后从“心”根治。他认为失眠大多是心病，所以只有利用心理方法，才能达到根治的效果。

有一个四十出头的患者，曾因 10 年前父亲患心肌梗死离世而受到心理重创，变得对自己的健康状况过分敏感。有一次体检后发现自己的血压最高为 150/100mmHg，让他精神压力倍增，于是开始了长达三个月的失眠。又因为害怕药物上瘾，一直拒绝服用安眠药。孙伟认为，他的失眠病不是高血压本身导致的，但这引发了他的恐惧和焦虑，当他明白了高血压并不一定都会导致心肌梗死后，失眠立刻得到了缓解。打破旧有的“思维规则”，解开心结有时就是有效的治疗方案。

还有一个私企老板，他的企业在半年前准备上市，因为繁重的工作和压力开始失眠，而后上市失败更加重了病情。他自小各方面都很优秀，名校毕业、经商顺利，现在身家已经十几亿，他潜意识中认为自己无所不能，这是“全能自恋”的典型特征。通过治疗他意识到了“睡眠”并不能任由他来控制，“成功”也可能不是他的囊中之物，只有敢于面对失败，着眼于当下，才是他的自愈出路。

越睡不着，就越焦虑和害怕，结果失眠更加严重，导致恶性循环——这是非常普遍的一种现象。想帮这类患者走出这种恶性循环，孙伟都会强调一个认知：不必对睡眠过于纠结，真正伤害身体的是失眠带来的烦躁，其实正念一小时所获得的休息和睡一小时差不多。

通过“三部曲”来治疗，先改变行为、生活习惯和认知，再配合药物，往往就能收获事半功倍的效果。很多患者对孙伟说，具体的行动方法好像也没有多难，如果早知道就好了。

是“问题”也是“资源”，要因人看病

患者来到诊室一般都会一股脑地倾诉自己的问题，但医生只看到问题还不行，孙伟强调还要看到满眼的“资源”，这个“资源”是指能拿来帮患者解决问题的条件。

有时他会问患者：“你信什么？”如果信基督教，那他就用爱和宽容来做引导；如果信佛教，那就用“禅定”来启发；他也常用中国传统文化中的概念来解释生物钟，人应“子时而息”，子时也就是晚上 11 点到 1 点这两个小时，是最能让人得到休息、获得能量的时间，帮助信仰中国传统文化的患者坚定十点半上床准备入睡的信念。各家所长他都去了解，患者相信什么，他就用什么样的语言来“治病”。

在门诊时能够解决的心理问题是很有限的，孙伟也鼓励患者自己多去学习和练习正念，着眼于当下，放下自己心里的压力。另外他也会为患者准备“小纸条”，上面有他的独门锦囊“五字诀”：“上下不动静”，核心思想是 CBT-I 和正念的结合，但五字诀就非常接地气，便于理解和记忆。

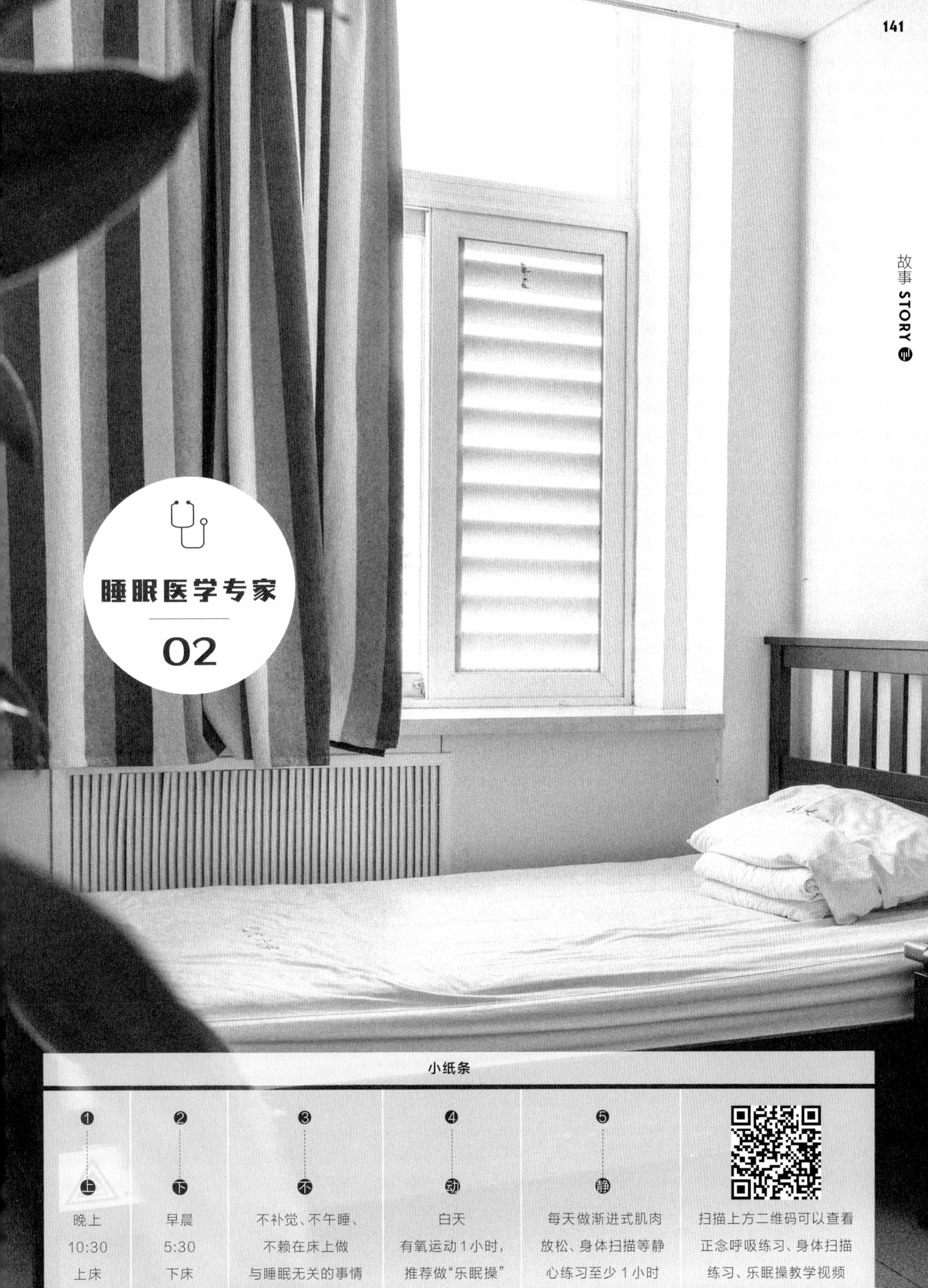

小纸条

❶ 上	❷ 下	❸ 不	❹ 动	❺ 静	
晚上 10:30 上床	早晨 5:30 下床	不补觉、不午睡、 不赖在床上做 与睡眠无关的事情	白天 有氧运动 1 小时， 推荐做“乐眠操”	每天做渐进式肌肉 放松、身体扫描等静 心练习至少 1 小时	扫描上方二维码可以查看 正念呼吸练习、身体扫描 练习、乐眠操教学视频

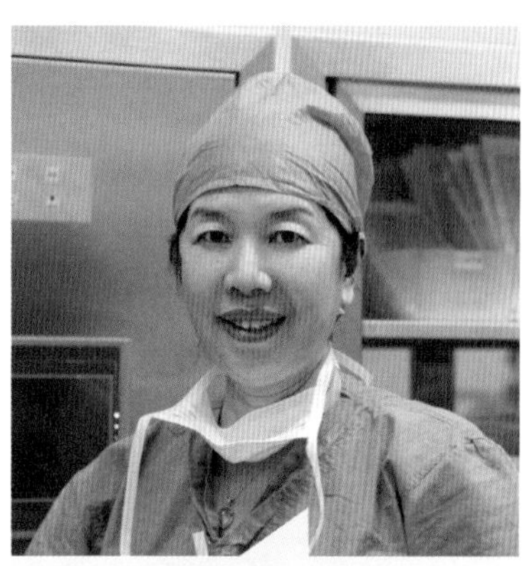

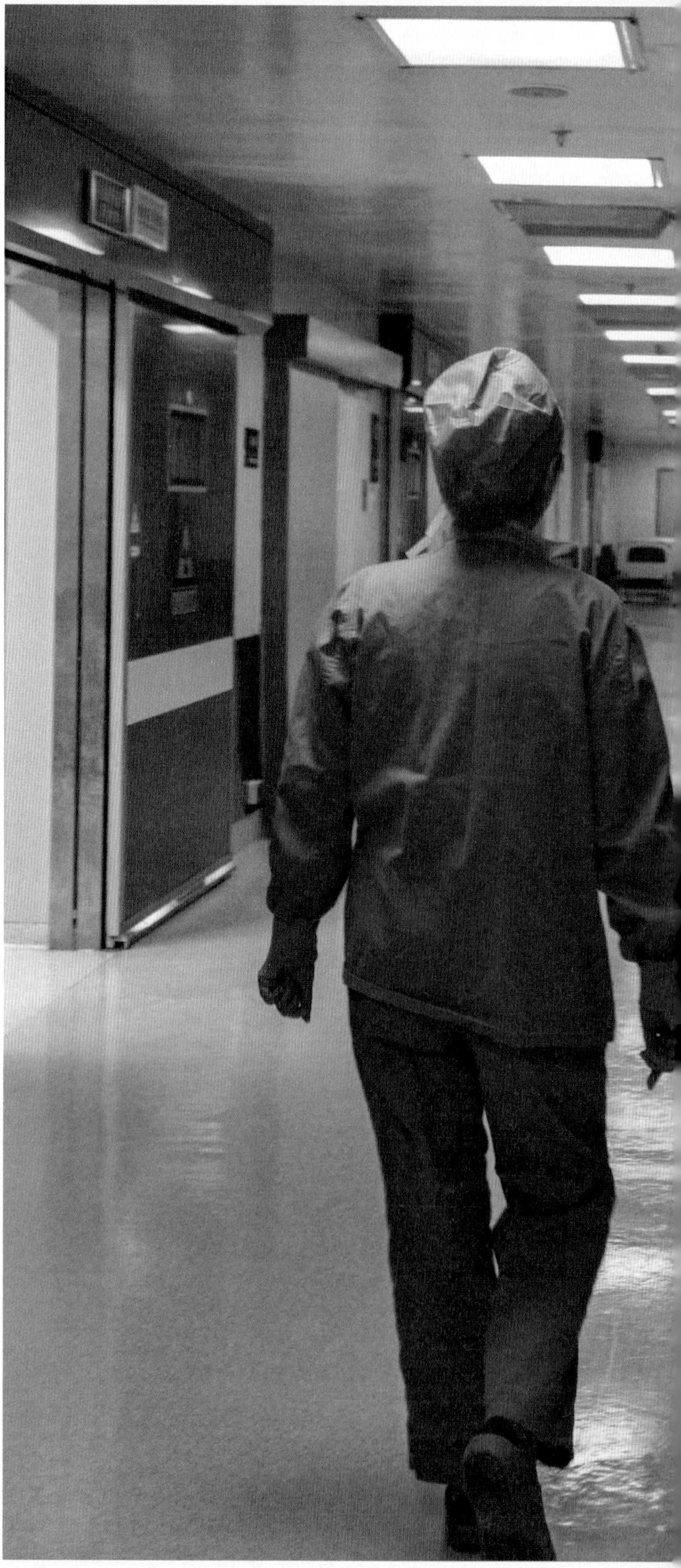

叶京英

博士生导师，北京清华长庚医院主任医师、专科部部长、耳鼻咽喉头颈外科主任，清华大学精准医学研究院副院长，享受国务院特殊津贴专家，中国医师协会睡眠医学专业委员会主任委员，中国医疗保健国际交流促进会睡眠医学分会副主任委员，海峡两岸医药卫生交流协会睡眠医学专业委员会副主任委员，中国睡眠研究会第五届理事会副理事长。

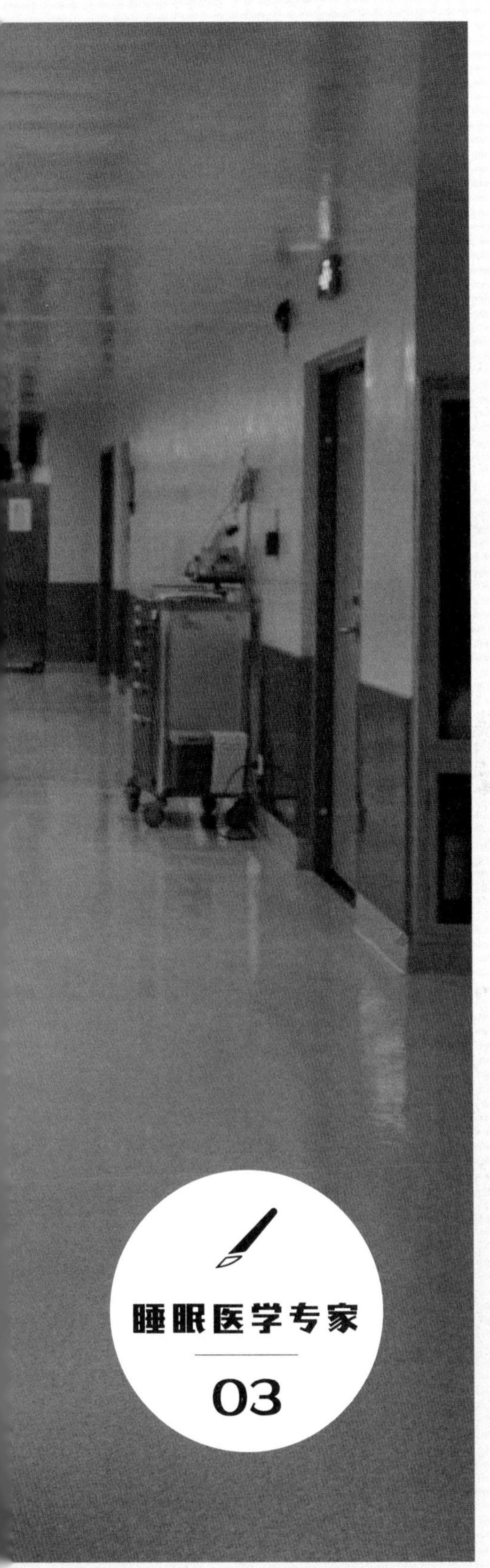

但愿天下无鼾

累计诊疗两万余人，主刀近万台手术，零投诉、零死亡率，三十多年临床经验，一手建立同仁咽喉科的金字招牌，后组建清华长庚耳鼻喉头颈外科，十年来坚持组织筹办全国睡眠医学学术年会……长长的“功绩”却不是叶京英喜欢聊的内容，采访中最直接的感受就是：她只关心“治病”这件事。

2018 年，一个面对全国所有省份覆盖 10 万人的调查中显示，有八成的人经常受到睡眠问题困扰，这其中又有四分之一的人被观察到有呼吸短暂停止的现象。睡眠呼吸暂停综合征是一个对健康影响巨大的疾病，很多人深受其苦，但也有人不自知。叶京英的工作之一，就是治这种看起来不是病，病起来可能要命的病。

那些孩子长高了长壮了

“我们搞临床的，如果不拿到证据，光看文章，也会对好多危害将信将疑，比如说儿童打呼噜真的会影响智力吗？儿童打呼噜真的会影响长高吗？如果你不在临床上遇到，还是无法对这些结果有足够的、直观的认识。”

叶京英说她见多了睡眠呼吸暂停综合征引起的面部变形甚至漏斗胸的孩子，面对儿童患者，她心疼得皱眉。接触的病例越多、时间越长，她就越能发现这些孩子在行为约束和认知功能方面的问题。等家长们意识到，往往孩子在外貌上已经出现了变形，而且还伴有俗话说的“脾气大、不聪明、不长个”等问题。

有一对 10 岁左右的同卵双胞胎，妈妈不愿意给孩子们拍照，因为哥哥的脸不如弟弟好看，还比弟弟矮了半头，妈妈不想让孩子面对照片里的残酷。两个孩子小时候都打呼噜，但哥哥身体比较弱、经常感冒，那时妈妈怕哥哥不好恢复，就先让弟弟做了手术，结果造成了肉眼可见的巨大差距。最近在随访中了解到，后来也接受了手术的哥哥逐步恢复正常发育，身高明显有了起色，性格也比原来改善很多。

在患有重症儿童睡眠呼吸暂停综合征的儿童中，及时接受了手术的孩子，变化都非常明显，经常出现术后专门回来千恩万谢的家长，说孩子吃得好了、长高长壮了，连学习都好了。但叶京英也担心有些家长过于激进，那些激进的家长，有一家因为哥哥手术得到了很好的效果，就想让妹妹也来做手术，经过睡眠监测证实妹妹症状轻微，还没有达到手术指征，而且年龄也偏小，叶京英就又转变角色反复跟家长解释，想尽办法“拖延”手术。手术对一些孩子来说是重获新生的机会，身心都有被矫正的可能，但每个孩子又都有自己的情况。每一个孩子，每一个病患都值得获得更为精准和标准化的治疗。说到孩子的症状，叶京英的眉头拧成一团，说到孩子们恢复后的状态，她又笑得阳光灿烂，语速本就缓慢温柔的她会让人忘记这是一个下一秒就可能进手术室的医生，更像是幼儿园园长。

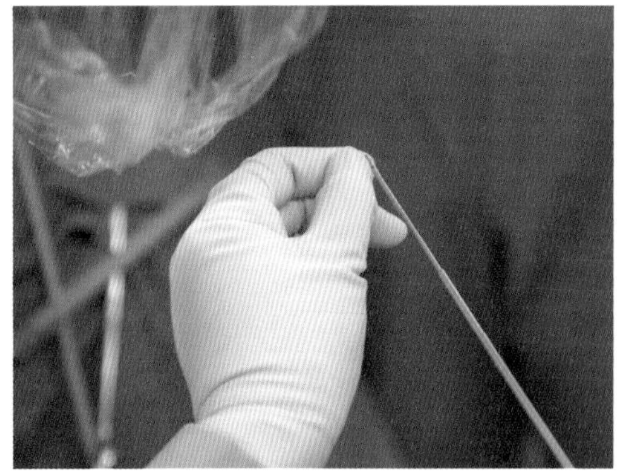

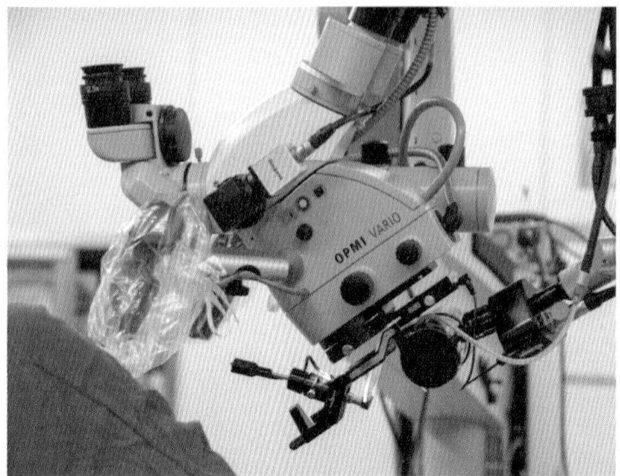

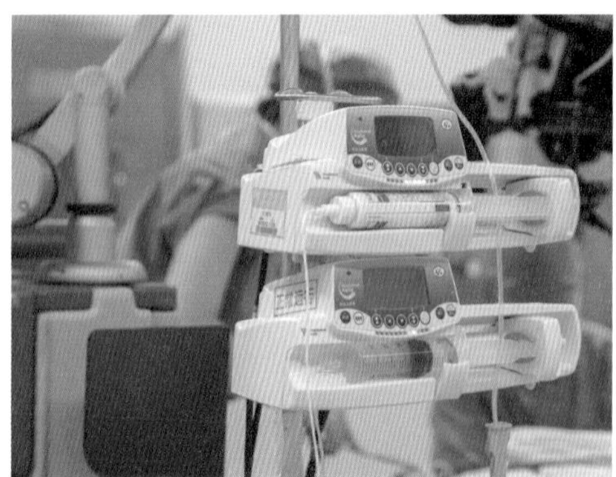

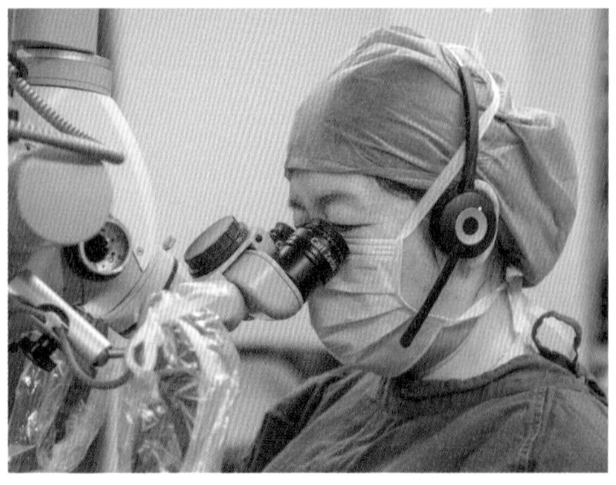

打呼噜可能正在谋杀你的心脏

作为一个天天跟鼾症打交道的医生，周围都是熟悉这个话题的人，天天跟病患聊的也是这些，但她却还是热衷于聊鼾症，一打开这个话题就停不下来。说起普遍对打呼噜的不重视，她恨不得每说一个字都尽可能加粗标红划重点，“打呼噜是病，而且是很多病背后的病。”她说现在通过各种渠道的宣传，已经有不少人知道了打呼噜是会致死的，但是怎么致死的，很多人都有误解。半夜上不来气憋死的——很多人都是这样的惯性思维，但这却是概率极低的可能，事实上猝死的绝大部分直接原因是恶性心律失常。

叶京英举了个很形象的例子：原本指挥心脏的只有一个指挥棒，心肌跟着指挥棒规律跳动，心律失常就是突然出现了好几个指挥棒都想指挥心肌，心肌不知如何是好了，就失常了。而我们所说的植物神经系统，也叫自主神经系统就是指挥棒。我们的呼吸和睡眠都在这一系统的统筹之下，呼吸不正常、睡眠不正常，反过来都会影响这套系统，长期下来，“指挥棒”就失灵了。

说起指挥棒的话题，她觉得肝也不能不提，她又举了个简单的例子，睡不好是不是会恶心？恶心的感觉从哪里来？消化系统。肝作为一个人体中重要的节律器官，它主导了消化系统的功能，被生物节律影响，它也会出现紊乱。睡眠不规律、睡不好、早上起来犯恶心，就是消化系统在抗议了。对于植物神经长期紊乱和发生肝癌之间的正相关性，她的态度是肯定的。

让她感到欣慰的是国家越来越重视睡眠健康，越来越多的人能够接受正确的诊疗观念。有些人用了呼吸机，心肌肥大好了，心脏回到了正常大小；有些人接受了鼾症手术，连带消化道不适也得到了改善，生活质量提高了，医药费也省了。算算经济账，怎样划算，是很明显的。但是为什么还是有那么多人不去算或算不明白？她认为向大众普及睡眠医学知识仍然任重而道远。

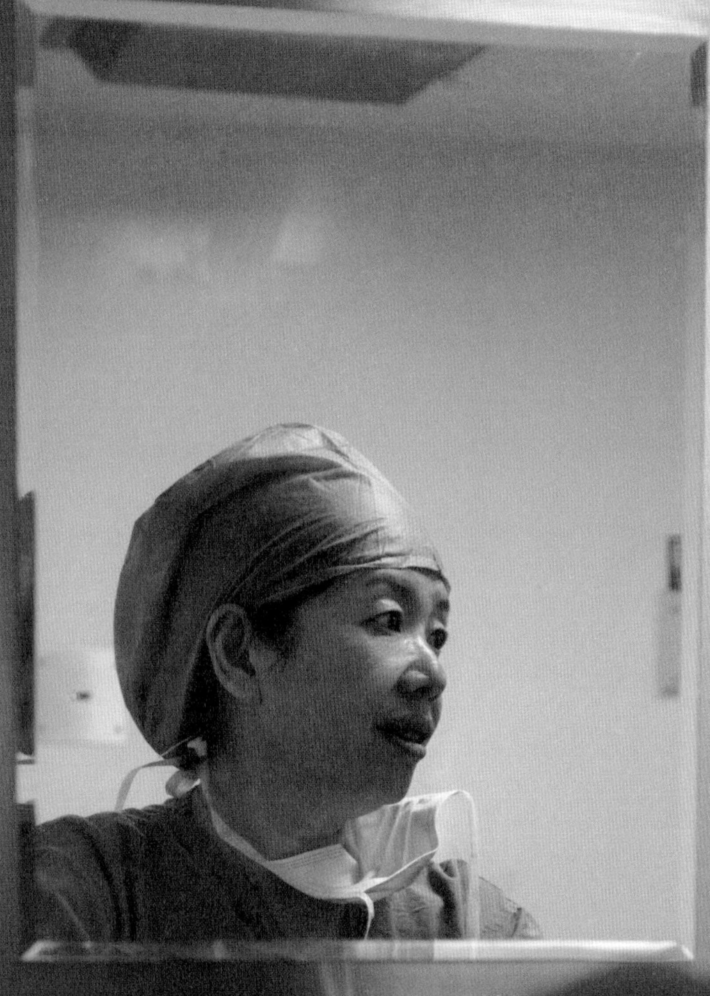

她想做受人尊敬的医生

叶京英从小就以父亲为傲，但是“指挥人民大会堂穹顶落成的父亲，却比不上单位里的大夫更受人尊敬。”为什么医生比父亲这种大工程师还要受人尊敬？后来她找到了答案——没有什么重得过生命。十岁时，她就知道自己将来要做什么了，她问带她长大的姥姥，如何才能当上医生呢？姥姥说去念医科大学啊。所以恢复高考第一年，她就考上了当时条件下能上的最好的医科大学。

她回忆说第一次进手术室看老师上台，就经历了漫长的不吃不喝，原来做外科大夫是经常吃不上饭的，她讲得轻松，还觉得那时的自己特可笑，而后来这就变成了她的日常。拍摄采访当天，她一早进入手术室，五个手术连台并且向学术论坛直播，术中讲解答疑、纠正助手的操作、交代术后注意事项、和工程师调校设备，并总结连台手术中需要优化的细节——“不能依赖NBI（窄带成像内镜）诊断，虽然这个肿物是乳头状的，但你们看它的边缘，这不会是恶性病变，但我们还是再等一下病理，患者长期抽烟，万一是恶性的我们就地解决，不要再让病人受二茬罪。”

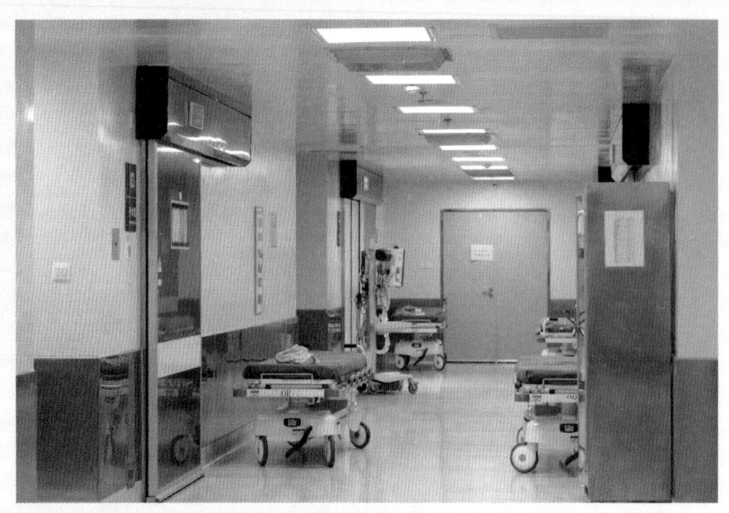

“这位患者有比较严重的鼾症，拔管时一定要小心，要观察一个小时以上。”

“为了暴露（让病灶可视）想一些千奇百怪的办法非常不可取，乱往颈椎下面垫东西伤害到颈椎是有可能造成高位截瘫的。换人过来按压，按住这个地方，左边再用力一点，看这样清楚了吧，要找技巧，都是可以解决的。”

“现在光线不行，加到头了吗？亮度还是不够，拿棉片，你们看棉片是白的，可以反光，现在清楚了吧，棉片在这里还可以顺带止血。这个病人是个厨师，常年在噪声环境下喊着说话，他这个增生比较肥大了，你们看息肉下面可能还有小结，我们找仔细了，能解决的都解决掉，亮度上来了可以看清楚找仔细。”

“这个地方就很适合用激光，烧完了血也止住了，但这个地方就不能用，这个就要用剪子，适合什么办法就得用什么办法，一定要动脑子想清楚每个操作的意义。不能为了把气道打开牺牲声音啊，这个患者还不至于，影响了声音不划算的，一定要拎起来缝合，黏膜对黏膜，用最细的线，粗一号都不行，要保发声，这个针极软，稍多一点力就会断在里面，没关系我们慢慢来。”

……

中午出来喝口水准备下午的讲座，给广东睡眠协会录祝贺词，顺便打电话争取明年实验室的空间设施和设备，“褪黑素方面的实验、扁桃体和腺样体肥大的遗传学表现、细胞学研究大概这三个方面，给我们独立的空间是非常有意义的……”

叶京英是享有国务院特殊津贴的睡眠领域著名专家，但她更享受的还是治病救人的工作，想把孩子的病治好，想让更多人把觉睡好，想让更多人健康。大概能成为一个受人尊敬的医生是因为她足够敬畏生命，“天下无鼾”是一个只能接近但尚无法完全达到的愿景，但她不怨不悔，她在手术间的长廊里走得不疾不徐，“这不算忙，医生就是这样嘛。”

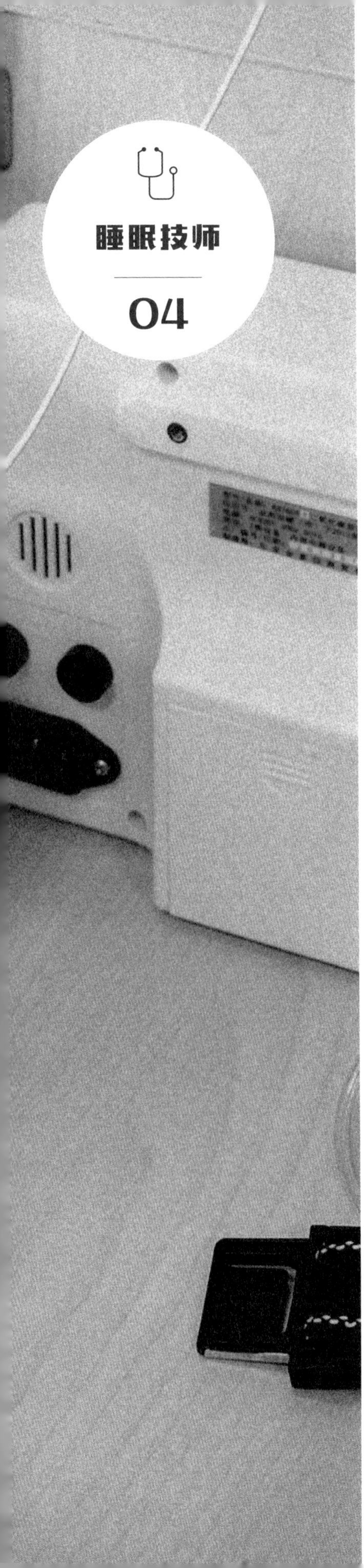

睡眠技师

04

睡得好不好，看数据知道

2018 年 1 月的一个病例，让做了快 20 年睡眠技师的张玉焕也吓了一跳。6 岁的小皮球因为睡着之后总是憋气、白天精神不好，被妈妈送到睡眠中心来检查。戴上呼吸机之后，小皮球睡得很踏实，可是在叫醒他的时候，无论张玉焕和妈妈怎么推、怎么喊，小皮球都没有反应，足足花了 20 多分钟才把他叫醒。

原来小皮球已经患有严重的阻塞性呼吸暂停综合征，因为腺样体过于肥大，堵塞了五分之四的呼吸道，让他在睡觉的时候几乎无法呼吸。正常人的血氧浓度在 90% 左右，而小皮球睡着以后一度掉到了 28%，随时可能有生命危险。当天晚上戴上呼吸机之后，小皮球终于睡了一个安稳觉，监测仪显示各项数据指标都正常。

在被强行推醒之后，小皮球说："好久没有睡过这么舒服的觉了。"张玉焕和他妈妈才终于舒了一口气。后来，小皮球做了腺样体切除手术后，就恢复了正常的睡眠。几次回睡眠中心复诊的结果都非常好，个子明显长高了，精神也更好了。

连续 16 个小时的夜班是常态

如果把睡眠中心比作一个仓库，那睡眠技师的工作就像是管理这个仓库的质检员。

每天下午 5 点是睡眠技师晚班交接的时间，一个小时之后今晚需要在睡眠中心住院监测的患者便会陆续到达。张玉焕在例行的测身高、量体重、做问卷之后，会带患者在睡眠中心转一圈，一来熟悉下环境，二来放松下心情，让他们不要对睡眠监测这件事有太大的心理负担。

待患者洗漱完，做好睡前准备之后，张玉焕就会开始给患者连接监测时需要用到的多导监测仪。像她这样经验丰富的睡眠技师安装完一个患者的导线，最少也需要 40 分钟。如果遇到不配合的小朋友，那可能得花一个多小时才能安装完。

完成了所有的导线安装之后，监控设备会把数据实时传输到监控室，

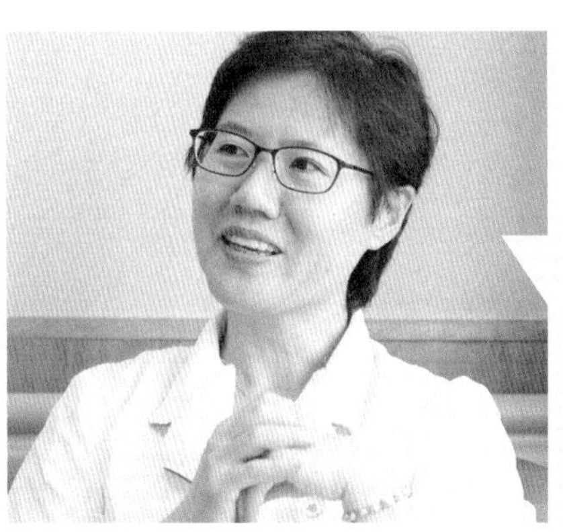

张玉焕

清华大学附属北京清华长庚医院睡眠医学中心技术主管

因为腺样体过于肥大，

堵塞了五分之四的呼吸道，

让他在睡觉的时候几乎无法呼吸。

张玉焕将在这里对患者的呼吸、血氧饱和度、肢体运动等数据进行整夜的监控，直到患者早上六七点起床。这还没有结束，紧接着她要对患者入睡到清醒这段时间的监控数据进行分析，再根据分析结果推荐患者到门诊进行后期诊疗，如遇病情复杂患者还需联合其他科室进行多学科合作治疗。睡眠分析至少要一个半到两个小时才能完成，病情复杂的话需要两三个小时。再加上复核、医生确认，患者从来睡眠中心到拿到一份完整的睡眠监测报告，至少需要 12 个小时。

从前一天的下午 5 点到第二天早上 9 点，整整 16 个小时，其间睡眠技师是不能休息的。这样的夜班每周至少 2 次，很多人都因为身体吃不消而坚持不下来。张玉焕说，和自己差不多时间进入这个行业的人几乎都走了。

中国一代睡眠技师

1998 年，张玉焕中专毕业之后，来到北京同仁医院耳鼻喉科做护士。工作的第二年，正好赶上北京同仁医院要扩建一个有六张床位的睡眠中心，急需大量的工作人员，所以当时科里就推选她去做睡眠中心的技师。

虽然那个时候，睡眠医学行业在中国已经发展了快 10 年，但是从设备的使用规范到行业的工作标准，都相当不成熟。张玉焕第一次接触睡眠监测设备时，发现前两年入行的前辈也是一知半解，只能靠自己慢慢摸索。

直到 2001 年，第一届睡眠医学培训班举办，这种摸着石头过河的局面才有所改善。当时大会邀请了来自中国香港的何国华老师来给大家授课，教内地的睡眠技师们电脑要用什么方式连、需要监测哪些数据、监测出来的图要怎么去进行人工分析。这才有意识地建立起了规范的睡眠监测流程，同时对睡眠技师的职责有了一个明确的认识。也就是在这次培训班上，张玉焕对多导睡眠监测的安装及分析有了规范的认识，也因此下决心要把这个工作做好。2010 年，张玉焕拿到了第一次睡眠医学学术年会睡眠职业技能大赛冠军，2014 年开始，她也参与到了睡眠医学学术年会的组织筹办工作中。

对张玉焕来说，能帮助别人解决睡眠障碍是一个很奇妙的过程。从监测图、数据中分析出很多问题，然后再去找解决的方法，每帮助一个患者睡好觉，都十分有成就感。久而久之，她也养成了一个职业病：看人先看嘴。特别是遇到小朋友，张玉焕总会下意识地观察他牙齐不齐、是不是小下颌，如果有发展成睡眠呼吸暂停的征兆，她都会提醒家长要带小孩去医院，及早干预和治疗。

为了不让长时间的夜班影响自己的工作状态，张玉焕也琢磨出了一套自己的调整方法。每次下了夜班回家之后，最多睡到下午 2 点，之后就强迫自己起床去做一些别的事情，比如去外面晒晒太阳、做一些简单的运动，到晚上八九点再上床继续睡觉。

在清华长庚医院睡眠中心做一次多导睡眠监测的费用大约 900 元，床位一直非常紧张，预约已经排到一个多月以后了。但依然有很多患者并不知道还有专门看睡眠障碍的医院，也不知道打呼噜是有可能危及生命的。而在美国的睡眠中心，一个晚上的费用可能就要 3000 多美元，张玉焕觉得这个行业还有很大的空间可以努力。“希望能早日建立起国内统一的睡眠技师的培训标准以及国家级别的考试认证，让更多人了解睡眠技师。”

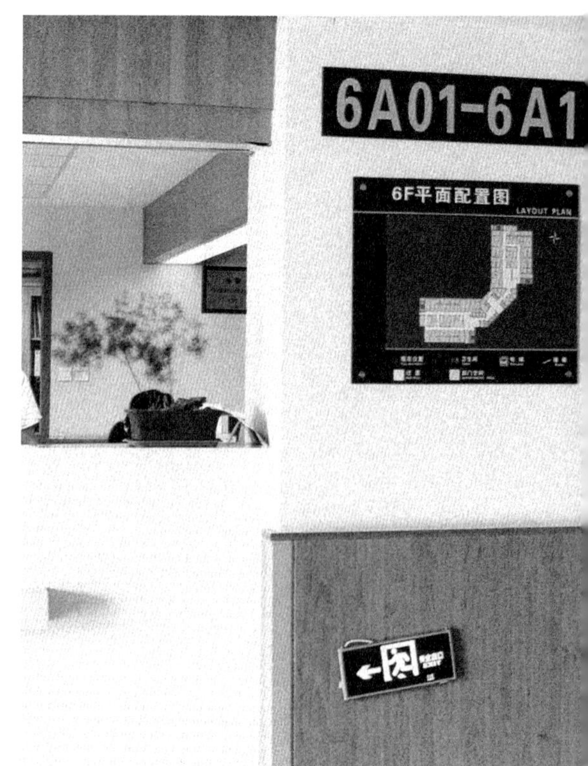

编辑手记

当天采访结束的时候正巧赶上一位老人家来安装便携式呼吸监测仪，因为岁数大了听力不太好，一句话要张老师重复好几遍才能听清，但期间张老师没有透露出丝毫厌烦的情绪，从头到尾都非常耐心和细心。老人无意间说了一句自己晚上爱起夜，张老师听见之后立马拿出胶带把仪器再固定了一遍。

"以人为本"是这次采访提到频率最高的一个词。"我们虽然不是特需门诊的收费，但要做到和特需门诊一样的服务。"从张老师身上我实实在在地感受到了睡眠技师这个职业的本分：踏实、责任与坚持。

希望能早日建立起国内统一的

睡眠技师的培训标准以及国家级别的考试认证，

让更多人了解睡眠技师。

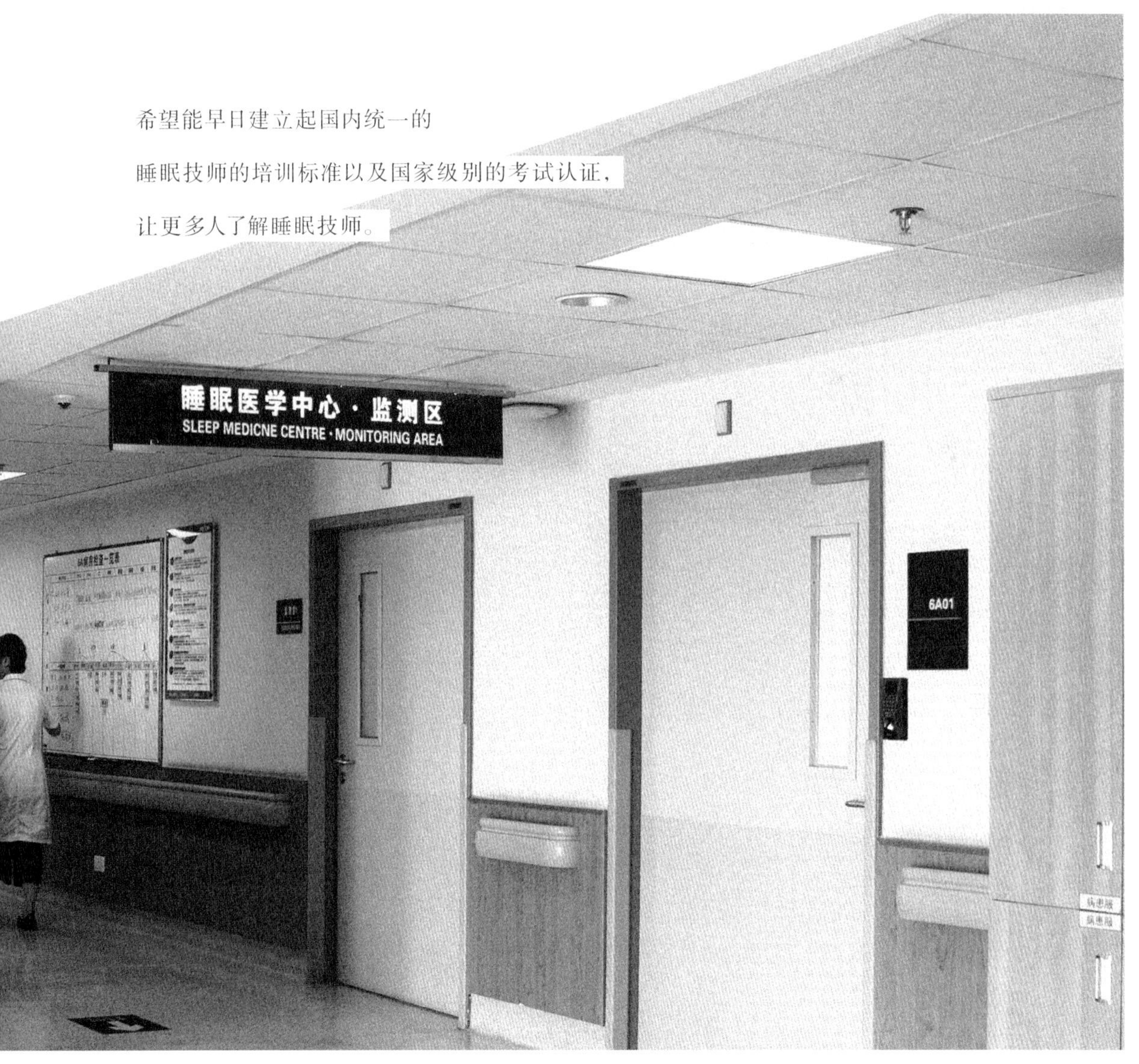

野史篇

名人睡眠逸事

撰文 / 编辑 高龙　插画 NA

从小到大，我们一直被告知 8 小时睡眠的重要性。但事实上，生活中无数人的故事向我们证明，其实睡不够 8 小时也不会怎样，甚至还有可能更成功。

达·芬奇

- 意大利文艺复兴时期的代表人物之一
- 迄今为止最伟大的画家之一

达·芬奇最为人称道的就是他的博学——除了是画家，他还是雕刻家、建筑师、音乐家、数学家、工程师、发明家、解剖学家、地理学家、医学家、生物学家和天文学家。

不少人坚信他的博学与他的作息方式密切相关——达·芬奇将每天的睡眠分成多个阶段，每段睡眠持续 20 分钟到 2 小时不等，24 小时内累计约 5 小时的总睡眠时间。

凡·高

- 最具影响力的后印象派画家之一
- 代表作《向日葵》《星空》

作为一名失眠症患者，凡高对抗失眠的方式就是将床垫和枕头浸满樟脑。不过美国生物化学家威尔弗雷德·尼尔斯·阿诺德的最新研究显示，凡高对樟脑的需求不只是出于助眠，更有可能出于对松烯的渴望。而凡高的经历也侧面证明了这个理论——苦樟脑，苦艾酒和颜料（含松节油），凡高人生中最难戒掉的三种事物恰好有一个共同点，就是它们都含有松烯。

温斯顿·丘吉尔

- 英国政治家和作家
- 20 世纪最重要的政治领袖之一

这位英国前首相是典型的双相睡眠者。每天下午 5 点，他会先喝一杯兑了苏打水的苏格兰威士忌，小睡 2 小时，然后一路工作到凌晨 3 点左右后，再睡 5 个小时。据说为了配合自己的睡眠周期，丘吉尔曾多次一边泡澡一边举行军事内阁会议。除了丘吉尔之外，历史上知名的双相睡眠者还包括发明家特斯拉和奥地利德语作家卡夫卡。

汤姆·克鲁斯

- 美国知名演员
- 代表作《碟中谍》

昔日的好莱坞巨星喜欢在别墅下面建造核弹庇护所和安全房间，现在的好莱坞巨星则喜欢把育婴室改造成隔音的卧室。是的，这里说的就是汤姆·克鲁斯。这位好莱坞巨星因为重度打鼾，在婚礼之后不久就被妻子要求分房睡，还不得不为此将一间位于主卧隔壁的育婴室改造成可以隔绝鼾声的专用卧室。

迈克尔·菲尔普斯

- 美国退役游泳运动员
- 单届奥运会夺取金牌最多的选手

另一位向我们展示成功来之不易的名人，是美国游泳巨星迈克尔·菲尔普斯。被称为“菲鱼”的他在备战奥运会期间都会睡在低压舱里，低压舱通过模拟 2400 ~ 2700 米高空的空气环境，迫使他的身体产生更多的红细胞，同时为全身肌肉输送氧气。

萨尔瓦多·达利

- 西班牙超现实主义画家
- 代表作《记忆的永恒》

达利的睡眠方式和他的作品一样与众不同——他会先在地上放好一个金属盘子，然后用手握住一把钥匙，置于盘子上空。当他进入睡眠状态，钥匙会随着身体的放松而掉落盘中，发出声响将他唤醒。据说，达利很多画作的灵感都来自这种半梦半醒之间的“打盹”。

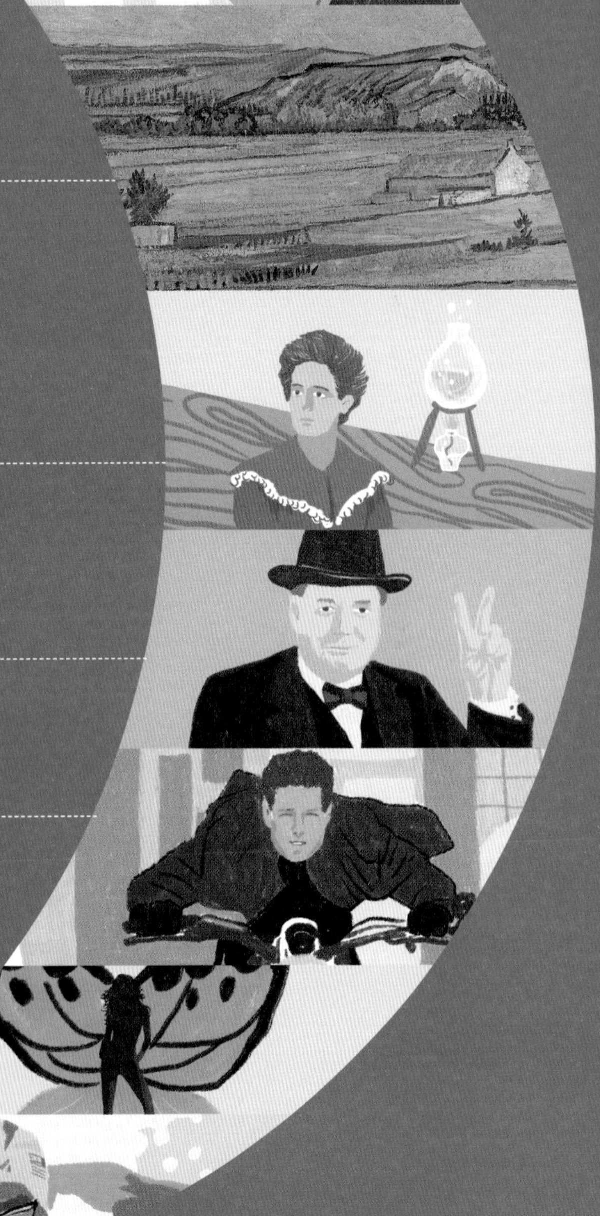

玛丽·居里

- 法国波兰裔著名科学家、物理学家和化学家
- 放射性现象的研究先驱
- 世界上第一个两获诺贝尔奖的人

居里夫人死于恶性白血病，而直接导致她早逝的，除了工作中长期接触放射性物质之外，还有她的一个生活习惯——在床边放一罐自己研究所用的放射物伴着自己入睡。虽然现在听起来非常匪夷所思，不过考虑到当时电离辐射对人体的危害还不是常识，居里夫人其实死得很冤。

玛丽亚·凯莉

- 美国女歌手
- 代表作《英雄》(*Hero*)

玛丽亚·凯莉一天要睡足 15 小时，大概是正常人睡眠时间的 2 倍。除此之外，为了保护自己的嗓音，她对湿度的要求达到了苛刻的程度——不论走到哪里都要求室内湿度达到自己满意的程度，晚上睡觉时更是需要将近 20 台加湿器同时工作。

「饮食与睡眠的那些事儿」

吃好睡好身体好

撰文 于康　编辑 舒卓　设计 / 插画 NA

吃和睡这两件健康大事儿，贯穿我们的日日夜夜，
看似没有交集的两个生命活动，实际上却有着千丝万缕的联系。

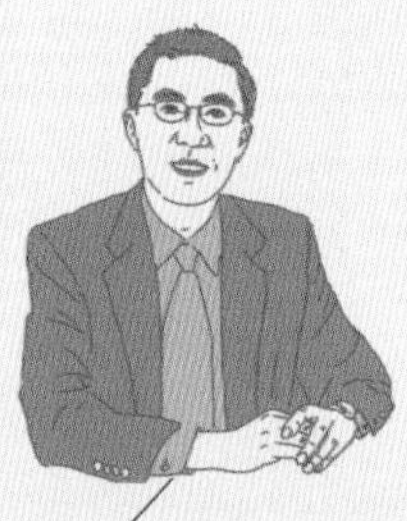

于康

北京协和医院健康医学系主任，临床营养科主任，主任医师，教授，博导，国家卫生健康委营养标准委员会委员，中国营养学会常务理事兼肿瘤营养分会主委，中华医学会肠外肠内营养学分会NUSOC协作组常务副组长，中国科协临床营养学首席科学传播专家，北京医学会临床营养分会主委，《中华临床营养杂志》和《中华健康管理学杂志》副总编。

在临床营养科的门诊里，不乏"由于饮食不当而导致睡眠问题"的案例，有的患者总在夜里出现胃食管反流，也有减肥减得影响睡眠后导致神经衰弱的。更多没有走进门诊的人，可能还没意识到自己的睡眠问题或许也和饮食息息相关。

晚餐与睡眠直接相关

三餐中对睡眠影响最大的是晚餐，老话说"要想睡得好，晚上别吃饱"是有一定道理的。由于晚上活动相对较少，容易有更多食物留存在胃里，到了入睡时间也难以排空，入睡后身体各处肌肉都相对放松，再加上是平躺的姿势，这些胃里残留的食物就会裹着胃酸通过松开的贲门，反流到食管里，引起胃灼热。解决办法很简单，将晚餐减量，少吃难以消化的食物。巧克力、柑橘、奶油点心、糯米、年糕、红薯、油炸食品等都很容易引起胃食管反流，晚餐应尽量避免食用。另外，如果在排除了食物和食量的问题后，仍然频繁出现"胃灼热感"，还是建议及时就医，很多消化系统疾病包括胆道恶性肿瘤都容易引起类似症状。

但也存在相反的情况，有些所谓的减肥指南主张晚餐不吃主食，或者不吃晚餐，由此导致饿到睡不着、半夜饿醒的人也不在少数。“饿得睡不着”这个现象不光是不舒适的主观感受，实际上也有它的科学依据。苯基二氢喹唑啉是下丘脑后外侧神经元合成的一种“清醒物质”，不吃饭时，这种物质分泌水平较高，而吃饭会使其分泌量下降，人的清醒程度也就下降了。其实饿醒算幸运了，虽然损失了睡眠，但至少不会因为低血糖而在熟睡中出现更加危害健康的情况。而且因为减肥而影响睡眠是得不偿失的，睡不好反而容易导致肥胖。

能够作用于睡眠的食物

除了晚餐的食量，食物本身会对睡眠产生影响么？答案是肯定的，的确存在助眠类的食物，也存在会阻碍睡眠的食物。比如碳水化合物含量高的食物，会增加血清素（大脑中能够促进睡眠的神经传递物质），对睡眠起到正面影响，但是糖分过高或者高度精制的碳水化合食品又容易造成血糖过高，从而干扰睡眠，所以提倡晚餐适量食用一些不那么难消化的粗粮。

还有一种对睡眠来说很重要的营养素就是色氨酸，我们所知道的对睡眠至关重要的褪黑素，就是由色氨酸合成的，色氨酸可以转化成5-羟色胺，进而合成褪黑素。小米、酸奶和牛奶中的色氨酸含量都比较高，一杯温牛奶除了提供了色氨酸，还会起到舒缓、放松的作用。而小米粥不仅提供了色氨酸，还能够提供碳水化合物，也是晚餐的理想食物。尽管这些是助眠类食物，但同样不建议在临睡前一小时内食用。

除了这些，研究发现缺乏叶酸和维生素B或血液中钙镁含量偏低也不利于睡眠。钙能帮助大脑充分利用色氨酸，同时其本身也有一定的镇定作用。牛奶含钙量高，易于吸收，还能提供色氨酸，综合说来，助眠方面它的确配得上人们对它的推崇和信任，但也最好不要在睡前一小时之内饮用。

其实助眠的食物，就算能起作用，效力也无法与安眠药相提并论，严重的睡眠问题不可能只靠饮食来改善。但那些能让人失眠的食物对人的影响就非常明显了。比如咖啡。对咖啡因比较敏感的人，过了中午，就不要再享用咖啡了。另外，消夜对身体健康的影响显而易见，而且大多有消夜习惯的人都无法抵御重口味的诱惑。但至少大多数人都知道有刺激性的、油腻的食物不利于睡眠，但让人担心的是，很多人认为睡前喝点酒会促进睡眠。且不说饮酒过量对睡眠的影响，睡前小酌也起不到所谓的助眠作用，因为酒精虽然看似在短时间内提升了睡意，但很快会“失效”，让饮酒者的后半段睡眠处于“浅睡”状态，影响睡眠质量。已有研究通过夜间多导睡眠监测证实饮酒会导致后半夜睡眠表浅和断续、噩梦唤起增多等表现，所以饮酒者往往得不到充分的休息。更严重者因为长期依靠酒精“催眠”而产生了酒精依赖，不仅是对睡眠和大脑的损伤，更会全面祸及健康。

细嚼慢咽值得推荐

细嚼慢咽也能改善睡眠是很多人都注意不到的细节。昼夜更替、清醒和入眠是一个整体的循环，在该醒的时候好好醒着，才能在该睡的时候好好睡着，所以很多人的睡眠问题从一大早就开始了。让白天清醒的办法有很多，咀嚼也是其中一个。日本SCN（斯坦福大学睡眠生物规律研究所）曾经做过一个实验，将正常的颗粒饲料和打成粉末的饲料分别投喂给两组老鼠，结果发现食用颗粒饲料的老鼠昼夜行为差异很明显，而使用粉末饲料的老鼠昼夜行为差异就非常不明显，这个实验结果被用来证明咀嚼这个动作可以帮助大脑产生清醒的指令，细嚼慢咽就是在增加咀嚼动作，有利于让三叉神经给大脑带来刺激，让我们醒着的时候更清醒，让一天张弛有度，也就更有可能在晚上更好地进入睡眠状态。

吃和睡是打造健康体魄的两大基础，相辅相成，任何一项掉链子，长期下来都会对健康造成严重损害，总结下来就是“吃好睡好身体好”。说起来容易，很多人却往往因为认知欠缺而不能产生足够的驱动力，希望有更多人能树立科学的健康观念并贯彻到生活中，而不是被疾病所困来到医院。

救救时差党

撰文 郭小懒　编辑 舒卓　设计/插画 NA

时差对我来说，就是工作的副产品，也曾是沉重的负担。
但现在我已经接受现状，和“它”相处得还不错，
“接受”往往比“对抗”更容易解决问题。

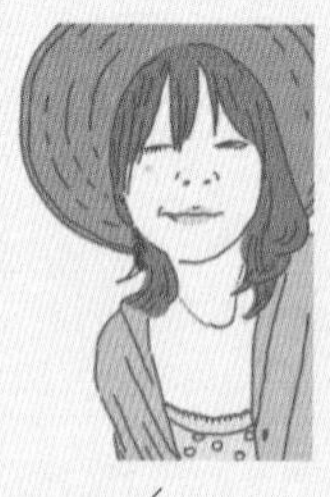

郭小懒

射手座，每年三分之二的时间在旅途中度过，探险旅行爱好者，每年绕地球至少一圈，玩过六十多个国家，积累了一身异地生存经验。

在我不到 1000 个好友的朋友圈里，每天都会出现不同人发的“失眠”二字，大家在不同的城市和不同时区里失眠。作为一个一年在外 200 天左右、飞行百余次的“无脚鸟”，想要规律的理想睡眠是不可能的，但起码比起那些常年困于失眠的人，算“睡得不错”，因为我找到了自我调节的办法。

每次出差到美国或者欧洲，都是对睡眠的巨大考验，尤其是出短差，6 到 15 个小时不等的时差，根本没时间在当地调整就又飞走了。这种情况经常通宵睡不着，或者半夜两三点就醒来，很难熬。尤其是刚到的前一两天，白天的时候就很容易疲劳和困倦，经常提不起精神。因为怕飞机晚点、怕航班取消，每次出差我都尽量订早班机，就导致经常在出发前一晚也无法睡好，特别焦虑。

我前年去美国出差，时差 12 小时，落地的时候是晚上，但整整一夜没有睡着。第二天和客户对接方案，全程目光呆滞、无精打采。黑白颠倒的时差最让人崩溃，到达还容易挺过去，但回程的难度就加倍了。每次美国出差回来后，都会经历差不多 3 天的漫长失眠。我也曾因为睡眠负债而

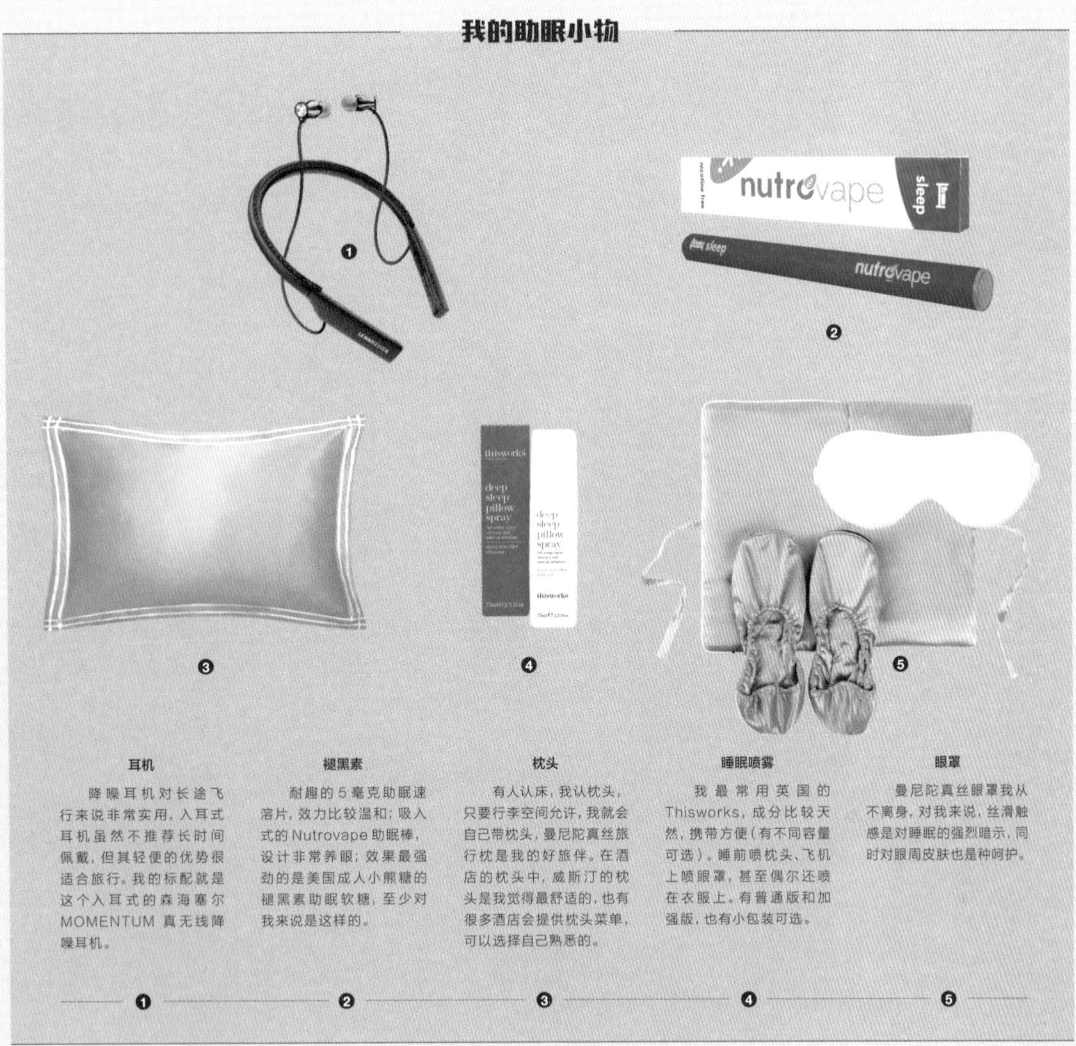

急躁、焦虑，甚至出现过脱发、肥胖的情况。

改变是从我放弃追求“整觉”开始的，不跟自己计较一定要靠多长时间来完成睡眠任务，卸下压力，抓紧一切时间补觉。在机场、飞机上能睡则睡，找到睡觉的空档就立刻关闭电子产品，一两个小时的睡眠，也足够让我接下来“感觉好些”。针对时差跨度大而且出差周期短的情况，随时补觉是个不得不用的妙招，后来越来越适应这样休息，也就卸下了我的焦虑，出发前的失眠也有所改善。

在这种高压工作初期我也曾尝试过褪黑素，也许是剂量和服用时间不能够精确掌握，对我来说并不总是万能的，而且现在我更希望靠自己的适应能力克服时差困扰，而不是借助外力。

后来，我发现按照“目的地”作息来提前准备，是个更好的办法。“目的地”作息，不只是睡眠时间的调整，还有吃饭时间也按照目的地时间安排，身体会更容易以目的地的节奏运行。飞机餐我基本不吃，出差期间和出差前后都保持清淡饮食减少身体负担。身体和心理负担都小了，休息这件事也变得没那么困难了。

参考文献

◆ 张秀华．睡眠医学 [M]. 北京：人民卫生出版社，2010.
◇ 利特尔黑尔斯．睡眠革命 [M]. 王敏，译．北京：北京联合出版社，2017.
◆ 西野精治．斯坦福高效睡眠 [M]. 尹凤竹，译．北京：文化发展出版社，2018.
◇ 布劳斯．四型生理时钟 [M]. 郑咏滟，译．长沙：湖南文艺出版社，2017.
◆ 贾克布．关灯就睡觉：这样治疗失眠更有效 [M]. 杨小虎，刘欢，朱宁，译．重庆：重庆大学出版社，2014.
◇ 史蒂文森．这本书能让你睡得好 [M]. 陈亚萍，译．长沙：湖南文艺出版社，2017.
◆ 美国睡眠医学会．睡眠障碍国际分类：第 3 版 [M]. 高和，译．北京：人民卫生出版社，2017.
◇ 孙伟．失眠疗愈 [M]. 西安：世界图书出版公司，2018.
◆ 张斌．中国失眠障碍诊断和治疗指南 [M]. 北京：人民卫生出版社，2017.
◇ 帕里斯．失眠的认知行为治疗：逐次访谈指南 [M]. 张斌，译．北京：人民卫生出版社，2012.
◆ 孟德森．家事的抚慰：上册 [M]. 林慧珍，译．武汉：湖北科学技术出版社，2015.
◇ 孟德森．家事的抚慰：下册 [M]. 甘锡安，译．武汉：湖北科学技术出版社，2015.
◆ 托利．当下的力量：白金版 [M]. 曹植，译．北京：中信出版集团，2016.
◇ 卡巴金．多舛的生命：正念疗愈帮你抚平压力、疼痛和创伤 [M]. 童慧琦，高旭滨，译．北京：机械工业出版社，2019.
◆ 拉玛．冥想 [M]. 刘海凝，译．天津：天津人民出版社，2016.
◇ 钵颠阇利．瑜伽经 [M]. 黄宝生，译．北京：商务印书馆，2016.
◆ 维斯布朗．婴幼儿睡眠圣经：升级修订版 [M]. 刘丹，译．南宁：广西科学技术出版社，2018.
◇ Smolensky M H, Lamberg L. The body clock guide to better health : how to use your body's natural clock to fight illness and achieve maximum health[M]. New York: Holt Paperbacks, 2001.
◆ 黎越丹，崔冬晓，孙彦等．食欲素受体拮抗剂治疗失眠症研究进展 [J]. 药学学报，2018, 53 (7): 1068-1079.
◇ 许美琪．床的历史及其文化解读：（一）西方部分 [J]. 家具，2017, 38 (3): 1-8.
◆ 许美琪．床的历史及其文化解读：（二）东方部分 [J]. 家具，2017, 38 (4): 1-7.
◇ 张晶，陈水莲，吴奕辉等．神经元 DNA 修复等研究进展 [J]. 新医学，2019,50 (2): 85-89.
◆ 孔令华，许崇涛，江帆．体动记录仪与多导睡眠监测仪的相关性研究 [J]. 汕头大学医学院学报，2014, 50 (2): 41-42.
◇ 姜昊，高春华，徐浩钦等．交感神经与高血压关系的研究进展 [J]. 武警医学，2017, 28(3): 297-300.
◆ 赵洪禄，邢丽娜．阻塞性睡眠呼吸暂停综合征患者减肥过程中血清瘦素及胃饥饿素的变化 [J]. 河北医药，2008, 30(11): 1691-1692.
◇ 王芳，汪卫东．糖尿病睡眠障碍的研究进展 [J]. 中国糖尿病杂志，2010, 18(3):

227-228.

◆ 牟善初．生长激素与抗衰老 [J]．国外医学 (老年医学分册), 1992, 13 (4): 148-150.

◇ 郝杰，赵洪文，杨云霞．β-淀粉样蛋白在 Alzheimer 病中的神经毒性 [J]. 四川生理科学杂志，2007, 29(2): 297-300.

◆ 张子昕，王永生．我国莱赛尔纤维行业发展现状及前景 [J]. 人造纤维，2017(5): 23-27.

◇ 徐婷娟，胡世莲，严光等．外源性褪黑素对睡眠作用的 Meta 分析 [J]. 中国临床保健杂志，2008, 11(5): 454-457.

◆ 黄流清，赵忠新．褪黑素能类药物治疗睡眠障碍的研究进展 [A]. 药学服务与研究，2010, 10(3): 166-170.

◇ 张景行，章功良，钟明奎等．NREM 睡眠机制研究进展 [C]. 第三届全国睡眠学术会议论文汇编，2004: 16-24.

◆ 张景行．探讨深慢波睡眠机制的重要意义 [B]. 中国中医基础医学杂志，2001, 7 (8): 66-69.

◇ 张景行．世界睡眠医学概况 [C]. 睡眠医学与人类健康生态国际论坛，2007.

◆ 贾福军．简介清晨型和夜晚型睡眠者的特征 [J]. 广东医学，2007, 28 (1): 4-5.

◇ 安怀杰，郑巍薇，史成和等．生物钟基因 period3 的多态性及其与睡眠关系的研究进展 [J]. 山西医科大学学报，2014, 45(6): 525-528.

◆ 周雯,冯果．嗅知觉及其与情绪系统的交互 [J]. 心理科学进展,2012,20(1): 2-9.

◇ Challet E. Entrainment of the Suprachiasmatic Clockwork in Diurnal and Nocturnal Mammals[J]. Endocrinology, 2007, 148(12): 5648-5655.

◆ Doghramji K. Melatonin and its receptors: anew class of sleep-promoting agents[J]. Journal of Clinical Sleep MedicineJcsm Official Publication of the American Academy of Sleep Medicine, 2007, 3(5Suppl): 17-23.

◇ Ibuka N, Kawamura H. Loss of circadianrhythm in sleep-wakefulness cycle in the rat by suprachiasmatic nucleuslesions[J]. Brain Research, 1975, 96(1): 76-81.

◆ Herbert J. The Suprachiasmatic Nucleus. The Mind's Clock[J]. Journal of Anatomy, 1991, 184(Pt 2): 431.

◇ Mistlberger R E. Circadian regulation ofsleep in mammals: Role of the suprachiasmatic nucleus[J]. Brain ResearchReviews, 2005, 49(3): 0-454.

◆ Liu C, Weaver D R , Jin X , et al. Molecular Dissection of Two Distinct Actions of Melatonin on the Suprachiasmatic Circadian Clock[J]. Neuron, 1997, 19(1):91-102.

◇ Suberbielle E, Sanchez P E , Kravitz A V , et al. Physiological Brain Activity Causes DNA Double Strand Breaks in Neurons — Exacerbation by Amyloid-β[J]. Nature Neuroscience, 2013, 16(5):613-621.

◆ Lavie P. Ultrashort sleep-waking schedule.III. 'Gate'and'forbidden zones'for sleep[J]. Electroencephalogr Clin Neurophysiol, 1988, 63(5): 414-425.

◇ Young M E, Bray M S. Potential role for peripheral circadian clock dyssynchrony in the pathogenesis of cardiovascular dysfunction[J]. Sleep Medicine, 2007, 8(6):0-667.

◆ Duncan M J, Smith J T, Franklin K M , et al. Effects of aging and genotype on circadian rhythms, sleep, and clock gene expression in APPxPS1 knock-in mice, a model for Alzheimer\"s disease[J]. Experimental Neurology, 2012, 236(2).

◇ Zee P C, Attarian H, Videnovic A . Circadian Rhythm Abnormalities[J]. Continuum, 2013.

◆ Spira A P, An Y, Wu M N , et al. 1141 EXCESSIVE DAYTIME SLEEPINESS, NAPPING, AND BRAIN AMYLOID IN OLDER ADULTS[J]. Sleep, 2017, 40(suppl1):A426-A426.

◇ Taylor D J, Lichstein K L, et al. Epidemiology of Insomnia,Depression,and Anxiety[J].Sleep, 2005, 28(11):1457-1464

◆ Steel, Piers. The nature of procrastination: A meta-analytic and theoretical review of quintessential self-regulatory failure.[J]. Psychological Bulletin, 2007, 133(1):65-94.

◇ Gailliot M T, Baumeister R F, Dewall C N , et al. Self-control relies on glucose as a limited energy source: willpower is more than a metaphor.[J]. J Pers Soc Psychol, 2007, 92(2):325-336.

◆ R Káradóttir, Axelsson J . Melatonin secretion in SAD patients and healthy subjects matched with respect to age and sex[J]. International journal of circumpolar health, 2001, 60(4):548-551.

◇ Sugden D.Melatonin biosynthesis in the mammalian pineal gland. Experientia, 1989 , 45(10): 922-32.

◆ Richardson P S , Peatfield A C . The control of airway mucus secretion[J]. Eur J Respir Dis Suppl, 1987, 153:43-51.

◇ The Nobel Prize. The Nobel Prize in Physiology or Medicine 2017[A/OL]. (2017-10-02)[2019-8-14]. https://www.nobelprize.org/prizes/medicine/2017/summary/

◆ 童慧琦．怎样学会正念冥想 [A/OL]. [2019-9-04]. https://h5.sao.cn/product/detail/?alias=fq7h78icbc8u

◇ Emmy Lymn. How Yoga Changes Your Brain[A/OL]. (2019-3-10)[2019-9-04]. https://yogamedicine.com/how-yoga-changes-your-brain/

鸣 谢

- 北京大学精神卫生研究所（第六医院）博士研究生 马运东、硕士研究生 洪梦玥
- 清华大学附属北京清华长庚医院耳鼻咽喉头颈外科睡眠医学中心医师 曹鑫
- 复旦大学中华古籍保护研究院助理研究员 王启元
- “渡过”创办人 张进
- 北京怡宁医院资深心理咨询师 李瑞文
- 《知日》出版人 苏静
- 封面模特 袁小咪
- 妆发 阳阳（和平范店）

✦对需要保持清醒的人生而言，
睡眠也是一件很棒的礼物。

睡觉那些事

1. 少量饮酒可能有镇静催眠作用，但酒精会让我们难以顺利进入深睡眠期，引起夜间眠浅易醒，影响睡眠质量，且易导致早醒。

2. 偶尔熬夜后可以适量补充富含维生素 B12 的动物肝脏、鱼类和蛋类，减少会让人更加困乏的高碳水食物的摄入。

3. 咖啡因的半衰期较长，为了不影响夜间睡眠，一天内最好不要喝超过两杯咖啡，且尽量在下午 2 点前喝完。

4. 即使在减肥，晚饭也一定要吃。饿着肚子睡觉会影响睡眠质量，睡不好反而容易肥胖。晚上不宜吃得太多、太油腻、太晚。建议睡前 1 小时内不要进食。

5. 不论是安眠药还是有助眠效果的保健品，最好都在咨询医生之后遵医嘱服用，而且要避免长期使用。目前没有任何一种相关药物、促进剂是完全没有副作用和成瘾性的。

6. 卧室勤通风，同时保持在合适的湿度、温度；寝具要经常清洁、更换、保养。

7. 如果过于安静的环境反而会让你睡不着，那就听点“白噪声”吧。

8. 裸睡不但能让我们更快更舒服地入睡，还能让皮肤状态变得更好。

从今天起，好好睡觉

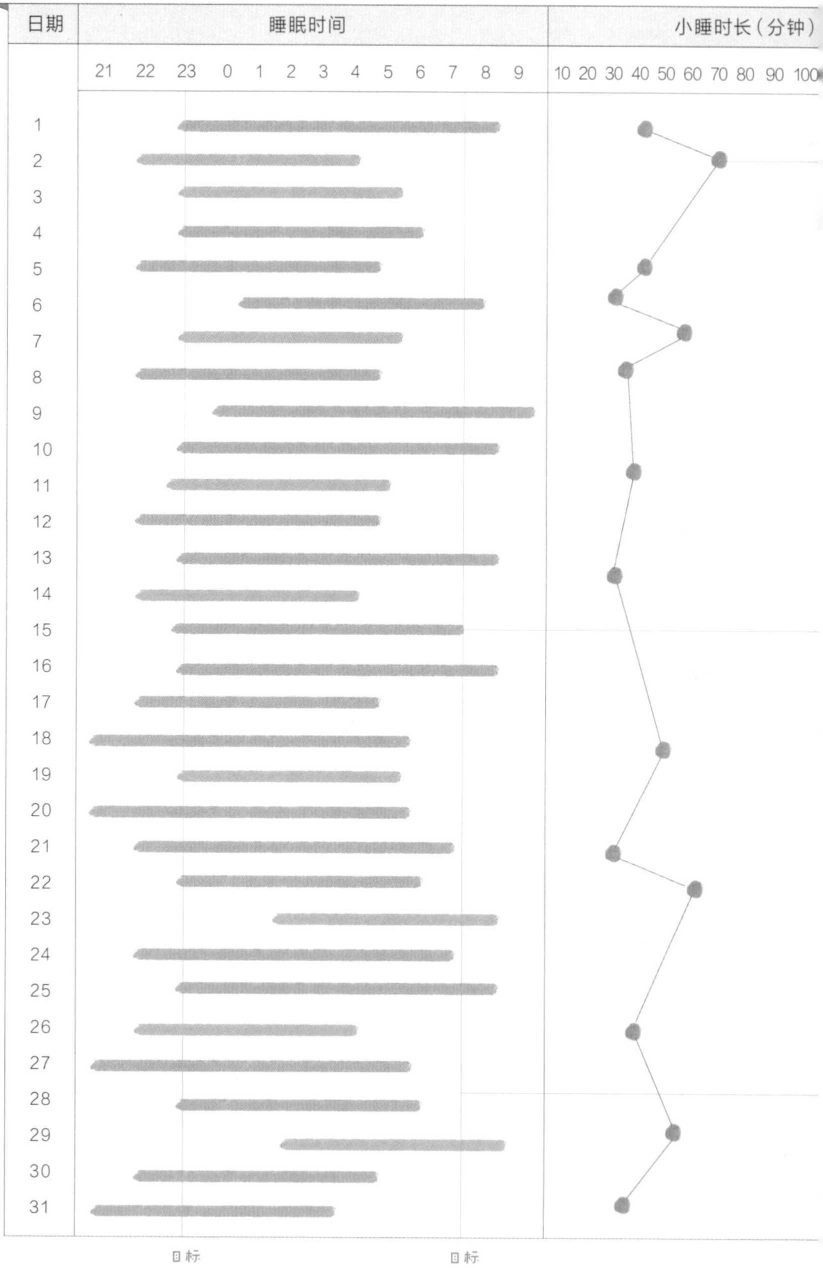

日期	睡眠时间	小睡时长（分钟）
	21 22 23 0 1 2 3 4 5 6 7 8 9	10 20 30 40 50 60 70 80 90 100
1		
2		
3		
4		
5		
6		
7		
8		
9		
10		
11		
12		
13		
14		
15		
16		
17		
18		
19		
20		
21		
22		
23		
24		
25		
26		
27		
28		
29		
30		
31		

目标 目标

2020 年 3 月 1 日

精神状态	压力	随手记
差——好	大 较大 一般 较小 小	
		白天睡得太多，会不会晚上就睡得少了呢？
		用不同颜色的马克笔、水彩笔画会更清晰、漂亮哦~
		总结一下能让自己第二天精力更充沛的睡眠规律吧！
		放下压力才能睡得更快更好~
		可以把自己的目标作息时间标出来，为了让它不过线，努力吧！

从今天起，好好睡觉

日期	睡眠时间													小睡时长（分钟）									
	21	22	23	0	1	2	3	4	5	6	7	8	9	10	20	30	40	50	60	70	80	90	100
1																							
2																							
3																							
4																							
5																							
6																							
7																							
8																							
9																							
10																							
11																							
12																							
13																							
14																							
15																							
16																							
17																							
18																							
19																							
20																							
21																							
22																							
23																							
24																							
25																							
26																							
27																							
28																							
29																							
30																							
31																							

年　　月　　日

精神状态	压力	随手记
差————————好	大　较大　一般　较小　小	

从今天起，好好睡觉

日期	睡眠时间													小睡时长（分钟）									
	21	22	23	0	1	2	3	4	5	6	7	8	9	10	20	30	40	50	60	70	80	90	100
1																							
2																							
3																							
4																							
5																							
6																							
7																							
8																							
9																							
10																							
11																							
12																							
13																							
14																							
15																							
16																							
17																							
18																							
19																							
20																							
21																							
22																							
23																							
24																							
25																							
26																							
27																							
28																							
29																							
30																							
31																							

年　　月　　日

精神状态	压力	随手记
差————好	大　较大　一般　较小　小	

从今天起，好好睡觉

日期	睡眠时间													小睡时长（分钟）									
	21	22	23	0	1	2	3	4	5	6	7	8	9	10	20	30	40	50	60	70	80	90	100
1																							
2																							
3																							
4																							
5																							
6																							
7																							
8																							
9																							
10																							
11																							
12																							
13																							
14																							
15																							
16																							
17																							
18																							
19																							
20																							
21																							
22																							
23																							
24																							
25																							
26																							
27																							
28																							
29																							
30																							
31																							

年 月 日

精神状态	压力	随手记
差————————好	大 较大 一般 较小 小	

从今天起，好好睡觉

日期	睡眠时间													小睡时长（分钟）									
	21	22	23	0	1	2	3	4	5	6	7	8	9	10	20	30	40	50	60	70	80	90	100
1																							
2																							
3																							
4																							
5																							
6																							
7																							
8																							
9																							
10																							
11																							
12																							
13																							
14																							
15																							
16																							
17																							
18																							
19																							
20																							
21																							
22																							
23																							
24																							
25																							
26																							
27																							
28																							
29																							
30																							
31																							

年　　月　　日

精神状态	压力	随手记
差————好	大　较大　一般　较小　小	

从今天起，好好睡觉

日期	睡眠时间													小睡时长（分钟）									
	21	22	23	0	1	2	3	4	5	6	7	8	9	10	20	30	40	50	60	70	80	90	100
1																							
2																							
3																							
4																							
5																							
6																							
7																							
8																							
9																							
10																							
11																							
12																							
13																							
14																							
15																							
16																							
17																							
18																							
19																							
20																							
21																							
22																							
23																							
24																							
25																							
26																							
27																							
28																							
29																							
30																							
31																							

年 月 日

精神状态	压力	随手记
差————————好	大 较大 一般 较小 小	

日期	睡眠时间													小睡时长（分钟）									
	21	22	23	0	1	2	3	4	5	6	7	8	9	10	20	30	40	50	60	70	80	90	100
1																							
2																							
3																							
4																							
5																							
6																							
7																							
8																							
9																							
10																							
11																							
12																							
13																							
14																							
15																							
16																							
17																							
18																							
19																							
20																							
21																							
22																							
23																							
24																							
25																							
26																							
27																							
28																							
29																							
30																							
31																							

年　　月　　日

精神状态	压力	随手记
差————好	大　较大　一般　较小　小	

睡觉那些事

1. 8 小时不是睡眠黄金铁律,也不是判断睡眠质量好坏的标准。只要清醒时精力充沛,身心状态俱佳,哪怕只睡 6 小时也能说明前一晚睡得不错。

2. 梦多不代表睡得不好,实际上我们几乎每晚都会做好几个梦,但我们往往会忘记大多数梦,或仅对醒来前的快速眼动期做的梦有印象。

3. 让自己在早上快速清醒的最好办法,就是拉开窗帘,沐浴阳光。

4. 如果清醒之后仍然觉得困又睡不着,最好不要继续赖床或在白天长时间补觉,不如干脆起床开始正常的工作生活,否则会影响接下来的晚间睡眠质量。

5. 周末也应尽量保持和工作日相同的作息时间,如果总是在周末睡懒觉,不但很难把缺的觉补回来,还会打乱昼夜节律平衡,导致其他睡眠问题。

6. 坚持运动可以让专注力、自我控制力变强,有助于改善睡眠质量、克服“晚睡拖延症”。

7. 每天睡前做做瑜伽、呼吸练习、正念训练、冥想,都能帮我们减轻压力、缓解焦虑,有很好的助眠效果。

8. 睡前尽量不使用会发出蓝光的电子设备(例如手机、平板电脑、电脑等),以免影响褪黑素分泌,进而妨碍睡眠。

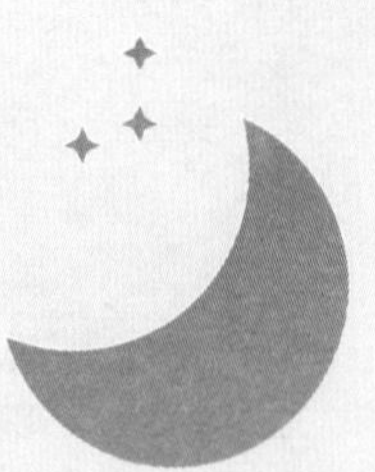

2020 年 1 月 1 日 天气 ☔ ☀ ⛅ 🌬 ❄ 心情 ☺ ☺ ☹ ☹ ☺ 星期三

我昨晚睡得……

昨天只睡了6小时，
凌晨醒了之后半天才睡着，
不过醒来后精神还不错

我梦到……

记得做了好几个梦，
但内容现在都记不清了

早饭

北海道吐司+牛奶+煮蛋清，
和狗狗分吃一个鸡蛋，
它吃蛋黄，我吃蛋清

午饭

小龙虾沙拉+粗粮饭

晚饭

烤鳕鱼+小米粥

睡前1小时内我吃了……

想喝酸奶，但忍住了

加餐/零食

桃子+坚果

咖啡/茶

下午喝了1杯

烟/酒

/

药物/补剂

复合维生素+钙片

运动

去健身房做了3组有氧训练和3组卷腹，跑步、拉伸，一共90分钟；早晚遛狗共1小时，骑车回家20分钟

睡前准备工作

冥想15分钟，看书直到犯困。我发现躺在床上做"身体扫描"很催眠！争取明天能在睡前1小时就关掉手机

自从开始天天记睡眠日记，
晚上好像不那么喜欢熬夜了，
很想努力达到自己设定的作息目标！

年　月　日　天气　　　　　心情　　　　　星期

我昨晚睡得……

我梦到……

早饭

午饭

晚饭

睡前 1 小时内我吃了……

加餐 / 零食

咖啡 / 茶

烟 / 酒

药物 / 补剂

运动

睡前准备工作

年 月 日 天气 心情 星期

我昨晚睡得……

我梦到……

早饭

午饭

晚饭

睡前 1 小时内我吃了……

加餐 / 零食

咖啡 / 茶

烟 / 酒

药物 / 补剂

运动

睡前准备工作

年　月　日　天气　心情　星期

我昨晚睡得……

我梦到……

早饭

午饭

晚饭

睡前 1 小时内我吃了……

加餐 / 零食

咖啡 / 茶

烟 / 酒

药物 / 补剂

运动

睡前准备工作

年 月 日 天气 心情 星期

我昨晚睡得……

我梦到……

早饭

午饭

晚饭

睡前 1 小时内我吃了……

加餐 / 零食

咖啡 / 茶

烟 / 酒

药物 / 补剂

运动

睡前准备工作

年 月 日 天气 心情 星期

我昨晚睡得……

我梦到……

早饭

午饭

晚饭

睡前 1 小时内我吃了……

加餐 / 零食

咖啡 / 茶

烟 / 酒

药物 / 补剂

运动

睡前准备工作

年 月 日 天气 心情 星期

我昨晚睡得……

我梦到……

早饭

午饭

晚饭

睡前 1 小时内我吃了……

加餐 / 零食

咖啡 / 茶

烟 / 酒

药物 / 补剂

运动

睡前准备工作

年 月 日 天气 心情 星期

我昨晚睡得……

我梦到……

早饭

午饭

晚饭

睡前 1 小时内我吃了……

加餐 / 零食

咖啡 / 茶

烟 / 酒

药物 / 补剂

运动

睡前准备工作

年　月　日　天气　心情　星期

我昨晚睡得……

我梦到……

早饭

午饭

晚饭

睡前 1 小时内我吃了……

加餐 / 零食

咖啡 / 茶

烟 / 酒

药物 / 补剂

运动

睡前准备工作

年 月 日 天气 心情 星期

我昨晚睡得……

我梦到……

早饭

午饭

晚饭

睡前 1 小时内我吃了……

加餐 / 零食

咖啡 / 茶

烟 / 酒

药物 / 补剂

运动

睡前准备工作

年　月　日　天气　　心情　　星期

我昨晚睡得……

我梦到……

早饭

午饭

晚饭

睡前 1 小时内我吃了……

加餐 / 零食

咖啡 / 茶

烟 / 酒

药物 / 补剂

运动

睡前准备工作

年　月　日　天气　心情　星期

我昨晚睡得……

我梦到……

早饭

午饭

晚饭

睡前 1 小时内我吃了……

加餐 / 零食

咖啡 / 茶

烟 / 酒

药物 / 补剂

运动

睡前准备工作

年 月 日 天气 心情 星期

我昨晚睡得……

我梦到……

早饭

午饭

晚饭

睡前 1 小时内我吃了……

加餐 / 零食

咖啡 / 茶

烟 / 酒

药物 / 补剂

运动

睡前准备工作

年　月　日　天气　　心情　　星期

我昨晚睡得……

我梦到……

早饭

午饭

晚饭

睡前 1 小时内我吃了……

加餐 / 零食

咖啡 / 茶

烟 / 酒

药物 / 补剂

运动

睡前准备工作

年 月 日 天气 心情 星期

我昨晚睡得……

我梦到……

早饭

午饭

晚饭

睡前 1 小时内我吃了……

加餐 / 零食

咖啡 / 茶

烟 / 酒

药物 / 补剂

运动

睡前准备工作

年 月 日 天气 心情 星期

我昨晚睡得……

我梦到……

早饭

午饭

晚饭

睡前 1 小时内我吃了……

加餐 / 零食

咖啡 / 茶

烟 / 酒

药物 / 补剂

运动

睡前准备工作